Assessment & Planning books

精神科ナースの
アセスメント&プランニングbooks

家族ケア

監修　一般社団法人日本精神科看護協会
編集　岡本眞知子・萱間真美

中央法規

## 監修のことば

　煩雑な業務が多い医療の現場においては，業務の効率化を進めることが重要である。そこに大きく貢献したのはコンピュータである。医療現場におけるコンピュータの導入はレセプト請求業務の医事システムから始まり，オーダリングシステムの普及，2009（平成21）年のレセプトオンラインの原則義務化と並行して，精神科病院においても急速に電子カルテの導入が進められている。このような医療現場における変化は看護業務にも影響をもたらし，2000（平成12）年頃から標準看護計画がより活用されるようになった。現在，電子カルテを導入している病院では，記録だけでなく，看護診断支援や看護過程支援システムなども日常的に使われている。医療の急性期化が加速し，平均在院日数が短縮される医療現場では，手間と時間をかけずに看護計画を立てることができる標準看護計画は，合理的な方法として重宝されている。

　標準看護計画は，アセスメント能力が未熟な新人看護師の活動を助け，臨床経験に依らない看護実践を可能にするという評価がある。また，看護計画の立案にかかる時間の短縮が図れるといったメリットもある。一方で，患者の個別性が看護計画に反映されにくくなり，看護師のアセスメント能力の低下を招いてしまうというデメリットがある。本来，看護というものは患者1人ひとりに個別に計画され，実践，評価されるものである。しかし，今の医療現場では業務の効率化が優先され，看護が形骸化している状況が引き起こされているのではないかと危惧される。看護の質の低下である。

　精神科医療においては「入院中心から地域生活中心へ」の理念のもと，患者の地域生活を見据えた看護計画の立案・実践・評価が求められている。そもそも，精神疾患患者は同じ疾患名であっても，発症の経緯や回復過程，家族背景など，患者を取り巻く環境が1人ひとり異なり，個別性が高い。したがって，精神科看護の実践において，疾患別の標準的な看護計画は馴染みにくいのである。電子カルテは，患者の情報を医療チームでタイムリーに共有することが可能になるなど，治療を迅速かつ的確に行うためには有効な道具であるが，その結果，失われるものも少なくないのである。

　そこで，本シリーズでは，個別性の高い看護計画を立案し，それに基づいた看護実践が可能になるよう，精神疾患等に関する最新の知識，看護計画立案に必要な情報収集の方法とアセスメントを重視した解説を行う。事例を通して展開する情報収集，アセスメント，看護計画は，実践的でわかりやすい内容になっている。精神医療の現場で働く看護師の最新のテキストとして，また，これから精神科看護に触れようとしている学生にも，ぜひ活用していただきたい。

一般社団法人日本精神科看護協会<br>
会長　末安民生

# はじめに

　本書は，精神障がいを抱えて生きる人の家族にどうかかわったらよいのか悩んだとき，多様な家族がいるのだ　家族はなんでもアリなんだと，まず知るために役立つ。本書にはさまざまな家族が登場する。病院や地域で患者さんと家族に接し，ときにキツイ言葉も浴びせられる看護師にとって，本書は「家族あるある」本として，自分だけが苦労しているのではないと知ってすっきりする　ために使えるだろう。

　しかし，「あるある」とすっきりして終わりではない。私たちは患者さんや家族の健康を増進するための医療にかかわる専門家である。どうしたら，患者さんや家族がこうありたいと願う姿や，こうなりたいという夢を，健康という視点から手助けできるのかを考えることが，私たち看護職に望まれている。それ以上でも以下でもない。友人になるのではなく，共にこれからを考えていくパートナーとして考えてみよう。

　家族への支援を考えるとき，「家族はこうでなくてはいけない」「家族とはこうあるべき」という，私たちが知らず知らずのうちに支配されている，「家族」というものへの勝手な思い込みや，一面的な解釈がじゃまになることがある。今ここにいる家族は，私たちの理想とは関係ない。なのに，私たちは「こうあるべき」姿を押し付けてしまいがちになる。しかし，それでは目の前の家族は心を閉ざしてしまう。

　本書は，現実の家族のありようを理解し，一緒にできることはあるか考えてゆくために役立つ。私たちの支援を患者さんや家族がどんなふうに望んでいるのか（いないのか）を考えるために。臨床家が苦労をしながら学んだ知恵が，これまでの研究の積み重ねが，きっとあなたを助けてくれる。しかし，まずなによりも，どうしたらよいかわからないとき，まず目の前の家族に語りかけ，聞いてみよう。これまで，一番長く問題に向かいあってきた当事者として，多くのことを教えてくれる。

　あなたが家族と歩むリカバリーの旅に，本書がお役に立つことを願って。

2017年8月

編者を代表して　萱間 真美

# CONTENTS

監修のことば ... i
はじめに ... ii

## 序章　あなたにとっての家族，私にとっての家族 ... 001

## 第1章　家族を理解するための理論

01 家族システム論 ... 008
　❶ 家族とは ... 008
　❷ 家族をシステムとして捉える ... 008
　❸ 家族システムの特性 ... 009
　❹ まとめ ... 013

02 家族発達論 ... 014
　❶ 新婚期（結婚から第一子誕生まで） ... 014
　❷ 出産・育児期（子どもの誕生から） ... 015
　❸ 子どもが学童期の時期 ... 016
　❹ 子どもが10歳代（思春期）の時期 ... 017
　❺ 子どもが巣立つ時期 ... 018
　❻ 加齢と配偶者の死の時期 ... 018

03 ジェノグラム，エコマップ ... 020
　❶ ジェノグラム（家系図） ... 020
　❷ エコマップ（家族生態図） ... 020

04 アセスメントツール（カルガリーモデル・尺度） ... 024
　❶ 家族のアセスメントツール ... 024
　❷ 家族の機能を評価する尺度 ... 028

05 EE ... 031
　❶ 家族の感情表出（Expressed Emotion:EE）とは ... 031
　❷ EEの測定方法 ... 031
　❸ 高EEが及ぼす患者への影響 ... 033

- ❹ 看護におけるEEの捉え方 .................................................... 034
- **06 パターナリズム** ........................................................ 036
  - ❶ パターナリズムとは ........................................................ 036
  - ❷ パターナリズムのもととなった父親と家族の関係 ................. 037
  - ❸ パターナリズムと自立 ..................................................... 037
  - ❹ 看護への適応 ................................................................. 038
- **07 依存症（アディクション）** ........................................ 039
  - ❶ 依存症を取り巻く心身の状態 .......................................... 039
  - ❷ 依存症と家族関係 ........................................................... 040
  - ❸ 家族に対する支援 ........................................................... 041
- **08 ストレス対処** ............................................................ 044
  - ❶ ストレスとは ................................................................. 044
  - ❷ 精神疾患とストレスの関連 .............................................. 044
  - ❸ 家族とストレス .............................................................. 045
  - ❹ ストレス対処 ................................................................. 046
  - ❺ 精神疾患患者と家族との付きあい方 ................................. 046
  - ❻ 家族全体としてのストレス対処 ....................................... 046
  - ❼ 具体例 ........................................................................... 047
- **09 甘え理論** .................................................................... 049
  - ❶「甘え」とは ................................................................... 049
  - ❷ 健康的な甘えと屈折した甘え .......................................... 050
  - ❸「甘え」の結果 ............................................................... 051
  - ❹ 家族にみられる「甘え」 ................................................. 052
- **10 ダブルバインド** ......................................................... 054
  - ❶ ダブルバインドとは ....................................................... 054
  - ❷ 家族アセスメントのために ............................................. 055
  - ❸ 具体例 ........................................................................... 055

## 第2章　家族を支援する方法

- **01 ストレングスモデルとリカバリー** ............................... 058
  - ❶ ストレングスモデル ....................................................... 058
  - ❷ リカバリー .................................................................... 060
  - ❸ 家族ストレングスを活かしたリカバリーを促進する支援 ........ 061
- **02 ケアラーズケア** .......................................................... 063

- ❶ ケアラーズケアとは ...... 063
- ❷ ケアする人の疲労 ...... 063
- ❸ ケアする人をケアするために ...... 065
- ❹ 事例紹介 ...... 067

### 03　外在化 ...... 070
- ❶ ナラティブ・セラピーと外在化 ...... 070
- ❷ 原因の外在化・内在化 ...... 070
- ❸ 「問題を外在化する」とは ...... 070
- ❹ 事例紹介 ...... 071
- ❺ 問題を外在化するメリット ...... 074

### 04　家族同士の支えあいの場の活用 ...... 075
- ❶ 家族会とは ...... 075
- ❷ 家族会の活動・機能 ...... 075
- ❸ ニーズの段階に応じた家族会の活動 ...... 078
- ❹ 家族会の限界 ...... 079
- ❺ それぞれの立場に応じたサポート・グループ ...... 080
- ❻ 仲間同士のグループの約束事 ...... 081

### 05　アウトリーチ（訪問支援）における家族支援 ...... 083
- ❶ ACTによる家族支援 ...... 083
- ❷ アウトリーチによる単家族への支援（行動療法的家族支援） ...... 087

### 06　引きこもりのケア ...... 090
- ❶ 引きこもりのケアとは ...... 090
- ❷ 引きこもりのケアはどのように行われているのか ...... 093

### 07　家族心理教育 ...... 097
- ❶ 心理教育的アプローチの3側面 ...... 097
- ❷ 英米で発展してきた家族心理教育と日本で定着した家族心理教育の違い ...... 098
- ❸ 家族教室 ...... 099
- ❹ 家族による学習会（Family to family） ...... 100
- ❺ 精神疾患を抱えている人のきょうだいや子どもへの心理教育 ...... 101

### 08　社会資源の導入（レスパイト） ...... 103
- ❶ 社会資源の導入（レスパイト）とは ...... 103
- ❷ 社会資源の導入（レスパイト）はどのように行われているのか ...... 104
- ❸ まとめ ...... 108

### 09　虐待防止のためのケア ...... 109

❶ 虐待へのケアとは..................109
❷ 虐待へのケアはどのように行われているのか..................114

## 第3章 実践事例

01 一度も面会に来ない家族..................118
02 患者のそばを離れられない家族..................125
03 入院中に医療者をコントロールしようとする家族..................135
04 スタッフに怒りをぶつける家族..................144
05 訪問看護でケアの方針を話しあえない家族..................154
06 批判的な態度をとる家族..................165
07 家族の願望が本人の希望より優先する家族..................175
08 母子の健全な分離に支援が必要な家族..................183
09 患者が発言できない家族..................191
10 服薬（治療）の必要性を受け入れられない家族..................201
11 患者が家族の病理を症状で示す家族..................211
12 退院を受け入れない家族..................222

## 第4章 Q&A

01 治療に協力的でない家族にどうしたら受け入れてもらえる?..................234
02 家族に面会にきてもらうには?..................236
03 家族の問題にどこまでかかわればよい?..................238
04 家族に病棟の規則や持ち込み制限を理解してもらうには?..................240
05 面会後に症状が悪化する患者の家族への介入は?..................242
06 患者への対応方法についての理解が不足している家族への指導法は?...244
07 患者とのかかわりを回避する家族への対応は?..................246
08 患者の疾患に対する理解や治療への同意が得られない家族への対応は?..................248
09 長時間の面会を続ける家族への対応は?..................250
10 身体拘束中の患者に家族が面会に来たときの対応は?..................252
11 インシデント・アクシデント発生時の家族への報告はどうする?..................254
12 制度の活用に同意しない家族へはどうかかわる?..................256
13 「患者には内緒で」と家族から相談をもちかけられたときの対応は?...258
14 患者の要望を，看護師から断ってほしいと家族に頼まれたら?..................260
15 患者にとって都合のいい話しかしない家族への対応は?..................262

| 16 | 退院に消極的な家族への対応は? | 264 |
| 17 | 臨床経験が浅い看護師が家族ケアを行うときのポイントは? | 266 |
| 18 | 家族に不安を表出してもらうためのかかわり方とは? | 268 |
| 19 | 話が長くなりがちな家族への対応は? | 270 |
| 20 | 患者の思いを看護師から家族に伝える場合の注意は? | 272 |
| 21 | 家族からのクレームにどのように対応する? | 274 |
| 22 | 家族支援を行う際のコツは? | 276 |
| 23 | ネグレクトや虐待の問題を抱える家族への介入は? | 278 |
| 24 | 病状を心配している家族にどこまで説明すればいい? | 279 |
| 25 | 患者の処遇への不満や苦情に,どのように対応すればいい? | 280 |
| 26 | 患者の無理を聞き入れてしまう家族への指導は? | 281 |
| 27 | 意向が一致しない家族への対処法は? | 282 |

# 序章

## あなたにとっての家族
## 私にとっての家族

# 序章 あなたにとっての家族,私にとっての家族

　家族についてのコメントを2つ記す。どちらが,あなたの気もちに近いだろう?
① 「家族は私の一番大切なもの」「家族といるときには,何も飾らないでいられる」
② 「家族とはかかわりたくない」「1人暮らしができてほっとしている」
　①と答える人もいれば,②と答える人もいる。同じ人でもときによって答えが変わるかもしれない。あるいは,②と答えることにとまどいを感じ,ちょっと違うなと思いながら①と答えるかもしれない。
　家族が個人にとって大切なものであることは,私たちの社会を円滑に保つために,望ましい前提である。親を大切にしなさい,きょうだいの長幼の序(年齢の順番)を尊重しなさいというのは儒教の教えであり,わが国はその影響を強く受けている。そのため,こうした質問には無言のプレッシャーが伴う。人から責められないためには,どのように答えるべきなのかを考えてしまう。看護師として家族への支援を考えるときにも,支援する看護師自身が家族をどのように捉えているか,または捉えなければならないと考えているかということが,ケアの方針や内容に大きく影響する。
　そのため,家族ケアに取り組む前の準備が必要となる。準備の最初のステップは,自分が家族とのかかわりについてどのような考えをもっているのかを意識化することである。この,意識の作業を複数の人と一緒に行うことによって,他の人と自分を比較することができる。

## ■「あなたにとっての家族」を知るための演習

　家族支援を考えるための基本は,まず自分自身が家族に対してもっている感情や考え方の特徴を知ることである。家族に対する思いや受け止め方はさまざまでよい。しかし,支援者となって自分の家族以外とかかわる際には,自分の考え方を意識化し,それを他者に押し付けることを避けるために,絶対化しないで,少し距離を置いて自分の見方を言葉で表してみることが必要だ。可能なら,それを他の人にも聞いてもらい,共有し,比較しながら自分の捉え方の特徴を「こんな感じだ」と相対化する作業が不可欠となる。

そのための事例を下記に示す。この文章を読んで，次の問いに対する答えを書いてみよう。字数の制限はないので，長い文章を書いてもよい。

**事例B子さん**

> 精神科病棟入院中に乳がんが発見されて告知を受けた，B子さんと受けもち看護師Aは，今後の治療について話すことになった。
>
> カルテの情報から，B子さんは今回の精神科病棟入院前に離婚し，前の夫との間には成人した娘がいることがわかっていた。今回の入院中には前夫や娘は面会にきてはおらず，入院中に知りあった入院患者のCさんと，デイルームや作業療法，散歩などで寄りそって話し込んでいるようすがあった。
>
> 看護師Aは，今後B子さんには手術が必要であることから，転院することになることを確認した。B子さんは転院して手術を受けることは納得し，同意していた。Aが今回の経緯を前夫と娘にも連絡したほうがよいのではないかと提案したところ，B子さんは涙ぐんで「私が乳がんのことを相談して，わかってくれているのはCさんです。前の夫や娘には今は全く会っていないし，会いたくもない」と強く否定した。
>
> 看護師Aは数年前に結婚し，最近娘を出産した。それほど子どもが好きではなかったが，生まれてみるとこんなに可愛いものかと驚いていた。子どもが大きくなって結婚するまで，元気でいてやらなくてはと思うようになった。
>
> B子さんの転院の日，Aは「いろんなことがあっても，家族は家族なのだから，転院先から娘さんに連絡してみたらよいのでは」とB子さんに伝えた。B子さんは，「誰に伝えたいかは私が決めます。無理強いしないでください」と答え，Aとはそれ以上言葉を交わそうとしなかった。Aには割り切れない思いが残った。

**問い①** この事例を読んだ感想を書いてください

**問い 2** 看護師Aにとっての家族はどんな存在だったと思いますか？

**問い 3** B子さんにとっての家族はどんな存在だったと思いますか？

**問い 4** あなたにとっての家族はどんな存在ですか？

**問い 5** 事例のB子さんは，なぜ看護師Aと言葉を交わさなかったのだと思いますか？

### 演習の解説

**問い1**は，この事例の誰に対して最も関心を寄せるかを知るための質問である。誰の立場で感想を書いているかをみることによって，どの登場人物に心理的に近いか（同一化しているか）を知ることができる。

**問い2**～**4**は，いったん全般的な感想で無意識に近い人を選んだうえで，視点を順番に動かして，登場人物それぞれにとっての家族の捉え方を想像してみるための質問である。登場人物の誰かに強く感情移入し

すぎると，視点を動かしてみるという作業そのものができない可能性もある。ある程度距離を置いてこの記述を比べてみることによって，自分自身の家族観に近いのは誰か，遠いのは誰かがわかる。

　**問い⑤**は，自分自身も家族をもち，家族への思いをもっている看護師であるが，最終的には患者の気もちを想像し，患者の気もちに寄りそうことが求められるという視点を明確にするための質問である。さまざまな家族への思いがあるのを前提として，しかし患者は何を思ったのだろうかというところに視点を置くことを求めている。

## ■基礎教育での演習方法

　筆者は，学部教育で担当している「メンタルヘルスと家族」という科目の最初の時間にこの演習を行う。学生それぞれに問いへの答えを書くための時間を設けたあと，発表の時間をつくる。**問い①**は窓際の列，**問い②**はその隣の列　というふうに，答えの要約を板書しながら順番に話してもらう。ただし，発表を求める際に，皆に知られたくないことは言わなくてもよい旨を「パスもあり」と伝える。板書していると，共通する見方がいくつか現れてくる。全く異なる見方もある。発表の後，まとめとしてそれらを学生に投げかける。例えば**問い②**では，看護師Aは家族についての見解を言葉として述べてはいない。しかし，最近娘をもったという状況や，最後のB子へのアドバイスから，学生は「何でも言える存在」「かけがえのない存在」「ずっと一緒にいたい存在」などのような気もちを推測して答える。登場人物のなかでは一般的に受け入れやすい家族への思いをもつ存在として捉えられやすい。

　「何でも言える」というのはどこからわかるのか？「かけがえのない」というのはどんな表現から考えたのか？これは少し皆の意見と違う角度ですね　という風にファシリテートする。一方**問い③**では，いわゆる血縁や婚姻関係としての家族に疑問をもつB子の思いは，特に思春期の学生にとっては，わかりやすいと思う人と，理解できないと思う人とに分かれる。思春期の学生では，自分が人と異なることに否定的になったり，傷ついたりする場合があるので，発言を取り上げるときに違いをことさら強調したり，違いの是非を断じたりはしてはならない。ただ，事実としての相違があることを確認する。

　見方が分かれるということが，この演習では大切なことである。実は，看護師AとB子さんの見方が分かれているだけではなく，もう1人，学生自身の見方があり，3つの立場から見える家族がそれぞれ異なっていることを感じることができれば，この演習は成功したといえる。教師は，

それぞれの質問に対する学生の答えをていねいに板書しながら，共通点というよりも，むしろ多様性に学生自身が気づくようにもっていく。

そして最後に，こうコメントする。「これから，あなたたちは家族についての理論を学び，事例を聞き，自分の家族とは違う家族についてもたくさん知ることになります。その勉強をした後に，もう一度最初の授業で家族についてどのように考えていたかを思い出し，自分の家族への思いや捉え方が，どのように変わったかを比べてほしい。そのために，今日書いた演習の解答は一度集めて保管しておいて，最後の授業でもう一度配ります。」

### ●本書の読者へ

あなたの家族への思い，家族の捉え方はどうだっただろう。家族への思いは複雑で，肯定的か否定的かのどちらかに割り切れるようなものではない。

その複雑な思いをもつ私たちが，複雑な思いをもつ患者さんを支援する。患者さんにはさらに異なる思いをもった家族がいる。誰の見方が正しいという判断は誰にもできない。そうであれば，家族という同じ単語であっても，使う人によって全く意味は異なること，思いは異なることを前提として，自分自身の思いも，たくさんある思いの1つとして捉え，どの思いも絶対化することのない姿勢をもつことが，家族支援には必要である。多様であることを前提に，誰の見方も絶対化しない，このような姿勢を「相対化」と呼ぶ。

本書ではさまざまな事例や，家族の理解に役立つ理論を紹介する。読者の皆様には，それらを学ぶことを通して，家族の多様さを理解していただきたいと願う。それにより，固定した見方や，家族とはかくあるべきという考え方からは生まれない，柔軟で，患者さんの気もちに寄りそった，柔らかな家族ケアが生まれる。

くり返すが，家族への思いはその人のさまざまな体験から育まれてきたもので，正解もなければ間違いもない。単純な因果関係も測れない。そこにあるのは，ただその事実のみである。本書でさまざまな家族のあり方に触れ，ぜひ柔らかな家族ケアができる精神科看護師になっていただきたい。

# 第 1 章

## 家族を理解するための理論

# 01 家族システム論

第1章 家族を理解するための理論

## ① 家族とは

　家族の定義とは何か。血縁関係にある者で構成される集団が家族と定義されることが多いが，私たち看護職が出会う家族はさまざまである。私たちは，どのような場合，その人たちが家族であると考えるのか。

　ある看護師は，「共有しているものがある」「絆がある」と答えるかもしれない。「本人たちが家族と言っていれば家族」と答える看護師もいる。あるいは，もっと生活にもとづき「生計をともにしていれば家族」「戸籍上のつながりがあって初めて家族になる」と考える人もいるかもしれない。家族の捉え方がさまざまであるように，臨床で出会う家族の形も多様であることがわかる。

　家族看護に関する学問領域でも，血縁関係の有無に限らず，情緒面の結びつきや生活をともにしていることで家族と考えている。では，そのような集団である「家族」を，どのように看護していけばよいのか。

## ② 家族をシステムとして捉える

### 1 家族ケアの介入のポイント

#### ❶個々の家族メンバーに対する介入

　家族は集団であるため，家族を看護する際は複数のケア対象者が存在する。疾患を患っているのが「父親」である場合，それを支えている「母親」，そのなかで暮らす「子ども」といった，家族を構成している個々のメンバーの身体状態・精神状態に着目し，看護を行う。疾患を患っている家族メンバーだけでなく，支えている家族の身体的健康・精神的健康に着目していくことも重要である。

#### ❷家族メンバー間の関係性

　コミュニケーションが活発な家族，静かだがお互いに支えあっている家族，会話は活発だが言い争いが多い家族と，家族のようすはさまざまである。精神疾患の患者の場合，家族との関係が疾患の増悪や再発に影響するという研究結果が報告されているように，家族メンバー同士の関

係は疾患の状態に影響していると考えられている。家族メンバー同士の関係は，看護が介入する重要なポイントの1つである。

❸**社会のなかの家族**

家族は，家族だけで生活しているのではなく，地域社会のなかで生活している。家族内だけでの関係性ではなく，その家族が地域の人々とどのように関係しているかについても，重要な看護介入のポイントになってくる。

## 2　一般システム理論と家族システム理論

以上の点を踏まえて看護を展開する際，有用な理論の1つとされているのが一般システム理論である。例えば私たちの働く病院は，内科病棟，外科病棟，外来などさまざまな部門で成り立っている。各部門が連絡を取りあったり，ときには協働したりと，相互に連携しあうことで病院という組織は機能している。同様に私たちの身体も，心臓や肝臓，肺といった臓器が相互に関係しあうことで機能しているということができ，どの臓器が欠けても身体は機能することができない。このように，さまざまな者が関係しあうことで1つのものが機能しているという考え方が，L.von Bertalanffy（フォンベルタランフィ）が提唱した一般システム理論であり，これを家族に応用し，家族をシステムとして捉える考え方が，「家族システム理論」である。

家族システム理論では，家族のメンバーが互いに関係しあうことで，家族が機能していると考える。家族のメンバーに起きている問題，あるいはその解決方法を，メンバー個人の特性のみで考えず，家族メンバー間の関係性や社会と家族の関係性も含めて捉えていくのが特徴である。

# ❸ 家族システムの特性

家族をシステムとして捉えることでみえてくる，家族の特徴がある。それぞれの特徴は，以下の通りである。

## 1　全体性

全体性とは，家族に起きた出来事は，家族メンバー個人に起きたことでも全体に影響を及ぼすという特徴のことである。事例をもとに考えてみる。

> 事例①
>
> Aさん　80歳代　女性　甲状腺がん
> 子ども　男2名・女4名の6名　夫は30年前に死別
>
> 　Aさんは夫との死別後，長く独居で生活していたが，ある日倒れているのを発見されて，救急病院に搬送され，甲状腺にがんがあることがわかった。がんはすでに進行していたが，Aさんの意向で積極的な治療は行わないことになった。
>
> 　ところがAさんの治療方針をめぐり，子どもたちは言い争いになった。次女と三女はAさんの近隣に住んでいたため，Aさん宅をこまめに来訪し，支えていた。四女は遠方に住んでいたが，医療関係者だったこともあり，Aさんの健康面やがんの治療に関する意思決定について，支えていた。治療にかかるお金はAさんだけではまかないきれなかったため，遠方に住む二男が負担していた。
>
> 　独居で生活することに限界を感じたAさんだが，子どもの世話になるなら長男がよいと希望した。話しあいの末，施設に入所することになり，施設への手続きや面会はきょうだいの話しあいの末，長女が行うことになった。

　例えば上記のような事例の場合，がんという疾患を発症しているのは母親だが，家族全員が母のがんに関係して何らかの行動をとることになり，母親のがんが家族全員に影響を及ぼしたことがわかる。

　このように，相互に関係しあうことで機能している家族は，メンバーに何か起こると，その影響が家族全員に及ぶことになる。

## 2　境界の存在

　システムとして家族を捉えるとき，家族と外部の間には境界が存在すると考えている。これは，扉のようなものとイメージすることができる。この境界は，開いたり閉じたりしており，開くことで家族は家族システムの外部とかかわり，外部からの情報を得ることができる。境界が閉じたままだと，家族の結束力（凝集性）は高まるが，外部とのかかわりや情報が得られず，風通しが悪くなり，家族は孤立していく。反対に境界が開いたままになっていると，多くの情報は得られるが，家族内の凝集性は高まりにくく，家族内で膨大な情報の統合ができなくなった結果，混乱を招く可能性がある。重要なのは，境界の開閉にバランスがとれているかどうかだといえる。

## 3　円環的因果関係

　円環的因果関係とは，1人の家族メンバーに起こった出来事は他の家族メンバーの反応を次々に呼び起こし，結果的に最初に原因になったメンバーにも影響が及ぶことである。

　例えば，妄想の世界にいる息子と，息子の妄想に対して怒る母親の家族を考えてみる。

---

**事例②-1**

B氏　20歳代男性　統合失調症

　B氏は10歳代の頃に発症し，自宅から出られないでいる。アイドルに関連した妄想があり，妄想の内容を家族に話す。しかし，内容は支離滅裂であり，主に話し相手になる母親はその話をされると「またわからないことを言って！」と怒っている。

---

　「息子が妄想の世界の話を止めないので，母親が怒る」というように，原因と結果を一方向で考えるのが，直線的因果関係である。円環的因果関係では，息子と母親だけではなく，他の家族メンバーにも目を向けて考える。

---

**事例②-2**

　息子が妄想の世界の話を止めないため，母親が「またわからないことを言って！」と怒っている。それを見ている父親は，支離滅裂な息子と怒る妻を面倒だと感じ，かかわらないような態度をとることが多かった。無関心な夫を見て，協力してくれないことに不満を感じていた妻は，夫に文句を言うようになり，やがて夫婦喧嘩に発展した。

　それを見た息子は気分が滅入り，楽しいと感じる妄想の世界に入り込むようになった。楽しい妄想の話を家族にしようとすると，母親は「またわからないこと言って！」と怒った。

---

　原因と結果を一方向で考えず視野を広げて考えると，上記のような家族全体のやりとりがみえてくる。このように，見方を変えることで表出していた家族の問題は，家族メンバーのなかをめぐりめぐった悪循環の結果であること（図1-1）がみえてくる場合がある。

**図1-1　円環的因果関係**

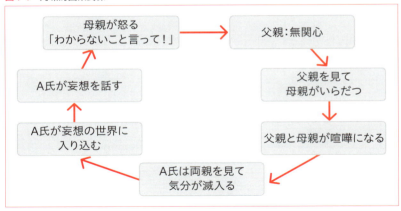

### 4　非累積性

　非累積性とは，家族システム全体の機能は個々の部分の差や総和ではなく，それ以上であるという考え方である。「1 + 1 = 2以上」ということである。家族は境界を開閉することで外部に助けを求めたり，凝集性を高めることで家族としての力を強めることができ，問題解決に向かうことができる。

### 5　恒常性

　家族システムにおける恒常性とは，家族には安定を保つための適応力があるという考え方である。家族は，システムの内外からフィードバック[1]を受けている。フィードバックが働くことで，家族に起きた出来事に対して少しずつ適応し，安定を維持できるようにしている。

　永遠に同じ形の家族はいない。子どもの誕生や成長，親族の病気や死など，ライフイベント[2]によって家族は少しずつ形を変えていく。家族はそのたびに危機状態になるが，外から助けを得ることや家族内で協力することで適応し，安定を維持する力をもっている。

### 6　階層性

　階層性とは，システムである家族には上位のシステムがあること，そしてその影響を受けるという考え方である。家族は，地域のなかに存在しており，外部から得られる情報量・援助の量や質などは，地域によってさまざまである。これにより，同じ疾患をもった患者でも，家族で支えられるかどうかが異なってくる。家族システムは地域というシステムに大きく影響を受けていることがわかり，地域システムは家族システムの上位システムにあたるといえる。

---

[1] **フィードバック**
安定を保つために，家族が情報や物質などを内外でやりとりすること。これにより，家族は安定に向かって変化する。

[2] **ライフイベント**
人の一生涯に起こる，さまざまな出来事。就学や結婚，出産が例としてあげられる。

## ❹ まとめ

　患者や家族をアセスメントする際には，システムとしての家族を考え，その特徴や上位システムに目を向けることが重要になってくる。視点を少し広げてシステムとして家族を捉えることは，問題の新たな位置側面だけではなく，みえていなかった家族の新たな力を発見することにもつながるであろう。

参考文献
- 坂田三允総編：精神看護と家族ケア，精神看護エクスペール11．中山書店，2005．
- 鈴木和子・渡辺裕子：家族看護学　理論と実践　第3版．日本看護協会出版会，2006．
- 渡辺裕子監：家族看護学を基盤とした在宅看護論　Ⅰ概論編　第2版，日本看護協会出版会，2007．
- 山崎あけみ・原礼子編：19の臨床場面と8つの実践例から考える，Nice看護学テキスト．家族看護学．南江堂，2008．
- 遊佐安一郎：システムズアプローチの理論と実際，家族療法入門．星和書店，1984．

# 家族発達論

第1章 家族を理解するための理論 02

　すべての家族は一定の諸段階を経過して発達する，という考え方が，「家族発達論」である。家族の各発達段階には，その段階固有の生活現象があり，すべての家族成員には，その現象への適応と変化が求められ，新しい課題（家族のライフタスク）が生じてくる。それぞれの段階の家族は，これらを克服していくことが期待される。家族のライフタスクは，文化や歴史によって変わるため，古いライフタスクを強調したり強要することは病気をつくり出すことにつながりかねず，注意が必要となる。必要な課題に取り組む家族は，そのなかで揺れ，緊張が生まれるが，課題に取り組み再組織化していくことで，安定した状態に達することができる。さまざまな段階説があるが，ここでは，以下の6つの時期に分けて考えていく。

## ❶ 新婚期　（結婚から第一子誕生まで）

　2人が結婚し，初めて「家族」が誕生する。この時期には，それぞれの生育家族の家族システムから離れ，新しい「夫婦システム」をつくりはじめる。カップルとして機能するため，基本的なルールやパターンがつくられていくが，個人としての自立性を損なうことなく一体感が感じられるような，柔軟かつしっかりとした境界をつくることが求められる。夫婦システムの境界は，理想的にはそれぞれの出生家族とのかかわりを妨害せず，2人の親密性とプライバシーを守るものがよいとされる。

　この時期に起きうる課題として，これまで未解決であった問題を新婚生活に知らず知らずのうちにもち込んでいる場合や，配偶者との関係と出生家族との関係の間でうまくバランスが取れない場合，があげられる。

　例えば，生育家庭での母娘密着が強く母の意思決定で娘が行動している場合，それを新しい家族にもち込むと，「夫婦システム」で夫婦で行う意思決定に実家の母の意見が強く入り込んでくることになる。この場合，夫婦間に葛藤が起こることが考えられる。

---

**❶ 家族システム（→p8）**
家族は，家族員が互いに関連しあって形成されるシステムであるという捉え方を家族システム論という。システムとしての家族は階層性をもち（サブシステム），相互に関連しあって変化するが，また均衡を保とうとする。

図1-2 新婚期の夫婦システム

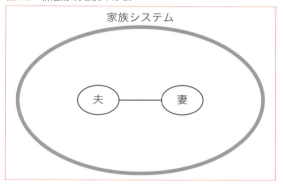

## ❷ 出産・育児期（子どもの誕生から）

子どもの出産は，夫婦にとって大きな変化となる。それまでの夫婦がパターンを決めていた生活から，お腹を空かせ泣く赤ん坊をあやし，ミルクをやり，オムツを変えることで，睡眠はとれず，自分たちの時間は後回しとなる。「父親役割」「母親役割」が期待され，子どもの誕生は，時間，消費，余暇，友人関係すべてに影響し，忍耐が試されることとなる。夫婦は育児の分担ルールを決め，母子，父子，それぞれの親子サブシステム❷をつくるようになるが，このとき，「夫婦サブシステム」「親子サブシステム」の両方が機能することが求められる。

この時期の課題として，例えば，母親が子どもの世話にかかりきりとなり，夫がその世話を分担せず，母親が夫に対する不満をためていく場合，母子サブシステムは強固になるが，夫婦サブシステムが機能しない状況に陥る。このように，夫婦の一方が子どもにかかわりすぎ，夫婦関係を軽視するために起きる危機がある。

❷ サブシステム
家族システム内に存在する夫婦，きょうだい，親子などのより小さなシステムであり，相互に関係しあっている。各サブシステム間やサブシステムと家族システムの間には明瞭な境界が存在する。

図1-3 出産・育児期の夫婦システム

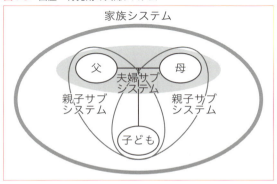

> **エピソード**
>
> **孤独な子育て**
>
> 　Ａさんは，都心の高層マンションで，生後2か月の子どもと2人きりで過ごしている。夫は仕事の帰りが遅く，Ａさんは，朝夫を送り出した後，子どもの世話，食事作り，買い物，子どもの入浴，寝かしつけまで1人で行っている。毎日一生懸命取り組んでいるが，最近，夜中に子どもが泣き続けると，イライラするようになった。子どもが泣いていると自分が責められているように感じ，つい声を荒げてしまい，自分が母親失格なのではないかと思いつめるようになった。このままではまずいと思い，新生児訪問で出会った保健師を頼り会いに行った。Ａさんは保健師の顔を見たとたん涙が止まらなくなり，もう自分は限界だと話し，保健師の勧めで夫同伴で精神科クリニックを受診することになった。
>
> 　医師からは産後うつ病と診断され，抗うつ薬が処方され，医師から夫にＡさんのサポートと，睡眠がとれる環境をサポートしてほしいとの助言があった。夫はＡさんがそのような状態にあったことに初めて気づき，週末を中心に育児を担当する時間を増やし，できるだけ家事をサポートすることにした。1か月後，Ａさんはうつ状態が改善し，身体が楽になり，短時間ながら深く眠れるようになった。外来通院時には，子どもにも余裕をもって接することができるようになったと話し，夫からも妻は以前より余裕が出てきたように見えるとのことであった。夫の母親が短時間育児をサポートし，週末に夫婦だけで食事に出かけることもできるようになった。
>
> 　「母子サブシステム」にこもり，一生懸命子育てをした結果うつ病になったＡさんの家族は，「夫婦サブシステム」を取り戻すことで，「出産・育児期」の家族の発達課題をクリアしていったといえる。
>
> 　このように，母親に余裕がなくなり，イライラして子どもにきつくあたる，感情不安定な状態が継続することで，子どもの精神面への影響（心理的虐待），ネグレクト，身体的虐待へとつながる場合もある。また母子密着が進むと，子どもに心理的に依存し，子どもが自立しにくく，親も子どもから離れられなくなるという危機が生み出される可能性がある。子どもの誕生は，大きな変化であり，家族にとっての挑戦であるといえる。

## ❸ 子どもが学童期の時期

　子どもが学童期になると，学校の友人など，家庭外のシステムにかか

わりをもつようになり，家族内のシステムとは別のシステムとのつながりをもつようになる。このときに，それぞれのシステム間の境界が明瞭で柔軟だと，子どもの成長は促進される。また，第2子が生まれた場合，第1子と第2子との間に同胞サブシステムが形成される。子どもが年長になると，家庭内の男性サブシステム，女性サブシステムに加わることにもなる。

　この時期の家族は，子どもの自立，家族への所属感とのバランスが適切に保持されることが期待される。親は，子どもへの期待のしすぎ，しなさすぎのバランスをとることが求められ，この時期の危機には，子どもの入学に伴う親としての役割の喪失がある。例えば，末子が小学校に入学すると，子育てを第一に行ってきた妻が孤独を感じたり，不安を覚えたりするということがある。

　また，この時期の子どもは，家族内の病理を問題行動で訴える場合があり，例えば不登校，退行，心身症状などで表現されることがある。

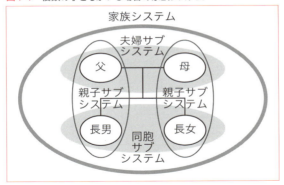

図1-4　複数の子どもがいる場合の家族システム

## ❹ 子どもが10歳代（思春期）の時期

　子どもが10歳代の思春期頃になると，親と子の境界が日常生活のすべてにわたって明瞭になってくる。子どもは親の干渉に反抗しながらも一方で甘える，といった，相反する態度を示すことがあり，そのどちらもがこの時期の子どもの特徴であるといえる。離れたりくっついたりを繰り返しながら，子どもは親からの精神的自立を目指していく。

　この時期は，親子関係を自立と責任と制御の面で，基本的な信頼関係を損なわずに再規定することが求められる。この時期の危機として，子どもの反抗に親が戸惑うことがあげられる。

## ⑤ 子どもが巣立つ時期

　子どもが進学や就職，結婚で親元を巣立っていく時期である。家族は親子の絆を絶つことなく，親と子が分離することを目指す。親子は，分離の喪失感に耐えなければならない。この時期の課題として，子どもが自立した生活をすることが許されない場合や，親が新しい生活の焦点をみつけられない場合，また，分離後に良好な関係を維持できない場合に，心理面での問題が表面化したり，症状として現れることがある。例えば，子どもの大学受験に注力していた母親が，子どもの大学進学後に喪失感を覚える場合などがある。「空の巣症候群」ともいわれ，悲しみ，孤独感，喪失感といった感情を覚える。この時期には，親は子どもがいない夫婦2人の生活を再構成していくことが求められる。

　この時期の危機として，親が不安に耐えかね子どもの自立を阻害したり，子どもが自立に失敗した場合には，子どもが自分自身でつくる新しい家族のシステム作りに支障をきたす可能性が考えられる。

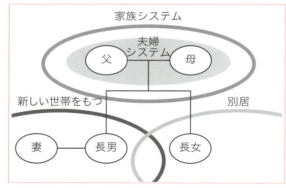

図1-5　子どもが巣立つ時期の家族システム

## ⑥ 加齢と配偶者の死の時期

　子どもが巣立った後，家には父母が残り，その後の家族を再形成していく時期を迎える。このとき家族は，これまで築きあげた信頼関係を損なうことなく，これからの喪失経験を受容することになる。

　この時期には喪失に関する危機が多い。例えば親や配偶者の死だけでなく，病気や加齢により自身の身体機能の衰えを自覚し，受け入れていかねばならない。子は親の衰えを受容[3]できず，親に批判的になり，親はまたその子どもに対して不満をもつかもしれない。

　配偶者の死や近親者の死は，人生のライフイベントのうち最もストレ

> [3] 受容
> ある対象を，評価したり選択することなく，全面的に受け入れること。

スが高いとされる[1,2]。婚姻によってはじまった生殖家族は，どちらかの配偶者の死によってその周期の終わりを迎えることとなる。

### 引用文献
1) 八尋華那雄・井上眞人・野沢由美佳：ホームズらの社会的再適応評価尺度(SRRS)の日本人における検討．健康心理学研究6 (1),18-32，1993.
2) Holmes, T.H., Rahe, R.H.：Schedule of Recent Experiences. Seattle：School of Medicine. Univ of Washington. 1967.

### 参考文献
- 岡堂哲雄：家族カウンセリング．金子書房，2000.
- 山崎あけみ・原礼子編：19の臨床場面と8つの実践例から考える，看護学テキストNice 家族看護学　改訂第2版．南江堂，2015.

# 03 ジェノグラム，エコマップ

第1章 家族を理解するための理論

　家族の情報を視覚的に把握するときに有用なのが，ジェノグラム（家系図）である。患者のきょうだいの有無，親の疾患，同居者などを図を用いて表わす。この図は国を問わず，職種を問わず共通して使用できる。
　一方，「エコマップ（家族生態図）」は，家族成員のそれぞれの関係性や，家族以外の資源や物との関係性を表すことができ，こちらも職種を超えて共通で使うことができるため，事例検討やケースカンファレンスで用いることができる。

## ❶ ジェノグラム（家系図）

　家族員とその関係の情報を視覚化できる。関係の深い2〜3世代を描く。家族が抱えている問題や状況に応じて，世代数を増減し，必要な情報を補充していく。その患者へのサポート体制や，家族で起こっていることがらを整理するためにも，ジェノグラムのなかに，基本的な情報（年齢，疾患，状況など）を加える。

## ❷ エコマップ（家族生態図）

　家族内の関係性に加え，家族が属するより大きなシステムのなかでの家族を，アセスメントするために利用できる。家族成員の外にある人，もの，組織，グループとの関係性を描き入れていき，家族の全体像をより大きな視点で理解することができる。
　エコマップを作成することで，家族が抱える葛藤や利用できる社会資源，家族成員の好きなことなども視覚化され，わかりやすくなる。また，その家族に起こった出来事の前後でエコマップを描くことで，家族の外的構造がどう変わったのか，経時的変化をみることもできる。

図1-6 ジェノグラムの記載方法

①男性は「□」，女性は「○」で描き，年齢は記号のなか，名前（呼び名）がわかる場合は記号のそば（または中）に描く。
②夫婦を描く場合，原則的に男性は左，女性は右に描く，場所の関係で描きにくい場合は，反対になってもよい。
③夫婦の子どもたちは，一段下に並列に描き，生年順に左から描く。
④年齢をそれぞれの記号のなかに描き，夫婦，親子，きょうだいなどを図のように1本の直線でつなぐ。
⑤夫婦の場合，結婚した年あるいは婚姻期間がわかる場合は，直線上に描く。
⑥同居している人同士を線で囲い，居住する場所を描く（A県あるいはB市など）。
⑦学年や職業，疾患や病歴，健康状態（服薬の状況）がわかる場合は，記号のそばに描き込む。
⑧死亡した人の年齢がわかる場合は記号に描き込み，死因や長く患っていた病気や状況が分かる場合は，それを描き込む（何年前に死亡したかを描き加えてもよい）。詳しい情報が不明な場合は，記号に×を描き込むのみでよい。
⑨基本的には，関係の近い3世代を描く。重要な世代がさらに多ければ，加えてもよい。

ポイント
1. 関係の深い2〜3世代を描く。
2. 性別，年齢，職業（学年）は基本。
3. 健康状態，服薬状況を描く場合もある。
4. 作成／改訂者，作図年月日を入れておく。

I-1G：2005.6.19：作成：小林奈美

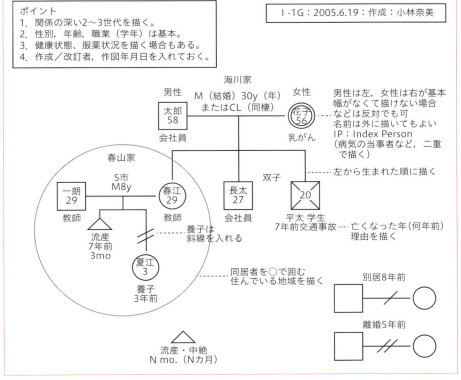

小林奈美：ジェノグラム・エコマップの描き方と使い方，実践力を高める家族アセスメント Part1 カルガリー式 家族看護モデル実践へのセカンドステップ．56-57，医歯薬出版，2009．より作成

図1-7　エコマップの記載方法

1. まず，中央に円を描き，これから検討したい家族について，その円のなかに，夫婦サブシステムから順に，同居している家族員を家系図の手順で描こう

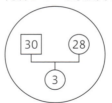

2. それぞれの家族員とつながりのある外部システム（親・親戚・会社・学校・保育園・病院・訪問看護師・友人など）を家族の円の周囲に描こう

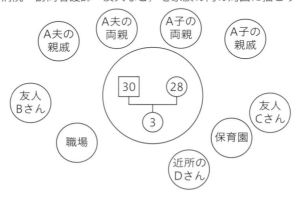

3. 家族員と外部システムとの関係性のあり方と程度を表す線でつなごう
    ──── 強い関係性（線が太い，あるいは線の本数が多いほど関係性が強い）
    ┈┈┈┈ 弱い関係性
    ┼┼┼┼ ストレスになる関係性
    ────▶ 働きかける，情報と資源を提供する流れを矢印で示す

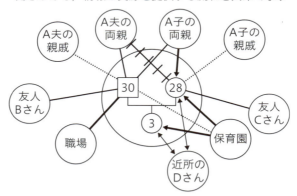

4. この家族の外部構造をアセスメントしよう．個々の家族員にとって，重要な人・組織・グループと，それらとの関係性を知ろう

5. 作成した日時と作成者を記入しよう
    ＊家族の外部構造は「いつの時点か」「誰の視点か」により異なる

山崎あけみ・原礼子編：19の臨床場面と8つの実践例から考える，看護学テキスト Nice家族看護学改訂第2版，29，南江堂，2015．より作成

## *i*コラム　ジェノグラム，エコマップを利用した事例検討

　　看護師として対象者や家族に関して知った情報は，例えば病棟や外来，訪問看護など，対象者と接するときに観察したり，相談される，対象や家族のごく一側面にすぎません。看護師が見える一側面といえば，例えば身体の病気についての相談，普段の生活についての困りごとかもしれません。しかし，例えば病院の精神保健福祉士や地域の相談支援専門員は，どのような情報をもっているでしょうか。家族が利用しているサービスや，利用施設での対象者のようすをよく知っているかもしれません。行政保健師であれば，他の家族員がもっている悩みや問題，近所との関係性など，違った視点で情報をもっている可能性が考えられます。

　　多職種が集まるケア会議の場で，ジェノグラム，エコマップを利用し，対象者・家族とさまざまな側面で接点をもつ人々の情報を共有・整理し，客観的に対象者や家族をみるとアセスメントが深まり，それぞれの職種の支援に反映できる可能性があります。

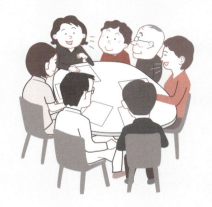

### 参考文献

- 小林奈美：ジェノグラム・エコマップの描き方と使い方，実践力を高める　家族アセスメントPart1 カルガリー式家族看護モデル実践へのセカンドステップ，医歯薬出版，2009.
- 山崎あけみ・原礼子編：19の臨床場面と8つの実践例から考える，看護学テキストNice家族看護学改訂第2版．南江堂，2015.

# 04 アセスメントツール（カルガリーモデル・尺度）

第1章 家族を理解するための理論

## 1 家族のアセスメントツール

家族に起こっていることを把握するためのツールがいくつか開発されている（表1-1）。日本発祥のもの，また海外から紹介されたものがある。家族アセスメントと介入には高度な技術が必要であり，詳細はそれぞれの参考書を参照してほしい。

### 1 国外発祥のツール

下記の表1-1のアセスメントツールが知られている。それぞれの利点や課題については表を見ていただきたい。このうち，本書ではわが国にもよく紹介される「カルガリー家族アセスメント／介入モデル」について紹介する。

●**カルガリー家族アセスメント／介入モデル（小林, 2005, 2006）**

カナダのカルガリー大学のライトらが開発したモデルである。家族を，家族員の個々が影響を与えあうシステムとして考え，家族員の問題はそれぞれが影響を与えあい悪循環をしていると考え，何が起こっているのかをシステム論を使ってアセスメントしようとするものである。これが「カルガリー家族アセスメントモデル（Calgary Family Assessment Model: CFAM）」であり，その結果，介入が必要となった場合にカルガリー家族介入モデル（Calgary Family Intervention Model: CFIM）を用いる。

■**カルガリー家族アセスメントモデル（Calgary Family Assessment Model：CFAM）**

カルガリー家族アセスメントモデルは，「構造」「発達」「機能」の3つのアセスメント分野からなり，状況に応じて，それぞれの情報を得ていく。家族インタビューを行っていくため，家族の参加の合意が前提となる。このモデルでアセスメントをする目的は，家族の看護診断ではなく，その後の介入のために得られる情報を効率よく整理することにある。

■**カルガリー家族介入モデル（Calgary Family Intervention Model：CFIM）**

カルガリー家族アセスメントモデルによって，家族が苦しみ膠着した

表1-1 4つの家族統合モデルの比較

| モデルの名前 | フリードマンの家族アセスメントモデル<br>Friedman Family Assessment Model | ハンソンの家族アセスメント・介入モデルとFS³I<br>Family Assessment and Intervention Model and Family System Stressor-Strength Inventory | カルガリー家族アセスメント/介入モデル<br>Calgary Family Assessment / Intervention Model(CFAM/CFIM) | 渡辺式家族アセスメントモデル |
|---|---|---|---|---|
| 参照テキスト | Friedman, Bowden, Jones (2003) | Hanson Gedaly-Duff, Rowe Kaakinen(2005) | Wright, Leahey (2005) | 渡辺(2004) |
| 主たる世界観・理論 | 一般システム理論<br>General systems theory<br>家族発達理論<br>Family developmental theory<br>構造-機能理論<br>Structural-functional theory<br>横断文化理論<br>Cross-cultural theory | 家族システム理論<br>Family systems theory<br>ニューマンのヘルスケアシステムモデル<br>Neuman's health care system model<br>ストレスコーピング理論<br>Stress-coping thoery | システム理論<br>Systems theory<br>サイバネティクス（人工頭脳論）<br>Cybernetics<br>コミュニケーション理論<br>Communication theory<br>変化理論<br>Change theory<br>ポストモダニズム<br>Postmodernism<br>認知の生物学<br>Biology of cognition | 家族システム理論<br>家族発達理論<br>家族ストレス対処理論 |
| 利点 | 網羅的かつ具体的であり，家族アセスメントの学習に適している。ヘルスプロモーションの概念が含まれているため，地域の保健職にはなじみがよい。 | 具体的かつ数値化できるため，評価しやすい。また，家族とともにアセスメントすることができるので，ゴールの設定，ケア計画も家族とともに進めやすい。慢性的な疾患やヘルスプロモーションに向いている。実践のみならず，家族研究の尺度としても使用可能である。 | 家族に対するアセスメントと介入技法および介入的質問が具体的に示されている。家族療法に近い介入法なので，個別支援に向いている。個別支援を必要とする現場であれば，対象を選ばない。介入禁忌の目安も示されている。 | わが国で開発された，わが国の身近な事例分析を通して学ぶことができる。渡辺らの主催する研修機関で具体的な使用法について学ぶことができる。 |
| 課題 | 量が多い。介入すべき課題をあげることができても，その優先順位をつけるのは，慣れていないと難しい。具体的な介入方法はモデルのなかに示されていない。 | 変数が限定されるので，疾患の特性やステージによっては使いにくい。家族自身が記入する欄があるので，家族が高齢で書くことができないなどの場合の対応が難しい。 | 家族面接の技術を要するので，使いこなせるようになるには専門的な学習の機会が必要である。 | モデルとしての開発の歴史が浅いことから，モデルとしての洗練度は発展途上である。使いこなすには渡辺らから直接学ぶ必要がある。 |

小林奈美：カルガリー式家族看護モデル実践へのファーストステップ，グループワークで学ぶ家族看護論第2版．41，医歯薬出版，2011．より転載

状態であると判断したとき，カルガリー家族介入モデル（CFIM）を用いる。CFIMは，膠着した状態と望ましい循環の状態を，単純に仮説的に描き出すツールである。家族全員それぞれが膠着した状態の根源となっている事柄に気づき，自らよい循環を生み出すように変化していくことをねらい，家族インタビューが行われるが，インタビューには技術の習得が必要である。この介入が効果をもたらすためには，支援者がチームでさまざまな角度から情報を集め，多くの仮説や選択肢をもって柔軟に考えられ，またチームで検討できることも大切になってくる。

図1-8の事例では，娘が，夜間にベッドから起き出し転倒してしまう高齢の母親に対しイライラし，そのようすを見てさらに困惑し行動化していた母親，という膠着した円環パターンであったが，認知症の確定診断を受けたことで，娘は母親を「責めてもしょうがない」という認識に変わり，いとおしむ気もちとなり，娘の行動が変化した。その結果，母親も安心し，行動が変化するといった，よい循環に変化した例である。このように，円環を描くことで，家族が自身の状況に気づくことができ，変化につながっていく。

## 2　わが国で開発されたアセスメントツール

わが国では，渡辺式家族アセスメントモデル，家族生活力量モデルなどがある。家族のセルフケア能力を前提とし，それを促進することが援助目標である。

### ❶渡辺式家族アセスメントモデル

患者や家族成員が，どのような背景のもとにどのような困りごとがあるのかを，かかわる人々との関係性で理解する。家族内部や援助者との関係で何が起こっているのかを含め，全体を把握する。支援者である自分も分析対象となるため，客観的な分析が求められる（表1-2）。

図1-8 膠着した状態と望ましい循環の例

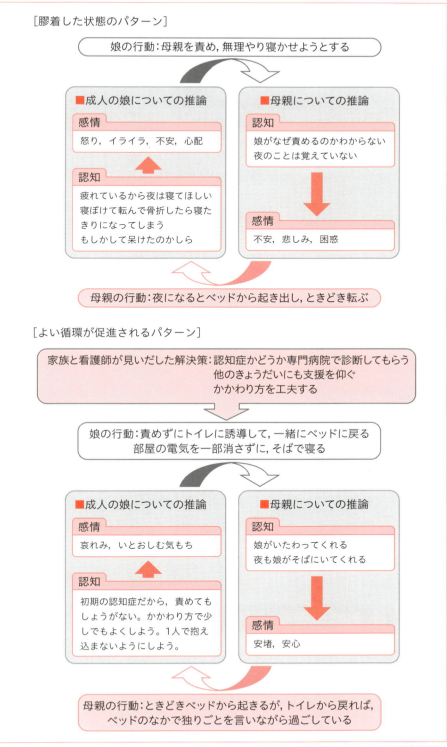

小林奈美：カルガリー家族アセスメント・インターベンションモデル，精神看護エクスペール⑪，精神看護と家族ケア．66-67，中山書店，2005．より作成

表1-2 渡辺式家族アセスメント／支援モデルの全体像

| 第1段階：生じている問題の全体像の把握 |
| --- |
| ステップ1：個々の抱える問題（困りごと）を検討する |
| ステップ2：なぜそのような問題が生じているのか背景となる対処の全容を検討する |
| 　ポイント1：困りごとに対してどのように対処しているのか |
| 　ポイント2：対処を生み出している背景は何か |
| ステップ3：各家族成員と援助者の関係性を明らかにする |
| 第2段階：援助の方針と方策を検討する |
| ステップ1：援助の方針を明らかにする |
| ステップ2：援助仮説を抽出し具体的な援助方法を検討する |

鈴木和子・渡辺裕子：看護看護学 理論と実践 第4版. 123, 日本看護協会出版会, 2012. より作成

### ❷家族生活力量モデル

家族ケア研究会が開発した，家族の生活力量を明らかにするモデルである。家族が健康生活を営むための知識，技術，態度，対人関係，行動，情動が統合されたものと定義される。家族生活力量は，家族がさまざまな健康レベルで自らのために保健行動をとる「家族のセルフケア力」4項目と，「日常生活維持力」5項目で構成される。アセスメントスケールは60項目の質問への回答で捉えることができるとされる[1]。

### ❸家族エンパワメントモデル

家族エンパワメントモデルとは，「家族とは主体的な存在であり，家族自身の力でさまざまな状況を乗りこえていくことができる集団である。しかし家族員の病気など，家族の力で解決できない状況にあるときは，その家族は看護ケアを必要としており，家族をエンパワメントする援助を必要としている」という基本的な考え方にもとづいている[2]。

家族エンパワメントの主体は家族であり，看護者は専門職として，健康的な家族生活の維持，増進へ向けた支援をすることによって，家族のエンパワメントを目指していく。

## 2 家族の機能を評価する尺度

家族に関する研究を量的に行うときに，家族の機能を数値に置き換え評価する「評価尺度」を用いる。これらを用いるときには，もとの理論を知り，日本語での信頼性・妥当性が検証されていることも確認しておくとよい。

### 1　アプガー尺度　(米国・Smilkstein作成)

　家族の構成員が自分の家族についてどう感じているかを問う内容であり，家族の機能を適応(Adaptation)，伴侶性(Partnership)，成長(Grouth)，愛情(Affection)，問題解決(Resolve)の5つの内容に分けて，簡単な質問項目を設定したものである。頭文字をとりアプガー(APGAR)という。5項目の簡便な尺度である。

### 2　家族アセスメント尺度　FAD(Family Assessment Device)
（カナダ・Epsteinら作成，佐伯ら訳）

　60項目の家族アセスメント尺度であり，問題解決，意思疎通，役割，情動的反応，情緒的関与，行動統制，全般的機能状態について測定するものである。健康な家族は，問題を段階的に解決し，互いに率直で明確なコミュニケーションをとり，家族内の役割分担も合理的で，明確である。家族には共感性があり，家族成員の行動は柔軟に統制されている，と考える。これらを総合的に測定し，家族機能の健康度を測定しようとするのが家族アセスメント尺度であり，本尺度は日本語版の手引きもある。

### 3　家族環境尺度　FES（Family Environmental Scale）
（米国Moosら作成，野口ら訳）

　家族を，個々の家族成員の環境と位置づけたものである。多くの国で訳され，わが国でも日本語版が作成されている。関係性，人間的成長，システム維持次元の3つの次元と，10のサブスケールからなる尺度である。

### 4　家族機能評価尺度　FACES Ⅲ（Family Adaptability and Cohesion Evaluation Scale）（米国・Olsonら作成，立木ら訳）

　20項目5段階で，適応性（危機に対して家族システムを変化させる力），凝集性（家族メンバーの情緒的つながり），コミュニケーションについて測定し，16のタイプに分類するものである。

### 5　FFFS　（Feetham Family Functioning Survey）
（米国・Feetham, 法橋訳）

　看護学の研究者であるフィータムが開発した家族機能尺度であり，法橋ら(2000)によって小児看護における家族機能尺度として日本に紹介

された。この尺度は，家族機能を家族システムと各メンバーとの関係，家族システムとサブシステムとの関係，家族システムとより広い社会との関係，という3つのレベルに分けて家族機能を評価するものである[1]。

### 引用文献
1) 鈴木和子・渡辺裕子：家族看護学　理論と実践　第4版．日本看護協会出版会，2012．
2) 中野綾美：家族エンパワーメントモデルと事例への活用，家族アセスメントと家族像の形成．家族看護2(2)．84-95，2004．

### 参考文献
- 小林奈美，萱間真美編：カルガリー家族アセスメント・インターベンションモデル，精神看護エクスペール⑪，精神看護と家族ケア，PP59-67，中山書店，2005．
- 小林奈美：カルガリー式家族看護モデル実践へのファーストステップ，グループワークで学ぶ家族看護論　第2版．医歯薬出版，2015．
- 法橋尚宏・前田美穂・杉下知子：FFFS（Feetham家族機能調査）日本語版Ⅰの開発とその有効性の検討．家族看護学研究6(1)．2-10，2000．

---

### 📋 関連情報の紹介

**家　家族アプガースコア**
5項目の簡単な質問内容。下記論文の最後に日本語版が資料として掲載されている。
http://www.jichi.ac.jp/lib/jmu-kiyo/30/kjP165-172.pdf

**F　FAD：英語版**
http://www.nctsnet.org/sites/default/files/assets/pdfs/family_assessment_device.pdf

**F　FES：英語版90項目（有料）**
http://www.mindgarden.com/96-family-environment-scale

**F　FACES：日本語版　開発者のサイト**
http://tatsuki-lab.doshisha.ac.jp/~statsuki/FACESKG/FACESKGIV16.html

**F　FFFS：日本語版　開発者のサイト**
論文　http://square.umin.ac.jp/jarfn/kikanshi/6-1/6_1_2.pdf
尺度日本語版のサイト　http://www.familynursing.org/ja/fffs/

# 05 EE

## ❶ 家族の感情表出（Expressed Emotion:EE）とは

　Expressed Emotion（以下EE）とは，家族によって患者に表出された感情のことである。1970年代，EEが統合失調症患者の予後に影響を与えるという研究結果が発表され，家族介入が発展するきっかけとなった。

　それまで，患者の予後を考えるにあたり，「患者は家族とともに暮らしたほうが再発しにくい」と考えられていた。しかし，さまざまな調査の結果，家族と離れて暮らすほうが統合失調症の再発率は低いことが明らかになった。それから，統合失調症患者の再発要因について，さまざまな側面から調査がなされた結果，要因の1つとして家族の感情表出が影響していることが明らかになった。ここでは，家族の感情表出の概要と考え方について学んでいく。

## ❷ EEの測定方法

　感情表出の程度は，Camberwell Family Interview（CFI）を用いた家族へのインタビューを通して測定される。CFIでは，4〜6時間（短縮版は1〜1.5時間）の半構造化インタビュー（質問の仕方や，質問の順序を変えてもかまわないインタビュー方法）を行う。主な質問項目は，最近3か月の「病歴」「直接的な対面時間と1日の時間の使い方」「イライラや口論」「臨床症状」「家事／金銭問題」「患者との家族関係」「薬物療法」についてである。

　面接を録音したテープをもとに，5つの視点で評価され，一定得点以上で高EEと判断される。5つの視点は以下の通りである。

　　①批判的コメント（critical comment, CC）
　　②敵意（hostility, H）
　　③情緒的巻き込まれすぎ（emotional over involvement, EOI）
　　④暖かみ（warmth）
　　⑤肯定的言辞（positive remark）

　特に，批判的コメント・敵意・情緒的巻き込まれすぎは，患者の再発

に関連する視点と考えられている。具体的な例を，事例を通して確認していく。

> 事例①-1
> Aさん　20歳代　男性　統合失調症
> 成育歴：同胞2名中第1子 長男。出生・発達での異常は指摘されず，小学校までは友人と遊ぶことも多かった。出生時から家族と同居しており，2つ年下の弟は大学を卒業し弁護士をしている。
> 現病歴：Aさんから中学の頃より「周りが自分を馬鹿にしている」という発言が聞かれるようになり，学校を休みがちになった。高校へ何とか進学するも，周囲の目が怖いと言い一度も登校できずに中退し，自室へ引きこもって奇声を発するようになった。心配した両親が3年前に本人とともに精神科病院を受診し，医療保護入院となった。
> 　3か月後に退院したが周囲への恐怖心は完全に消失することはなかったため，食事と風呂・トイレ以外は自室にこもって生活し，奇声はなく過ごしていた。服薬も自分で行うことができていたが，父親から「お前がだらしないから病気になったんだ」「長男が病気のせいでうちは大変になった」「気あいで治せ」と叱責されるようになった。
> 　母親は父に叱責されて部屋に引きこもる息子を心配し「私がなんとかしなければ」と思い，本人の身の回りの世話を過剰に行うようになった。息子は母親が手伝おうとすると「自分でできる」と母親の手伝いを拒絶し，部屋に引きこもってしまう傾向にあった。母親はそんな息子を見て「私の育て方が悪かったからだわ」と言い，泣いてしまう日が多くあった。
> 　父親や母親の言葉の多くに対し，本人は反論することなく耐えていたが，数か月後再び奇声を発するようになり，部屋の物を壊すようになったため再び医療保護入院となった。

## 1　批判的コメント

　批判的コメントとは，事例の「お前がだらしないから病気になったんだ」のように，本人に向けて発せられているネガティブな気もちのことである。家族の不満や失望，怒りといった感情が表出されているが，「違う状態になったらいいのに」という家族の思いも込められている。また，

批判的コメントは，患者自身の不安や介護者の自己効力感にも関連していると考えられている。

### ■2　敵意

敵意とは，事例の「長男が病気のせいでうちは大変になった」のように，本人を敵視する感情のことである。患者に対して敵意を表す言葉だけでなく，患者を無視することや，暴力で示すといったものも含まれる。

### ■3　情緒的巻き込まれすぎ

「情緒的巻き込まれすぎ」とは，事例の母親のように，本人に対して過保護・過干渉になることである。事例の母親は「私が何とかしなければ」という思いから，過度に息子の世話を行っている。また，息子の行ったことに対し，大声で泣いてしまうなど，やや過剰と考えられる反応がみられており，家族が情緒的に患者に巻き込まれていると考えられる。事例では泣き崩れる母親だが，少々の出来事で冷静さを欠き感情的になってしまう家族も，情緒的に巻き込まれている傾向にあると考えられる。初発から間もない患者の家族の場合，母親が情緒的に巻き込まれやすい傾向にあるといわれている。

## 3　高EEが及ぼす患者への影響

では，高EEは患者にどのような影響を及ぼすと考えられているのだろうか。事例をもとに考えてみる。

> **事例①-2**
>
> 　自分の言った一言で泣き崩れてしまう母親を見て，母親をそんな風に泣かせてしまったAさんは自分を強く責め，自己効力感が低下していく。さらに父親から態度で示される敵意も，Aさんの自己効力感低下に拍車をかけることになっている。
>
> 　また，絶えず発せられる家族からの批判的なコメントを受けることで，Aさんはストレスを感じ続ける。ストレスを受けたことにより病状が悪化し，自我機能が低下したAさんは，些細な物音が自分を脅かす音として聞こえ，身を守るために大声を出したり，自分を襲う周りのものを手当たりしだいに壊すことになる。

このように，家族から高い感情表出を受けた患者は，その影響で病状

が悪化しやすいと考えられている。VaughnとLeffによる1976年の研究では，長期に入院後，退院した患者の再発率は，家族のEEの高さにより異なることが示されている（図1-9）。この研究では，高EEの家族と週35時間以上（1日5時間以上）接していた患者は，規則的な内服をしていたとしても約半数が再発するという結果が示された。

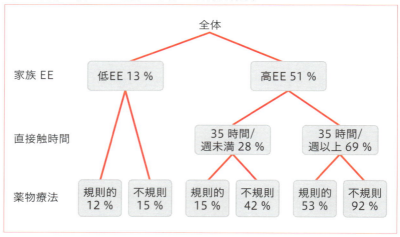

図1-9　長期に入院していて退院した患者の9か月後の再発率

Vaughn & Leff：The influence of family and social factors on the course of psychiatric illness. A comparison of schizophrenic and depressed neurotic patients. 1976. より作成

## 4 看護におけるEEの捉え方

しかし，注意しなければいけないのは，家族におけるEEの捉え方である。

「初発から間もない患者の家族」に情緒的巻き込まれの傾向がみられるように，患者の家族におけるEEは変化しうる指標として考えていくことが重要である。家族が患者の疾患やその対応に不慣れな場合，ネガティブな感情表出が起こりやすく，高EEになりやすいことも報告されている。「第1章01家族システム論」でも述べたように，家族は，家族員のなかで問題が発生しても，それを乗りこえる力がある。したがって，患者の病状とその経過に応じて，EEの程度は変化していくと考えることができる。

EEは家族の性格的なものや病理とは異なり，病気という困難によってもたらされるコミュニケーションの歪みの投影であると考えられている。高EE家族は患者のために何かしたくても，どう対処してよいかわ

からず，ますます巻き込まれ，かつ敵意や批判も増えるという，悪循環に陥っていることが多くみられる。看護の視点としては，高EEに陥っている家族の思いやその背景に目を向け，悪循環の解消につながる介入をすることが求められる。

またEEの高さを，家族や家族の対応の「よい悪い」という評価につなげないことも重要である。上記のようにEEは変化しうる指標であり，高EEでも家族内でうまくバランスを保ちながら地域での生活を続けられている家族も多くいる。EEは，患者を取り巻く家族をアセスメントする視点の1つであり，家族と家族の対応を評価する指標ではないことを忘れず，アセスメントと支援をしていく必要がある。

### 参考文献

- Dulz B・Hand I：Short－term relapse in young schizophrenics：can it be predicted and affected by family (CFI), patient, and treatment variables? An experimental study. In：Treatment of Schizophrenia：Family Assessment and Intervention (eds Goldstein MJ, Hand I, Hahlweg K). pp 59-75, Springer Verlag, 1986.
- 伊藤順一郎・羽山由美子・榎本哲郎・大島　巌・岡田純一・柳橋雅彦・坂野純子・永井二道・岡上和雄：EE(expressed　emotion)と再発，脳と精神の医学3(2). 163-173, 1992.

# 06 パターナリズム

第1章 家族を理解するための理論

## ❶ パターナリズムとは

　パターナリズムは法律や政治など，扱われる領域によって少しずつ考え方が異なるが，対象者の利益を踏まえて，対象者の行動を立場が上の存在が決めるという点は共通している。

　語源はラテン語で父親（father）を意味するPaterで，日本語では父権主義や家父長主義と表現されることもあるが，カタカナでそのままパターナリズムと表現されることが多い。強権的な父親と家族の関係は，社会の対人関係や社会構造にも見いだされるとしている。

　例としては
- 車の扱いは間違うと危ないので，講習を受け合格した人だけが自動車を扱うことができるように法律で禁止する。
- 本人がショックを受けるから病名を告知しない。

などがあげられる。

### 1　医療におけるパターナリズム

　医療におけるパターナリズムは，Eliot Freidson（エリオット・フリードソン）が医療従事者と患者の関係について記述したのがはじまりである。

　日本の医療制度においては，昔から医師の権威が大きいとされている。特に患者が「先生にお任せします」という立場に置かれているのが特徴であるとされている。最近では患者の権利擁護の重要性が指摘され，インフォームド・コンセント（説明と同意）が必要とされており，パターナリズムは患者の自立を妨げるものとして否定的な意見が多い。しかしながら，現実的には医療的実践にパターナリズムの要素をなくすことはできないともいわれている。

### 2　精神科看護におけるパターナリズム

　精神科看護では，患者の権利や人権と治療との関係がテーマとなる。そもそも患者本人が「入院するのは嫌だ」と言っているのに，精神医学の専門家としての「精神保健指定医」と，患者に悪いことをするとは考

えられない「家族」の同意で入院させることができる精神科臨床の特性がある。また，自傷他害の恐れがあるときに限られているが，患者を隔離したり，拘束したりすることがある。それらの出来事は精神科で働く看護師たちに道徳的な悩みをもたらすといわれている。

## ❷ パターナリズムのもととなった父親と家族の関係

このように何が正しくて，何が正しくないのかを明らかにする考え方に必要とされる，父親と家族の関係はどのようなものなのであろうか。

絶対的家長としての父親が，妻や子どもを「意思決定できない人」とみなして，父親が代わりに選択・判断をするという図式であった（図1-10）。進学や結婚なども「子どもの将来のために」家長である父親が決めていた。女性は幼少時は父兄に，結婚したら夫に，夫の死後は子に従うことが幸せになることとされていた。

図1-10　パターナリズムの構造

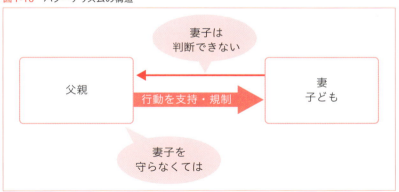

## ❸ パターナリズムと自立

現代の日本の家族関係において，パターナリズムとして理解できるのは父親だけに留まらない。むしろ母親がパターナリズムに陥っていることが多いかもしれない。

現代日本でケアが必要なのは子どもや障害者やお年寄りであり，歴史的にケアが必要な人は「家族」，特に女性が世話すべきという価値感の人もいるため，「自分しか看れない」と抱え込んでいることがあるかもしれない。本人の意向ではなく，公的ケアを受け入れない家族がいるかもしれない。

## 4 看護への適応

実際の臨床でパターナリズムの視点をもって考えるとよい事例をみてみよう。

> **事例**
>
> Aさん　30歳代女性　境界性パーソナリティー障害，摂食障害。Aさんは外来通院していたが衝動行為などが多く見られ，入退院を繰り返していた。家族は父親と母親，妹の4人家族。
>
> テレビ番組で「摂食障害の患者さんは栄養が不足しているから症状が出現する。点滴によって高カロリーの輸液を行うことで症状が改善するはず」と言っていたのを見た父親が病棟に現れた。
>
> 病棟に入るなり医師や看護師に対し「お前らは今まで何をやっていたんだ。治療が間違っている。今すぐ高カロリーの輸液点滴をしろ」と中心静脈栄養の実施を希望した。患者の意思や，治療としての妥当性が検証されていないことを伝えても，「患者の希望なんて聞かなくてもいい，自分が父親だから治療方針を決める。医者や看護師も父親の意見に従っていればいいんだ」という論調で一歩も引かない。結局上級医の説得によって帰宅した。Aさんによると「いつもあんな感じで私の意見なんて聞いちゃいない」とのことであった。その後，中心静脈栄養と摂食障害の関連については報道されなくなり，父親から治療を希望することはなくなった。
>
> 父親は中心静脈の治療を希望する前からも，治療を希望した後にも，患者の着替えや差し入れ，小遣いの入金などをきちんとしていた。患者の治療の協力は惜しまない印象だったが，突然の治療希望に病棟スタッフ一同びっくりした。その後はAさんと家族の話や，SOSを出すにはどうしたらよいかの話し合いが行われ，退院となった。

患者の父親は，医療従事者へ一方的に正しいと思う治療を希望してきた。この家族関係は患者が発症前から続いており，患者はずっと「自分の気もちを分かってくれない」「SOSを出せない」という想いをもっていた。患者ー家族関係を調整することで本人がSOSを出せるようになり，症状が軽減した事例である。

### 参考文献

- エリオット フリードソン，進藤 雄三訳：医療と専門家支配．恒星社厚生閣，1992．
- 江崎一郎，加藤尚武・加茂直樹編：パターナリズム－概念の説明－，生命倫理学を学ぶ人のために．世界思想社，65，1985．
- 植戸 貴子：知的障害者の地域生活継続支援における課題として，知的障害者と母親の「親離れ・子離れ」問題．日本社会福祉学会 第59回秋季大会，2011．
- http://www.jssw.jp/event/conference/2011/59/abstract/pdf/59_019.pdf　2016年11月30日閲覧

第1章 家族を理解するための理論

# 07 依存症（アディクション）

## 1 依存症を取り巻く心身の状態

依存症を理解するためには，依存を取り巻く心身の3つの状態について正しい解釈を確認することが必須である。事例をもとに考えてみよう。

> 事例①-1
> A氏　40歳代男性　アルコール依存症
> 現病歴：初回飲酒は10歳代。父親がアルコール依存症と診断されていた。人づきあいが苦手で，学生時代から1人でいることが多かった。
> 　大学卒業後，地元の企業に就職し，結婚した。20歳代後半の頃から業務量が増え，酒量も機会飲酒[1]から500mLビール4缶/1日に増えていった。次第に，酒を飲まないと手の震えや不快感が出現するようになり，仕事に行かず飲酒するようになった。見かねた妻が止めようとすると，暴力を振るうようになった。酒を購入する資金がなくなると妻に金を無心し，家のなかにある金も探すようになった。ある日，家の中で倒れているのを妻が発見し，救急搬送された。

この事例では，飲酒をめぐって本人の状態が少しずつ変化し，最終的にアルコールに対する依存を形成している。

依存症は，乱用から時に急性中毒を発症し，精神依存・身体依存の形成を経て長期の物質摂取につながり，その結果慢性中毒にいたるという経過をたどる場合が多くみられる。慢性中毒にいたると，物質の摂取を中止しても出現していた幻覚や妄想といった症状が消失せず，時には進行性に悪化していく。

### 1 乱用

乱用とは，社会的ルールに反した物質の使用をすることである。例えば，覚醒剤や危険ドラッグなどの違法薬物の使用や，未成年の喫煙・飲

[1] **機会飲酒**
飲酒の頻度に関する用語。毎日飲む習慣はなく，飲み会など，機会があれば飲酒すること。

酒は，1回の使用でも乱用にあたる。成人後の飲酒でも，仕事前や車の運転前の飲酒も，社会的ルールの逸脱にあたるため乱用といえる。

### 2 身体依存

　乱用をくり返すことで，物質に対する耐性が形成され，初回の量では足りないと感じるようになり，摂取する物質の量が増えていく。長期間物質を大量に摂取すると，その物質が「いつもあるものだ」という身体に変化するようになる。そのような状態で増えた物質を止めたり減らしたりすると，手指の震戦や幻覚・意識障害が出現するようになる。出現した震戦や意識障害を離脱症状といい，離脱症状の出現をもって身体依存が形成されたと判断する。

### 3 精神依存

　物質を大量に長期間摂取することにより，脳も変化する。物質に対する渇望（欲望）が強くなり，自制がきかなくなってくる。そして，その物質を摂取するため，例えば人に金を無心するといった探索行動をとるようになる。このように，強い渇望が生じ自制がきかなくなった状態は，精神依存が形成された状態といえる。

## 2 依存症と家族関係

　依存症には，身体依存や精神依存といった生物学的側面も大きくかかわっているが，人と人との関係性，特に家族内の関係については着目することが重要である。ここでも，A氏の事例をもとに考えていく。

> **事例①-2 入院後経過**
> 　救急搬送後，脱水の治療が行われた。アルコールの使用に対する専門的な治療が必要と判断されたA氏は，精神科病院へ入院となった。入院時のアナムネ[2]聴取では，妻が以下のように話していた。
> 　「会社の仕事がだんだん多くなってきて，任される仕事の責任も重くなってきたころからお酒の量が増えはじめました。お酒の量が増えて，暴力が出てきた時にはしんどいこともありましたが，お酒を飲まなければとてもいい主人なんです。
> 　なので，お酒を飲んでほしくないと思い，捨てたり隠したりしてみましたが駄目でした。子どももまだ幼いですし，妻の私が何とかしなければと思っています」

[2] アナムネ
「アナムネーゼ：anamnese（独）」の略語で，患者の既往歴のこと。

依存症患者とその家族を支援していくうえでは，患者と家族の関係に着目していく必要がある。着目の視点として重要なのが，「イネーブリング」と「共依存」である。

## 1 イネーブリング

依存症者が特定の物質や行為に依存することを助長してしまう行為を，イネーブリング，助長行為をしている人のことイネーブラーという。アルコール依存症患者に対しイネーブリングをしている場合，依存症者による飲酒トラブルを本人に代わって尻拭いすることで，本人が問題に直面化する機会を奪ってしまうことにつながると考えられている。

例えば事例のA氏の妻のように，これ以上お酒を飲んでほしくないばかりに，お酒を隠したり捨てたりすることを考えてみよう。本来であれば，依存症の夫が自分で断酒の意思を固めてお酒を捨てる必要があり，上記のような家族の行動は，結果的にその機会を奪ってしまうことにつながりかねない。

しかし，私たちが忘れてはいけないのが，イネーブリングにいたる家族の苦労や思いである。家族は，患者の断酒の機会を奪おうとしてこういった行動をとっているのでは決してない。家族にしか知りえない苦しさがあること，その結果の行動であると考えるとともに，患者のリカバリーと同様に家族のリカバリーも考え，支援をしていくことが必須である。

## 2 共依存

共依存とは，相手の世話をすることに自分の価値を見出し，その人間関係にとらわれ，依存している状態のことをいう。A氏の事例では，「夫の世話をする自分」という役割に依存している妻の状態がみえる。

依存症など，深刻な問題を抱える者とともに生活する家族は，自分の感情を抑圧したり，麻痺させたりしながら生活している。だんだんと，自分が抱いている感情や自分のしたいことがわからなくなり，家族の問題を収めることに集中し，イネーブリングへとつながっていくことになる。

この状態は，患者の回復がはばまれるだけでなく，家族の苦しさにもつながる。家族の気もちやニーズを表出し，自分自身を大切にできるよう支援していくことが必要である。

## 3 家族に対する支援

依存症患者の支援と同様に，家族への支援も重要になってくる。家族

への支援で代表的なのは，家族会の紹介である。A氏の事例から考えていくことにする。

> **事例①-3 退院後経過**
> A氏は退院後，断酒会へ参加をすることになった。A氏の妻も，アルコール依存症の家族会を病棟看護師より紹介され，参加することになった。
> 家族会では，同じ境遇にいる家族とこれまでの体験を共有し，「家族のこんなこと，誰にも言えないと思っていたけれど，悩んでいたのは自分だけじゃなかったんだ」と感じることができた。また，アルコール依存症という病気や，患者との接し方についても，参加者と情報共有をすることで学ぶことができた。

## 1　断酒会

　断酒会は，アルコール依存症者が集まるセルフヘルプグループ（自助グループ）である。アルコール依存症は，原則断酒が必要であり，それまで本人を支えていた「酒」と離れる必要がある。しかし，辛く苦しい思いを「酒」を使うことで乗りきっていた人にとって，離れることは容易ではない。頼るものがなくなり，空虚感のみが残る可能性もある。そのため，酒のない「しらふの生き方」を身につけるために，同じ境遇にある者で支えあう活動が，セルフヘルプグループである。

　セルフヘルプグループでは，お互いの体験を話しあうことで，同じ体験をしている人が自分以外にもいる，自分は1人ではない，ということに気づくことができる。また，すぐには解決できない「依存」という問題を話しあう場で，問題を解決することではなく，どう向きあっていけばよいのかについて，考える機会をもつことができる。そのなかで，対処できている自分やできていない自分を，ありのまま見つめることになり，次第に自分を受け入れていくことができるようになっていく。また，酒の問題を乗りこえた知恵や，今日までやってきたノウハウを他人と共有することで，自分にも力がある，と感じることにもつながる。

　家族のリカバリーには，疾患をもつ本人のリカバリーも重要であると考えられている。家族の支援と同様に，本人が退院後リカバリーするための支援として，断酒会などのセルフヘルプグループを考慮してくことが重要となる。

## 2　家族会

家族会は，同様の境遇にある家族が疾患に関する知識を学び，日頃の疑問や悩みを共有するピア[3]サポートグループである。ピアサポートに明確な定義はないが，「同じような立場の人によるサポート」や「同じような課題に直面する人同士がたがいに支えあう」という意味で用いられる。

家族会のようなピアサポートグループは，オープングループのものからクローズドグループのものまでさまざまである。また，実施している内容もグループによってさまざまであり，個別性や希望にあわせた紹介が必要になる。

家族会では，疾患に関するさまざまな情報を得ることができる。それと同時に，今まで誰にも打ち明けられなかった家族の悩みを，他人に打ち明け，受け止めてもらう体験をする。そして，家族の飲酒や，患者とともに過ごしてきた日々を他者に語るなかで，そのときには閉じ込めていた自分の気もちに気づき，再統合していくことができる。そのプロセスのなかで，感情のコントロールを取り戻し，少しずつ自尊心を回復していくことにつながっていく。

> [3] peer：ピア
> 年齢・地位・能力などが同等の者のことで，同僚，同輩，仲間，という意味で用いられる。

## 3　まとめ

このように依存症は，本人だけでなく家族を巻き込んだ病であるといえる。イネーブリングや共依存の状態を目のあたりにすると，家族の対応がよくないととらわれがちだが，そのなかで必死に生活してきた家族と本人に対する敬意を忘れず，家族の思いに耳を傾けることからはじめることが重要である。

### 参考文献

- 萱間真美・野田文隆編：こころ・からだ・かかわりのプラクティス，精神看護学Ⅰ精神保健・多職種とのつながり改訂第2版．南江堂，2015．
- カレン・ヒル，岩田泰夫・岡知史訳：患者・家族会のつくり方と進め方．川島書店，1988．
- 髙松里：セルフヘルプ・グループとサポート・グループ実施ガイド―始め方・続け方・終わり方．金剛出版，2004．
- 松本俊彦：アルコールとうつ・自殺，岩波ブックレット897．2014．

# 08 ストレス対処

## 1 ストレスとは

　ストレスとはW. B. Cannon(キャノン)やH. Selye(セリア)が発見した身体のさまざまな刺激に対する反応のことである。現代では，心理社会的な影響を含めた生命体としての刺激や反応を表す言葉として用いられている。今の社会はストレスに満ちており，人々が体験するストレスを無にすることはできない。しかし，同じストレスを受けても大丈夫な人とそうでない人がいることも事実である。ストレスをどう扱い，どう対処するのがよいのか，どう対処しているのか考えることは重要な視点であると考えられる。ストレスは精神疾患だけでなく身体疾患にも悪影響を及ぼすとして近年注目されており，労働環境における対策の必要な出来事の1つとして企業にもストレスチェックが導入されている。

## 2 精神疾患とストレスの関連

### 1 統合失調症患者に対して

　統合失調症患者はその疾患特性から自分の身の回りに起きた心理社会的ストレスに対応するのが苦手な傾向がある。急性期には看護師による介助や一部代行でストレスを避ける環境を提供することが重要で，回復期などには患者自身がストレスを少なくできるように援助してゆくことが必要である。

### 2 うつ病発症・増悪のリスクとして

　うつ病発症の契機には，ストレス対処がうまくいかなかった経験があるとされている。うつ病の発症予防，また発症した患者には悪化を防ぐためのストレス対処が重要となる。近年はストレスに対処するための方法として，認知行動療法やマインドフルネスと呼ばれる瞑想などが注目されている。

## 3 家族とストレス

　一般的に単身者よりも同居家族のいる患者はストレス対処能力が高くなり，その影響で疾患の再発リスクは低くなる。しかし逆に，現代では家族関係もストレスになることが指摘されている。ライフイベントがその人にどれほどのストレスの強さを伴って迫ってくるかについて調査された結果によると，表1-3のように報告されている。

　これらライフイベントが重なる，またはストレス耐性が下がっているときなどには，より自身の心理状態に注意する必要がある。

　この社会的再調整評価尺度では，ある人が1年に体験した出来事の点

表1-3　社会的再調整評価尺度

| 順位 | 人生の出来事 | ストレス強度 | 順位 | 人生の出来事 | ストレス強度 |
|---|---|---|---|---|---|
| 1 | 配偶者の死 | 100 | 22 | 仕事の地位の変化 | 29 |
| 2 | 離婚 | 73 | 23 | 子女の結婚 | 29 |
| 3 | 夫婦別居 | 65 | 24 | 親戚関係でのトラブル | 29 |
| 4 | 刑務所への収容 | 63 | 25 | 個人的な成功 | 28 |
| 5 | 近親者の死亡 | 63 | 26 | 妻の就職・退職 | 26 |
| 6 | 本人の大きなけがや病気 | 53 | 27 | 進学・卒業 | 26 |
| 7 | 結婚 | 50 | 28 | 生活環境の変化 | 25 |
| 8 | 失業 | 47 | 29 | 個人的習慣の変更 | 24 |
| 9 | 夫婦の和解 | 45 | 30 | 上司とのトラブル | 23 |
| 10 | 退職・引退 | 45 | 31 | 労働時間や労働条件の変化 | 20 |
| 11 | 家族の健康の変化 | 44 | 32 | 転居 | 20 |
| 12 | 妊娠 | 40 | 33 | 転校 | 20 |
| 13 | 性生活の困難 | 39 | 34 | レクリエーションの変化 | 19 |
| 14 | 新しい家族メンバーの加入 | 39 | 35 | 社会活動の変化 | 19 |
| 15 | 仕事上の変化 | 39 | 36 | 宗教活動の変化 | 18 |
| 16 | 家系上の変化 | 38 | 37 | 一万ドル以下の借金 | 17 |
| 17 | 親友の死 | 37 | 38 | 睡眠習慣の変化 | 16 |
| 18 | 配置転換・転勤 | 36 | 39 | 家族の数の変化 | 15 |
| 19 | 夫婦ゲンカの回数の変化 | 35 | 40 | 食習慣の変化 | 15 |
| 20 | 一万ドル以上の借金 | 31 | 41 | 長期休暇 | 13 |
| 21 | 借金やローンの抵当流れ | 30 | 42 | クリスマス | 12 |

心理社会的ストレス社会的再適応評価尺度，ホームズ，レイ：The social readjustment rating scale, Journal of Psychosomatic Research, 11(2), 1967. より作成

数を合計し，150を超えると何らかの心理社会的反応が起こる可能性が高いとされている。

## 4 ストレス対処

ストレスはこのようにさまざまな種類があるが，現代ではそれらに立ち向かったり，なかったことにするのではなく，付きあっていく姿勢が勧められる。

### 1 喜びリストの作成

ストレスに対処するために，自分自身がストレスを解消できる喜びリスト（音楽を聴く，お茶を飲むなど）を1つでも多く用意しておくのが良いとされている。自身が高いストレス下にあると感じた場合，リストのなかのどれかを使って緊張を解くのが良い方法とされている。

### 2 マインドフルネス[1]

効果があるストレス対処としてマインドフルネスが注目されている。マインドフルネスは瞑想から宗教的要素を除いたもので，深呼吸をしながら意識を「今」に注目し，予期悲嘆や過去の失敗を思い出すことを防ぎ，心身のバランスを保つ方法である。

## 5 精神疾患患者と家族との付きあい方

精神疾患患者がどのように家族と接することがよいのか。この問いも個別性が高く明確な答えはない。しかしながら家族に患者の疾患の名前などの知識をしっかりもってもらい，患者自身がどのような状態で，何をして何をしてもらいたくないのかを，患者の口から言うことが，まず第一歩といわれている。

## 6 家族全体としてのストレス対処

家族の誰かが1人で受けているストレス，または家族同士が受けているストレスの有無を把握しなければならない。家族の誰か，または患者のストレス対処能力はどうかを常に観察し，患者・家族両方の対処能力をアセスメントすることが必要となる。家族の相互作用を観察してどのようにアプローチするかを考える必要がある。

---

[1] マインドフルネス
マインドフルネスとは，日本マインドフルネス学会などの定義をまとめてみると，「いま・ここ」の体験に意識を集中させて，良い悪いなどの価値判断を捨て，五感や心で感じたまま，つまり「あるがまま」に現実を受け入れること，といえる。マインドフルネスは現在，精神医療や心理学の界隈で一種のホットワードになっている。認知行動療法やトラウマケアの分野で治療に取り入れる専門家も多い。

## ❼ 具体例

ストレス対処で参考になる事例をみてみよう。

事例：Aさん　20歳代男性　統合失調症

　Aさんは母親との2人暮らしで，父親と母親は患者が小学生の時に離婚している。母親への暴力があり，医療保護入院となった。

　入院後のAさんは口数は少ないものの日常生活や内服はきちんと行えており，暴力行為などはなく，約1か月で退院となった。

　ところが退院後2週間もしないうちに母親から連絡があり，「患者の暴力が止まらない，今日も壁を殴って穴をあけた」と連絡があった。外来で診察したところAさんは自分の暴力に対する内省はなく，再び入院となった。

　入院後患者に対しては，「どうして暴力行為に出てしまったか，どうしたら次は暴力行為にならずにすむかを考える」「自分の気もちを言葉で伝える」といった治療・看護計画を立て，担当看護師を中心にかかわった。病棟では引き続き落ちついているものの，母親の面会時に口論しているようすや，面会終了後に頓服を希望するようすなどが見られていた。そこでAさんとは別に母親からも話を聞いてみると，母親は母親の兄弟との金銭トラブルや，職場での立場の変化などがあり，母親自身も不安定な状態であることがわかった。もともと母親には発達障害があり，ストレス対処能力が十分とはいえない状態であった。

　そこで計画が修正され，Aさんと生活するうえでの母親の不安や困難を傾聴し，対応の具体例などを示すとともに，Aさんの具合が悪くなるのは母親の責任だけではないこと，母親自身の人生を大事に，趣味ややりたいことをしてはどうかなどのかかわりを続けたところ，面会後の患者のようすも落ちつき退院となった。その後は外来通院を続けており，Aさんはデイケアにも参加するようになった。

　Aさんは統合失調症であり，ストレス対処が苦手であった。一方，母親も「息子を世話しなければ」「自分が泣き言を言ってはいけない」などの考えが強く，それがストレスを強くしている状態であった。Aさんに対する母親の態度には大きな問題があるようには見えなかったが，対処できないストレスが2人の関係をぎくしゃくするものにしていたと考えられる。家族のストレスは立場

精神科の臨床では，事例に現れている症状の原因が不明なことも多い。そのなかで家族と患者の関係，家族のようすを丁寧にアセスメントすることで事例に現れていなかったストレスが症状の1つの要因になっている。

> の弱い方が症状を表に出すといわれている。患者を取り巻く，人，環境などにも目を向け，状態をアセスメントすることが結果として患者の回復の近道を見つけることになるかもしれない。

### 参考文献
- Hans Selye：A syndrome by diverse nocuous agent，Nature． 138(32)，1936．
- 厚生労働省：ストレス軽減ノウハウ5．家族のサポート，こころの耳．https://kokoro.mhlw.go.jp/nowhow/nh005/，2016年10月30日閲覧
- Thomas H Holmes・Richard H Rahe：The social readjustment rating scale. ournal of Psychosomatic Research 11(2)，1967．

第1章
家族を理解
するための理論

# 09 甘え理論

## ❶ 「甘え」とは

　「甘える」「甘やかす」「甘くみる」など，「甘え」に関する言葉は，私たちの生活のなかで自然に用いられている。「甘え」を辞書などで調べると，人の好意をあてにすることとされ，「甘える」になると，かわいがってもらおうとして，まとわりついたり物をねだったりすること，相手の好意に遠慮なくよりかかる，なれ親しんでわがままに振る舞う，甘ったるい感じや香りがするなどと示されている。

### 1　二者以上の関係性のなかの甘え

　これらの用語の定義からもわかるように，人と人とがかかわるなかにある甘えは，個人にのみみられるのではなく，個人とその相手となる二者以上の関係性のなかにみられるものである。その関係に，「甘える」者と「甘えられる」者があることがわかる。つまり「甘える」者は，「甘えられる」者からの好意を期待し，「甘えられる」者は「甘える」者の求めに応えたり，あるいは応えないこともある。「甘える」者はその好意を受ける立場にあり，その好意がどうなるかについては，「甘えられる」者である相手による。つまり，相手の好意を求めて甘えた結果，「甘える」者が相手からの好意を受けることができるかどうかは，相手次第となる。

### 2　甘えの心理的原型

　「甘え」は相手の好意を失いたくないという心理であるとされ，その甘えの心理的原型は，本来，乳児が母親に密着することを求めることであり，一般的には，人間存在に本来つきものの分離の事実を否定し，分離の痛みを止揚[1]しようとすることである[1)]。これらのことから「甘え」は，1つの心理状態として示されていることを考えると，感情であるとも捉えられる。しかし，「甘え」の心理的原型が乳児が母親を求めることであるなら，本能的な欲求とも考えられる。また「甘え」は，「子どもが母親に甘えている」といったように，観察できる行動でもある。これら「甘え」の特徴から，「甘え」は，「甘える」者が「甘えられる」者に向け

[1] 止揚
あるものごとを，そのものとしては否定，廃棄しながら，より高い（良い）状態に生かし，統合すること。

て抱く依存を求めるような感情であり，生まれもった本能であると考えられる。

「甘え」があるところには，人とその相手が存在し，そのなかに「甘え」の様相をみることができる。またその様相は，個人が相手に対して好意を求める感情に動機づけられてとられる行為によって表され，それを観察することができる。

## ❷ 健康的な甘えと屈折した甘え

私たちの生活は，さまざまな人とかかわり，そのなかで「甘える」，「甘やかす」というような「甘え」がさまざまみられる。その「甘え」には，「健康的な甘え」と「屈折した甘え」がある[2]。

### ■1 健康的な甘え

「健康的な甘え」とは，甘えの感情を受け止めてくれる存在があり，素直であり，その甘えを通して人との信頼関係を築くことができるといった心理的発達に必要なものである。「健康的な甘え」は，子どもらしく，無邪気だが落ち着いているといったように現れる。「甘え」の心理的原型にも示したように，乳児が母親と分離する痛みを避け，密着し一体感を求めることは，自然で健康的な甘えである。甘えの原型は，「母親は自分の欲求を満たしてくれて当然である」と自覚するようになることからはじまり，成長していくにつれて，「母親が常に自分に応えてくれるわけではない」ということを受けいれるようになり，やがて，健全な分離をするようになる。この成長発達によって，相手には相手の状況があり，相手は自分の思い通りになる存在ではないという感覚を得る。このような成長発達を遂げることで，大人になったときでも「健康的な甘え」がみられ，何か困ったときに素直に助け（これが好意にあたる）を求めるといったように甘えを示すことや，自分の周りの人が悩んだり困っているときに力になるなど，相手の「甘え」を受け入れ，応えることができるようになる。「健康的な甘え」は，これらが示しているように，重要な他者に甘えが受け入れられ，分離による不安が軽減されるといった経験が積み重ねられて育まれるものである。このように，相手との相互的な信頼を軸にした健康的な甘えは，良好な関係に根ざしていて，自然に生じて，無自覚的であるといわれている[1-4]。つまり，甘えている，甘えられているという感覚は，生活のなかで実感せず，無意識に起こっていると考えられる。

## 2　屈折した甘え

　一方,「屈折した甘え」は,甘えたくても甘えられない状況に陥り,本来の素直な甘えが発達過程のなかで阻害され,屈折せざるを得なくなったものである。この「屈折した甘え」は,甘えたくても甘えられなかったことにより自己愛的な甘えになりやすく,一方的な要求の形が強く,より子どもっぽく,わがままで,独りよがりで,要求がましいものであるとされている。より子どもっぽく自己愛的な甘えは,自分の思いが通らないとふてくされる,すねる,腹を立てるといったように甘えの表れが歪曲し,または,困っているときは助けてほしいが周りの人から求められても答えたくないといったように甘えを拒否,拒絶するように現れる。このように「屈折した甘え」は,そもそも素直であった甘えが受け入れてもらえないといった相互に信頼がない関係のなかに生じ,そこで生まれた「甘え」も相手が受け入れにくい「甘え」を表すことになる。

## ❸「甘え」の結果

### 1　心理的成長発達を促す甘え

　乳児が母親に密着することを求め,それによって分離の事実を否定し,分離の痛みを止揚しようとする「甘え」が満たされることからはじまり,成長発達するなかで自分と他者にはそれぞれの状況があることを知り,健全な分離とともに「健康的な甘え」が育まれる。さらに成長した後も,新たに人間関係が結ばれる際には,少なくともその端緒において必ず甘えが発動しているとされている[1]。つまり「甘え」は,人の心理的成長発達を促し,その成長発達のなかで繰り返し「甘え」を経験する。そのなかで,相手に期待し,あるいは期待されていることを知り,互いの結びつきが強くなり,そして共感的に相手を理解することができるようになると考えられる。よって,相手が何を求めているのかを察したり,相手を信頼できるようになる。また「屈折した甘え」で示されるものと異なり,その人と相手がいる場の規則や文化に受け入れられる,社会化された方法で「甘え」が示され,その人の「甘え」による期待や目標に到達するようになる。

　この「甘え」は,何時も受け入れられるとは限らない。「甘え」が受け入れられないことにより,「屈折した甘え」に類似することがみられるようになる。「甘え」の感情が適切に受け止められないと,「すねる」「ひがむ」「ひねくれる」「うらむ」などの感情を生む。

### 2 満たされない甘え

「すねる」は，素直に甘えられない姿であり，その結果，「ふてくされる」「やけくそになる」などにつながる。「ひがむ」は，周りのからの善意を素直に受け取らず，それが自分にとって不利なように歪んで捉えることであり，より疑い深くなると不当な扱いを受けているという疑いと敵意へと変わる。満たされない「甘え」から起こる敵意は，疑い深さを生み，被害感となる。「ひねくれる」は，本当は甘えたい欲求があるが甘えることをせずに，甘える相手に背を向け，相手に猜疑心や不信を向ける。「うらむ」は，甘えをみせたところ拒絶されたことによって，相手に敵意がみられることである。

これら「甘え」が適切な形で受け止められないことによって起こる感情が生じることによって，もともとの「甘え」が満たされるわけではない。「甘え」は人とのつながりをつくるが，「甘え」がない所には，これら「すねる」「ひがむ」「ひねくれる」「うらむ」の結果にあるように，人とのつながりが途絶えていく。満たされないが「甘え」はそのまま残り，しかし「甘え」によって得られる相手からの好意やつながりはないという2側面をもつ状態，つまりアンビバレンスの状態になる。このアンビバレンスな状態は，多くの場合，抵抗なく受け入れられ，この2つの心理を本当の想いや考えと周りの人にみせる思いや考えに使い分けているといわれている。しかし，このアンビバレンスによる葛藤が強く，受け入れられない，さらに「甘え」が適切に受け入れられずに孤立することで，何らかの精神疾患や障害にいたると考えられている。

## ❹ 家族にみられる「甘え」

対人関係にはさまざまな結びつきや関係性があるが，家族をはじめ，特別な親族，親しい友人や仕事仲間などの親密な社会や文化の領域では，「甘える」「甘えさせる」という相互作用が生じる可能性はいつでもあるといわれている[5]。そして，この相互依存の関係は，生涯を通してみられるものとされている。

家族を理解するために家族そのものに目を向けてみると，さまざまな関係性やそれぞれの家族員がもつ感情を目にする。つまりそれは，「健康的な甘え」が育まれている場合もあるし，「屈折した甘え」があるということでもある。そのような関係や感情が成立する背景には，相互作用しながら発達した家族が「甘え」をどのように扱ってきたのかが影響し

てくると考えられる．よって，家族を理解するときには，家族にどのような関係と相互作用が起こり，どのような「甘え」があるのかについて，その家族が示す感情や欲求，態度や行動から推察していくことが必要である．

　また家族自体をみるだけではなく，ケアする対象者個人と支援者の相互作用のなかや対象者の社会的相互作用の傾向をつかむことによって，その対象者が家族と経験した「甘え」や対象者個人の「甘え」の心理状態を把握することができると考えられる．

引用文献
1) 土居健郎：「甘え」の構造．弘文堂，2007．
2) 土居健郎：続 甘えの構造．弘文堂，2001．
3) 土居健郎：表と裏．弘文堂，1985．
4) 土居健郎：「甘え」理論と精神分析療法．金剛出版，1997．
5) F A Johnson, 江口 重幸・五木田 紳訳：「甘え」と依存．弘文堂，1997．

参考文献
・土居健郎：甘やかされている子，「甘え」と「妬み」，児童心理5．1-11．1998．

第1章 家族を理解するための理論

# 10 ダブルバインド

## ❶ ダブルバインドとは

　日本語では二重拘束といわれるが，多くはカタカナでダブルバインドと表現されることが多い考え方である。人類学者Bateson, G（ベイトソン）らが，統合失調症の発症要因として考え出したコミュニケーションのパターンとして説明されている。

### 1　ダブルバインドの構成要素

　ベイトソンはダブルバインドには以下の6つの要素があるとしている。
①2人あるいはそれ以上の人間
②くり返される経験
③第一次の禁止命令
④より抽象的なレベルでの第一次の禁止命令と衝突する第二次の禁止命令
⑤犠牲者が関係の場から逃れるのを禁ずる第三次の禁止命令
⑥世界そのものが矛盾しているとみるようになる。

### 2　具体例

　実際にどのような場面で起こりうるのかを，具体的にみてみよう。

> 事例①　夫婦，子どもの3人での朝食風景
> 　子どもがテレビを観てばっかりで食事が進まない。母親がうながしても子どもはテレビを観ていてご飯を食べようとしない。母親が子どもに「そんなにテレビが観たいなら食べなくてもいい！」と注意したら，子どもは下を向いてしまった。その後，母親は食器を下げコーヒーを夫に渡すときに，ちょうどテレビに映った飢餓の話題に関連して「世界にはご飯が食べられない人もたくさんいるっていうのにね」と声をかけた。

夫婦，子どもの親子3人での朝食
→2人以上の人間

朝ごはんを食べない子どもに対し「そんなにテレビが観たいなら食べなくてもいい！」と怒る母親。
→第一次の禁止命令「食事を食べるな」

食器を下げるときに「世界にはご飯が食べられない人もたくさんいるっていうのにね」と父親に向かって言う
→直接でなく間接的なノンバーバル[1]がメインの禁止命令「食事は食べないとだめでしょう」

家族の食事
→逃げられないくり返される環境。関係の場から逃がれられない

[1] ノンバーバル
顔の表情やジェスチャーなど音声や言葉によらないコミュニケーション。

このような状況が継続されると子どもは何に従ったらよいかわからなくなる。結果として，親からの自立が困難になるとされている。ただしこのようなダブルバインドのコミュニケーションは一般家庭でもみられており，統合失調症発症の要因としてはベイトソン自身が否定している。

ダブルバインドは，家族間のトラブルの要因の1つとなりえると考えられており，家族のシステムを注意深く観察する必要があることが見てとれる。統合失調症の原因ではないとわかりつつあるが，その他にも，虐待や解離性障害，パーソナリティー障害との関連について指摘する声もある。

## ② 家族アセスメントのために

現在の家族における困った状況の原因を，過去のダブルバインドで説明しようとしても犯人探しとなってしまう。それよりはダブルバインドのコミュニケーションがあったのならば，関係性はどうなのか，家族それぞれがどうしていきたいかを考えることが大事である。

ダブルバインドは親子にのみ発生する状況ではなく，上下関係があるところに多いといわれている。

## ③ 具体例

実際の臨床で患者のようすをアセスメントするのに，ダブルバインドの視点があるとよい事例をみてみよう。

患者は母親から「帰って来られるよう頑張って」と言われていると同時に，電話で「帰ってきたら大変」という「帰って（退院して）来てほしい」「帰って来ないでほしい」といった矛盾したメッセージを受け取っており，混乱していた事例であった。

> **事例②　母親とのかかわりで不安定となる強迫性障害のBさん**
> Bさん　20歳代前半　強迫性障害
>
> 　Bさんは10歳代後半で強迫性障害の診断を受けている。強迫症状自体は日常生活に大きく影響しないものの，衝動コントロールが不良で，リストカットや大量内服などの症状がみられる患者であった。
>
> 　家族は母親と父親に弟，そして父方の祖母の5人暮らしである。もともと家柄がよく，家計的には恵まれているようであった。
>
> 　Bさんの症状は一進一退を繰り返していたが，病棟スタッフとの関係性は構築されていた。面会時に，母親がBさんに「Bさん，早く帰ってこられるように頑張ってくださいね」と敬語で話している姿が印象的であった。一方でBさんが不安から母親に電話すると，さらに落ち着かなくなることがたびたび見られ，椅子を投げたりする衝動行為がみられていた。落ち着いた後に話を聞いてみると「もう帰ってくるなっておかあさんに言われた」と言っていた。詳しく聞くと直接そのように言われたわけでなく，「そんな状態で帰ってきたら大変ね」など，言葉の端々にそのような雰囲気を感じたようであった。Bさんは入退院を繰り返していたが，主治医との関係は良好で，外来通院は定期的に行えていた。
>
> 　20歳代前半にデイケアとアルバイトをはじめた頃から落ち着きをみせ，今では1人暮らしをしている。
>
> 　家族にはさまざまな形があり，問題行動の原因を探す方法には限界がある。
>
> 　患者には，特に若い患者には成長発達によって家族関係が変化する可能性がある。患者の成長発達を含め，家族関係を観察していくことが求められた事例であった。

### 参考文献

- ベイトソン著，佐藤良明訳：『精神の生態学』思索社，1990.
- 川野健治，日本精神保健福祉士協会・日本精神保健福祉学会監：二重拘束（double bind），精神保健福祉用語辞典. p414, 中央法規出版，2004.
- 内海 健：【精神医学的コミュニケーションとは何か　精神科専門医を目指す人のために】ダブルバインドの起源　統合失調症のコミュニケーション試論（解説/特集），精神医学 50(1)，2008.
- 山根 節子・落合 宏：看護教育　実践レポート　看護の場のダブルバインド（解説），看護展望 32(6)，2007.

# 第 2 章

## 家族を支援する方法

第2章 家族を支援する方法

# 01 ストレングスモデルとリカバリー

　病院や地域でケアしていると，ケアの対象者だけではなくさまざまな家族にも出会う。例えば，ケアの対象者の住むところに保健師や看護師が訪問すると，対象者と言い争う家族や，家族ばかりが看護師にさまざまなことを話し，対象者は無言でうつむくような家庭のようすを見ることもあるだろう。病院でも，「症状がなくなるまで入院させていてほしい」と退院を拒む家族や，面会に来ない，連絡が途絶えてしまう家族もいる。このような状況にはさまざまな対象者の家族の背景や理由があるのだろうが，このような家族をみると，「対象者と家族の関係はよくない」「対象者を苦しめる問題のある家族だ」「家族関係の調整をしなくてはいけない」などと感じることもある。家族の現状を変えるため，対象者やその家族にあると考えられる問題の解決を図ろうとするが，対象者の病状が完全に治癒することや，家族の問題や問題となる原因をすべてなくすことは難しい。

　このように，問題解決型思考で家族を理解し，サポートすることの限界にぶつかったときに，また，問題だけでなく，対象者を含めた家族について理解を深めるときに役立つのが，ストレングスモデルとリカバリーの概念である。

##  ストレングスモデル

###  ストレングスモデルとは

　ストレングス（Strength）には，「強み」あるいは「力」という意味がある。ストレングスモデルは，その人が，元来もっている「強み」や「力」に焦点をあて，それを引き出し，活用していく支援技法のモデルである。このモデルを提唱したCharles Anthony Rapp（チャールズ・A・ラップ）らは，これまで支援者は，個人・家族・地域社会の病理，欠陥，問題，異常，犠牲および障害に着目するアプローチを行っており，そういった病理や疾患にもとづいた援助が，必ずしも対象者（精神疾患や障害を抱えた人々や家族）のQOL向上やエンパワメントにつながらないことが明らかになっていると述べている[1]。そのためラップは，すべての人は

目標や才能や自信を有しており，また，環境には資源や人材や機会が内在しているとみるように，視点を変えることを勧めている。またストレングスモデルは，このストレングスの視点をもつことで，対象者の言葉や夢にもとづく支援を展開し，対象者が力を発揮する機会を増やし，対象者の希望にもとづく政策形成をも可能にする実践技術だとしている。

## 2 ストレングスモデルの支援技術

このストレングスモデルにもとづく支援技術には，①契約と関係性（パートナーシップを形成する技術），②ストレングスアセスメント（ストレングスとは何かを教えてもらう態度で対話をくり返し，言語化を促し，ストレングスを認識する技術），③個別支援計画（アセスメントで得た情報をもとに，長期・短期目標，各課題の役割分担，目標達成のための期日について話しあい，共通の予定表を作成する），④資源の獲得（可能性の開かれた生活の場を目指して，一般的な地域資源を獲得する），⑤モニタリングと段階的な契約解除（ともにモニタリングし，自身でマネジメントできるようになると，意識的にかかわりを少なくしていく）がある。支援していくにあたり必要なことは，対象者や家族と支援者がパートナーシップを形成し，そのうえで，対象者や家族と支援者が対話をしながらストレングスを見えるように描き，それを活かしてどのような人生を歩んでいきたいかを対象者や家族とともに考えることである。

## 3 ストレングスアセスメントシート・ストレングスマッピングシート

ストレングスを活かしたこれからの歩みを考えていくときに，さまざまなストレングスを見える化するツールとして，ストレングスアセスメントシートがある。ラップらは，現在の状態（今日何が起きているか？今何が利用できるか？），希望・願望（何を願っているのか？），個人的・社会的資源（過去に何を利用したことがあるのか？）の3つのストレングスと目標を項目としている。

ストレングスマッピングシートでは，私の夢を中心にして，夢の実現に役立つ現在の強み，これまでの出来事，夢の実現に役立つ経験，病気によって起こっていること，受けている治療，体とセルフケアの状態についてのストレングスを記載する形式になっている（図2-1）[2]。いずれも，記載は対象者自身の言葉を記入することになっていて，対象者や家族の主体性と自己決定を尊重するものとなっている。つまり，対象者や家族が望む，その人らしい人生を送るといったリカバリーを促進することにつながる。

図2-1　ストレングスマッピングシート

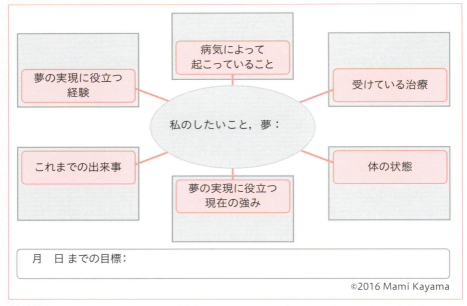

萱間真美：リカバリー・退院支援・地域連携のためのストレングスモデル実践活用術，医学書院，2016.より作成

## ❷ リカバリー

### 1　リカバリーとは

　リカバリー（Recovery）とは，「回復」と訳されるが，何かを「取り戻す」という意味もある。ストレングスに着目した支援によって促進されるのは，対象者や家族のリカバリーであり，対象者や家族は回復し，何かを取り戻していると考えられる。

　リカバリーは，1980年代の米国ではじまった脱施設化により，地域で生活をはじめた精神障害の当事者たちによって書かれた体験記のなかに，その言葉がみられるようになったのがはじまりである。そのなかで，当事者であるDeegan（ディーガン）は，「リカバリーは過程，生き方，姿勢，日々の取り組み方である。それは，完全な直線的過程ではない。ときに，私たちの道は不安定で，私たちはつまずき，後ずさりし，気をとり直してもう一度はじめる。必要なことは，障害と向かいあい，疾患による制限のなかで，また制限を超えて，健全さと目的意識という新しい価値のある感覚を再構築することである。強く望むことは，地域で生活し，働き，愛し，そこで意味ある貢献をすることである」とリカバリーについて述べている[3]。これからもわかるように，リカバリーは症状を経験しない，困難を経験しない，精神保健サービスや薬を活用しないよ

うになること，その人のすべてのニーズが満たされて完全に自立することではなく，自分の人生における重要な決定に関して主導権を取り戻すことであり，その過程であり転帰でもあり，何かを経験し達成することでもあるといわれている。つまりリカバリーとは，病気や障害，あるいは何らかによって失われた自分らしさを取り戻していくことであり，その人の主観的な体験である。

## 2　リカバリーをもたらすもの

このような対象者や家族のリカバリーはその人独自のものではあるが，周囲からの影響を受けないというものではない。リカバリーが促進するには，その人個人が尊重されることだけではなく，周りの人から支えられ，その支えによってエンパワメントがもたらされることが重要となる。エンパワメントがもたらされると，障害や何らかの困難によって奪われたパワーを再び取り戻し，自分にはその力があるということを信じられるようになる。つまりエンパワメントをもたらす支援を受けた体験は，対象者やその家族のリカバリーにつながっていく。

リカバリーとは，自分らしさを取り戻すことであり，それは周りの人からのエンパワメントによる支援によってもたらされる。自分や家族には力があると信じられるようになるには，支援する者が対象者や家族のストレングスをみつけ，それを言葉で伝えることが必要である。周りの人からストレングスを知らされることで，対象者や家族自身が自分たちの価値や力に気づき，自分らしく目標や夢に向かって進んでいくことができるようになる。この対象者や家族が目標や夢に向かって進む歩みに伴走し，励まし，応援することが，リカバリーの促進に向けた支援者の役割である。

## 3　家族のストレングスを活かしたリカバリーを促進する支援

これまで述べてきたように，対象者や家族の問題や課題ではなく，強みや力，抱えている夢や目標に着目する視点に変えることで，対象者とその家族の新たな側面を知ることができ，理解も深められる。また，対象者や家族が抱えている問題を解決できず，限界があった支援についても，対象者や家族自身が言葉にした「どのようになりたいのか」「何をしたいのか」をもとにした支援の目標を定めて支援を進めていくことができる。

### ■1　家族のストレングスを活かしたリカバリーに向けた支援

　家族の状況はさまざまであるが，まずはその家族のストレングスをみつけることからはじめる。家族間で争いが絶えなかったり，複雑な問題を抱えているように見えても，それでも家族は生きて暮らしている。そのような家族について支援者自身が関心をもち，家族に近づき，対話する機会をつくり，それを続けることで，さまざまな状況にあっても生きて暮らしていくためのストレングスを見出すことができる。かかわるなかで見いだされた家族のストレングスは，言葉で家族と共有し，家族が自分たちの中にある強みや力に気づくことができるように支える。

　また家族のストレングスを家族間や支援者と共有するだけではなく，それぞれの家族メンバーがどのような家族でありたいか，どのように暮らしていきたいかについても互いに知ることができると，そこから家族自身でリカバリーの目標を定めることができる。そのために支援者は，家族とパートナーシップを築き，ストレングスを活かす方法とリカバリーの目標について家族間で相互作用しながら考え，見いだしていけるように促す支援が必要である。

### ■2　家族にケアが必要な人のストレングスとリカバリーを伝える

　家族内に障害や疾患などを抱え，ケアが必要な人がいる場合，家族メンバーがそれぞれにもつストレングスとリカバリーの目標を知ることも重要である。

　ケアが必要な人に対して，その他の家族が問題解決の思考でとらえている場合，その人の理解や支えることに対して，家族に限界や困難をもたらす。そのようなときには，周りの支援者がケアの必要な人のストレングスとリカバリーの目標をみつけ，家族に知らせることができる。それによって，家族がその人への理解や思いが変わり，家族間のコミュニケーションや関係性の変化が期待できる。

#### 引用文献
1) C・A・ラップ，R・J・ゴスチャ著，田中英樹訳：リカバリー志向の精神保健サービス，ストレングスモデル第3版．金剛出版，2014．
2) 萱間真美：リカバリー・退院支援・地域連携のためのストレングスモデル実践活用術，医学書院，2016．
3) Deegan, P. E.：Recovery: the lived experience of rehabilitation. Psychosocial Rehabilitation Journal, 11(4), 11-19, 1988.

第2章 家族を支援する方法

# 02 ケアラーズケア

## 1 ケアラーズケアとは

「ケアラーズケア」には"ケアする人をケアする"という意味がある。では，精神障害を有する人（以下，対象者）を"ケアする人"とは誰を指すのだろうか。

精神科看護師もその1人である。他にも精神科医師，作業療法士，精神保健福祉士，ヘルパー・介護福祉士などの医療・福祉・介護の専門職があげられる。近年，専門職による対象者への身体的・心理的虐待に関する報道がされているが，その背景の1つとして，支援者の身体的・精神的負担，疲労が指摘されている。"ケアする人"が心身ともに不健康であれば，対象者によりよいケアを提供できなくなる。質の高いケアを対象者に提供するためには，支援者をケアする必要がある。

さらに"ケアする人"として忘れてはならないのが，家族である。家族には対象者の最も近くにいる「支援者」としての一面もある。しかし，家族もまた身体的・心理的に疲弊[1]していることが指摘されている。家族を"対象者をケアしている支援者"として捉え，対象者へのかかわりと同じように家族にかかわり，ケアを提供していくことは，精神科看護師の重要な役割といえる。

この章では，「精神科看護師へのケア」「家族へのケア」の2つの側面から「ケアラーズケア」について解説する。

> [1] 疲弊
> 疲れ弱ること。ケアする人が疲弊すると，対象者にケアを提供できなくなり，自分自身の健康状態が悪化してしまう。バーンアウトの原因とも言われている。

## 2 ケアする人の疲労

なぜ"ケアする人"は疲弊してしまうのか。家族・専門職に共通する要因もあれば，それぞれに特徴的な要因もあることが指摘されている。

### 1 家族が疲弊する要因

**❶対象者へのかかわり方がわからない**

対象者が精神疾患と診断されたとき，家族はさまざまな心理的反応を示す。「病名を告知された瞬間，頭のなかが真っ白になった」「これから

どうしたらいいのかわからなくなった」「何かの間違いなのではないだろうか」といった衝撃・絶望感・否認などが表れる。「育て方が悪かったのではないか」「あの言葉を言ってしまったから，発病したのではないか」と罪悪感にさいなまれ，対象者にどのようにかかわったらよいのかわからず，不安でいっぱいの家族もいる。このような精神状態が続くと家族は疲弊してしまう。

　また，病状が落ち着いた（退院）後も，家族は「どのように接したらいいのかわからない」「声をかけても反応がなく，何回も口うるさく言ってしまう」「声をかけるとすぐにイライラしてしまうので,声をかけづらい」「いつ暴力を振るわれるかと常に緊張している」と対象者へのかかわり方に困惑し，それを相談することもできずに孤立している場合もある。そのような家族も疲弊し，対象者をケアすることに困難感を抱いている。

### ❷経済的負担による心理的疲弊

　精神疾患の治療は，継続的に受診・服薬していくことが重要であり，経済的な負担も大きくなる。特に抗精神病薬，抗うつ薬などは薬価も高い傾向にある。さらに，対象者が発症を機に休職・退職してしまうと，家族は経済的に逼迫した状況になる。これまで経済的な柱となっていた対象者が退職になった場合は，家族の不安も大きくなっていく。「今後，どのようにやりくりしていったらいいのか」「これからは代わりに自分が働きたいが，対象者の面倒もみなくてはならないし……」と今後への見通しが立たず，絶望感に陥ってしまうこともある。精神科看護師は，経済的負担が家族のゆとりのなさや心理的疲弊につながっていることにも目を向けて行くことが必要である。

## 2　精神科看護師が疲弊する要因

### ❶対象者へのかかわり方がわからない

　精神科看護師は，日々の対象者へのかかわりを通して，感情が揺さぶられる経験をする。それには，「対象者の強みを伝え続けたら，表情が和らぎ笑顔が増えた。うれしかった」といったポジティブな体験もあれば，「声をかけたら，いきなり大声を出されてびっくりした」といったネガティブな体験もある。特に対象者からの暴言・暴力により外傷体験を受けた精神科看護師の場合，対象者へのかかわりに不安や負担感，恐怖感が増強し，心理的に疲弊し，よりよいケアを提供することができなくなってしまうこともある。

　また対象者は，自分の思いをストレートに表現することに難しさを抱えていることもある。そのような対象者に対して，精神科看護師もどの

ようにかかわれば，対象者の思いを理解することができるのか，突破口がみつからず，効果的なケアを立案・実践することができない状況になることもある。そのような状況が長期間になればなるほど，精神科看護師は，対象者をケアすることへの困難感や疲弊感を抱き，なかにはバーンアウト[2]してしまうこともある。

### 3 かかわりにくさの一要因：精神障害者に対する認識

このように，家族，精神科看護師ともに精神障害者への"かかわりにくさ"が心理的疲弊につながっている。この"かかわりにくさ"の根底にはどのような認識があるのかを考えていきたい。

1つには「精神障害者に対する認識」が影響しているのではないか，と指摘されている。一般住民を対象とした精神疾患に対するイメージ調査では，「攻撃的」「暴力や犯罪と結びつけられる」「何をするかわからない存在」などのマイナスイメージとして捉えていると報告している[1]。このような認識を家族がもっていれば，かかわりにくさを感じるのは当然のことといえる。また，「家族に精神障害者がいるとしたら，それを人に知られたくない」という回答が上昇しているという報告もある[2]。そうなると，"かかわりにくさ"を抱いている家族が他者に相談するということが難しく，さらに心理的疲弊の増大にもつながっていく。

また，精神科看護師を対象とした精神障害者に対するイメージ調査では，患者からの暴力的な言動などネガティブな接触体験に遭遇することもあり，患者に対する陰性感情[3]をもちやすいとする報告[3]や，「精神障害者が自分の能力に見あう生き方ができないことや，常軌を逸した行動をとるというネガティブなイメージを精神科看護師が抱いている」とする報告[4]もある。このような認識があれば，対象者にかかわることに抵抗感が生まれ，対象者にかかわることに困難感や疲弊感を抱くことになる。

つまり，家族も精神科看護師も精神障害者への「負のイメージ」をもち，「できないことに目を向けがち」であるために"かかわりにくさ"を感じているということがいえる。

## ③ ケアする人をケアするために

ここまでは，ケアする人が対象者をケアすることの難しさについて解説してきた。しかし，対象者へのかかわり方を工夫し，ケアを提供したことで，新たな関係を築くことができ，対象者がリカバリー[4]できたケー

---

[2] **バーンアウト**
燃え尽き症候群とも言われる。自分が懸命に行ってきたケアに対する努力が報われず，うまくできなかったことでもたらされる疲弊状態。心的エネルギーを使い果たし，感情が枯渇している状態とも言える。

[3] 陰性感情（→p141）

[4] リカバリー（→p60）

スも多く経験している。さらに，ケアする人にとっても人間的成長につながる。どうすれば，ケアする人が対象者への"かかわりにくさ"を克服できるのか，ケアする人をケアするためにはどうしたらよいのかを考えていく。

### 1 ケアする人を気にしているということを態度で示す

ケアする人が対象者へのかかわりに困難感を抱いていても，他者に相談しにくい状況があり，孤独感を抱いていることはこれまで述べてきた。では，孤独感を和らげるためにはどのようにかかわるとよいのだろうか。最初はケアする人に声をかけ，「あなたのことを気にしている」ということを伝えるかかわりをするとよいだろう。相手は，疲労が蓄積していて話す気もちになれないこともあるかもしれない。それでも，粘り強く，タイミングをみながら声をかけ続けることは，相手を気にしていることを伝えるメッセージとなる。

### 2 ケアする人の話を傾聴し，ねぎらう

そして，ケアする人に「疲れているのでは」とストレートに伝えるよりは，"今の思いをうかがいたいという姿勢で接する"ことが重要である。例えば，一緒にお茶を飲むなど，時間と場所をともにする。ゆっくりと話ができる環境を整えたうえで行うと，相手も話をしやすくなる。そして，ケアする人が話をはじめたらまずは傾聴し，感情を表出できるようにかかわるようにする。話の内容によっては解決策を提示したくなることもあるが，最初はケアする人の思いを受け止め，対象者のために頑張ってきたことをねぎらうかかわりに徹することが必要である。

### 3 これからのかかわり方について，さまざまな人とともに考える

時間をかけて，ケアする人へ傾聴，受容，共感するかかわりを続けることで，ケアする人は少しずつ自分の気もちを整理することができるようになってくる。精神的に混乱，疲労している状況から抜け出し，現実的な言葉（例：これからどのようにかかわったらいいのだろうか？）が聞かれるようになったら，今後のかかわり方についてともに考えることができる時期になったといえる。

この時期になれば，孤独感を軽減するためにも人と交流する機会を少しずつ増やしていくことが重要である。ケアする人が家族の場合は，家族会など同じ体験をした仲間と交流できる機会を提供したり，ケアする人が精神科看護師であれば，看護チームでケースカンファレンスを設け

ることなどがあげられる。このような機会を通して，ケアする人は対象者に対する見方が人それぞれであることに気づくことができ，対象者へのかかわり方にも変化が出てくる。「できないこと」に目を向けがちだったのが，「実はできていることもある」「この頃少しずつ変化してきている」など「できていること」に目を向けられ，お互いに「肯定的なイメージ」をもてるようになり，対象者へのかかわり方が変化し，関係を再構築することにつながっていく。

## 4 事例紹介

### 1 家族が対象者にかかわることに疲弊していたが，担当看護師の支援で心理的距離を再構築できたケース

#### ❶対象者が入院するまでの状況

　Aさんは統合失調症の息子（30歳）と夫の3人暮らしをしている。息子は母親であるAさんへの依存が強く，行動を束縛し，Aさんから離れることができない状態であった。また，少しでも自分の思うようにならないと暴言や暴力行為が出現し，警察が介入することもあった。Aさんも息子をケアすることに疲弊し，息子に包丁をつきつけ「一緒に死のう」と言ったエピソードもあった。このままでは両親がさらに疲弊してしまうことが考えられ，お互いに心理的な距離をとることを目的として，息子は入院となった。

#### ❷対象者の入院によるAさんの変化

　Aさんは「息子が入院して，ほっとしました。でも，いつか退院して戻ってくると思うと不安になります。かといって，1人暮らしなんてできるとは思えないし……」と泣きながら話した。担当看護師は，母親がここまで頑張ってきたことをねぎらい，話を傾聴した。また，今後，担当医，担当看護師，担当作業療法士，両親，息子が同席し，定期的に合同ケア会議を行うことを提案したところ，Aさんは同意した。

　息子は，入院初期には1日に何度もAさんに電話し，それに応じてAさんが何度も面会に来たり，突然自宅への外泊を希望することもあった。そのため，合同ケア会議で，外泊やAさんへの電話回数に関する約束事を決めることにした。さらに，「お互い休養をとるために入院しているので，面会と外泊は合同ケア会議が終わった後に行いましょう」と息子とAさんに伝え，了解を得た。その後，Aさんは以前よりもびくびくしないで生活できるようになったと語った。

　Aさんが安心できるようになったことが確認できた担当看護師は，家

族会を紹介した。先輩メンバーから労をねぎらってもらった両親は，涙を流しながら「自分たちだけがつらい思いをしているのではないとわかった」「1人暮らしをしている精神障害者がこんなにいるなんて知らなかった」「こんな風に接するといいのか」と話した。

### ❸対象者の退院に向けて

入院半年後の合同ケア会議で，息子は「退院して1人暮らしをしたい」と両親に伝えたが，Aさんは「1人暮らしは無理だろう。すぐに自宅に戻ってきてしまうのでは」と不安な気もちを伝えた。そこで，担当看護師は，ここ数か月は暴力行為もなく，お互いに決めた約束事を守って生活していること，息子が退院後は訪問看護を利用したいと話していること，困ったときは病院に電話で相談できることを伝え，支援が引き続き行われることを説明した。Aさんからも「電話回数も少なくなったし，外泊中もしつこく言ってこなくなった」と息子の頑張りを認める発言が聞かれた。息子も「退院して1人暮らしをするという目標があるから，約束事を頑張って守っているんだ」と伝え，最終的には両親も1人暮らしに同意した。

その後，アパート探しで10回以上断られたり，外泊訓練中にアパートの漏電が発覚するというエピソードもあったが，Aさんへの必要以上の電話や暴力行為をすることもなく，看護師にSOSを出すことができた。この結果を受け，Aさんは「こんなに頑張っている息子を見たことがない」「1人暮らしが，本当にできるのか心配なのは変わりないが，ここまで頑張ったのだから応援したい」と初めて息子を認める発言があった。そして，退院後，息子は月1回実家に帰る以外はアパートで生活することができるようになり，Aさんへの暴力行為もなくなった。

## 2　ケースのまとめ

このケースでは，長い間，息子をケアしてきた母親のAさんが心理的な距離を取りたいと思いながらも，息子の命令を断わり切れず母子密着状態となっていた。入院直前，Aさんは息子をケアすることに対して疲弊し，自ら命を絶つことさえ考えていた。担当看護師は，Aさんのここまでの頑張りや思いを傾聴し，疲労感を和らげるかかわりをしていた。

また入院直後，Aさんも息子も距離が取れない状況が続いていたが，合同ケア会議でお互いの合意のもとに約束事を決めることができ，距離を置くことができるようになった。その後はAさんの疲労感も和らぎ，少しずつ落ち着きを取り戻すことができていった。そのタイミングで家族会に参加し，他の家族の体験を見聞きすることで，息子へのかかわり方を学ぶことができた。さらに，息子が約束事を守ろうと精一杯努力し

ていることを聞いたAさんは息子の強みを認め，息子に肯定的なイメージをもつようになったと考えられる。

　本ケースは，精神科看護師が対象者とともにケアする人をケアしたことで，ケアする人の対象者に対する認識やかかわり方が変わり，関係性を再構築できた一例といえる。

### 引用文献
1) 吉井初美：精神障害者に関するスティグマ要因　先行研究をひもといて．日本精神保健看護学会誌，18(1)，140-146，2009．
2) 中西栄一他：精神障碍者に関するイメージの変化　27年の変化について．精神医学，54(8)，779-789，2012．
3) 中根允文他：精神障害と社会的距離　一般人と各種専門職との比較．厚生労働科学研究費補助金　平成17年度総括・分担研究報告書「精神保健の知識と理解に関する日豪比較共同研究」，31-38，2006．
4) 中島富有子：精神科看護師の「社会復帰支援の意識」に影響する要因とその構造．日本精神保健看護学会誌，22(2)，50-57，2013．

# 03 外在化

## 第2章 家族を支援する方法

### 1 ナラティブ・セラピーと外在化

1990年代以降，家族療法として「ナラティブ・セラピー」がさかんに行われるようになった。ナラティブ（Narrative）には，「物語（Story）」と「語り（Telling）」の2つの意味がある。野口はナラティブ・アプローチを「ナラティブという概念を手がかりにして，何らかの現象に迫る方法」[1]と定義している。このアプローチを用いた心理援助が「ナラティブ・セラピー」であり，White（ホワイト）とEpston（エプストン）によって創られた。その特徴として，「面接にもち込まれた問題の原因をクライエント（対象者）自身に求めず，"人も人間関係も問題ではない。むしろ，問題が問題となる"との立場をとる」[2]ことがあげられている。このように，個人や家族の問題を，対象者やその関係性の外に取り出していること，すなわち，問題を「外在化」していることが特徴といえる。ここでは，外在化とその反対概念である内在化について，解説する。

### 2 原因の外在化・内在化

人は困難感を抱くとその原因をさがそうとする。家族は，対象者が精神疾患に罹患したことについて，「自分のかかわりが悪かったから発症してしまった」と対象者に対して申し訳なさや罪悪感を抱いている場合もある。このように認識してしまうと，家族は苦しみ，自分自身を責め続けてしまう。これを原因の「内在化」という。また，「ストレスの多い社会にいたから精神疾患になってしまったのだ」「上司のパワハラに会社が何も対応してくれなかったから，うつ病になった」と対象者の周囲の人や環境・社会が発症の原因であると考える場合もある。このような考え方を，原因の「外在化」という。

### 3 「問題を外在化する」とは

しかし，原因を「外在化」「内在化」しても，問題を解決するにはいた

らないことが多々ある。なぜなら，原因の多くは変えられないものだからである。上記の例でいえば，「これまでの自分のかかわり方が悪かった」，「会社が何もしてくれなかった」というのは過去のことであり，「ストレスの多い社会」をすぐに変えることもできない。そこで，ナラティブ・セラピーを提唱したホワイトとエプストンは，原因ではなく「問題そのものを外在化」することに着目した。では，「問題を外在化する」とはどういうことなのか。事例をもとに考えてみる。

## ❹ 事例紹介

　Aさんは統合失調症で，「外に出ると笑われるぞ」という幻聴があり，自室に引きこもりがちである。同居している両親はAさんにどのように対応したらよいのかわからず，いつもびくびくしながら声をかけている。訪問看護師は，Aさんと両親から話を聞き，その状況を把握していた。そこで，「問題の外在化」の手法を使って，幻聴への対応方法をAさんと両親とともに考えることにした。

### ■1　問題を明確化し，共通理解をする

　訪問看護師は，Aさんが問題と感じていることを質問した。すると「外に出ようと思うと『笑われるぞ』と声が聞こえてきて，たばこを買いたくてもコンビニにも行くことができない」「親にたばこを買ってきてもらうのは気が引けるが，外に出られないから仕方がない」「でも親は，『自分のことは自分でしろ』と言うので，頭にくる」と困っていることを伝えた。それに対して両親は「幻聴で苦しんでいるのはわかるが，たばこくらいは自分で買ってきてほしいと思う」と話した。この状況では，Aさんと家族のなかに問題がある，すなわち問題を内在化しており，Aさんまたは家族が変わらない限り，解決の糸口を見いだすことが難しい（図2-2）。

　しかし，訪問看護師はAさんと両親がかかえている共通の問題について，「たばこを買いに行きたいのに，声が邪魔をして買いに行けない」ことを見いだし，3人に伝えたところ，同意した。

　このように，原因探しをしてその対処や解消を試みようとするのではなく，家族全員が抱えている問題の共通点を見いだし，明確化することがポイントである。

図2-2 問題の内在化：本人・家族のなかに問題がある状態

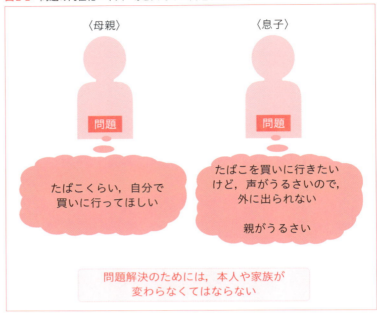

### 2 問題にニックネームをつける

次に，訪問看護師は「たばこを買うことを邪魔する声」にニックネームをつけようと提案した。Aさんはしばらく考え，「いつも"外に出ると笑われる"と聞こえてくるので，"そとペケポン"にしようかな」と苦笑しながら話した。それを見ていた両親もくすっと笑った。訪問看護師も微笑みながら「かわいいニックネームですね」と感想を伝え，ニックネームが決まった。

共通の問題点を「幻聴」としないところがポイントである。「幻聴」は，Aさんのなかにある症状なので，「内在化」となってしまう。ニックネームをつけることは，いわば問題に別人格を与えることができ，「外在化」することができる。そうすることで，個人や家族の問題を本人やその関係性の外に取り出すことができ，本人も家族もその問題を客観的にみることができるようになる。そのため，その問題をどのように解決したらよいのかを考えやすくなるのである（図2-3）。べてるの家などで行っている「当事者研究」[1]でも，対象者自身で病名をつけるが，これはまさに問題にニックネームをつけることとも捉えることができる。

### 3 ニックネームをつけた問題の傾向を皆で考える

訪問看護師は，Aさんに"そとペケポン"にはどのような特徴があるのか，どういうときに聞こえてきて，どういうときには静かなのかを質

---

[1] 当事者研究
精神障害をかかえた当事者が生活していくうえでの生きづらさや苦労を仲間（ピア）の前で発表し，対処方法をともに考えていくこと。その際，自分の状態を「統合失調症暴走型」などと，当事者自身で命名することもある。

図 2-3 問題の外在化：本人・家族と問題を分離した状態

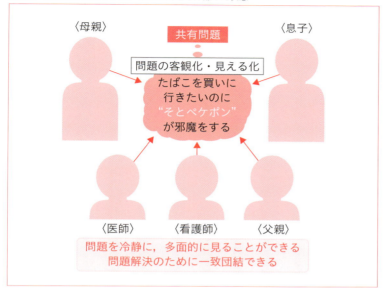

問した。聞こえてくる日は「たばこが少なくなったとき」「親が口うるさいとき」「雨の日」「7のつく日」とあげ，静かな日は「たばこがたくさんあるとき」「親が働きに行っているとき（平日の昼間）」「よく眠れたとき」とあげた。両親にも同じように質問したところ，「1日に何回も声をかけると"うるさい！"と大声を出すことが多いように思う」と答えた。

ここでのポイントは，ニックネームをつけた問題の傾向や特徴をあらい出すことである。24時間中問題を抱えているわけではなく，どういうときに問題が生じて困っているのか，あるいは，生じないのかを考えていく。それぞれの立場の問題について，多面的にみることができるようになる。

## 4 ニックネームをつけた問題をどうしたいのか，希望を確認する

さらに訪問看護師は，「今後，"そとペケポン"にはどうなってほしいと思いますか？」とたずねたところ，Ａさんは「"そとペケポン"には，できるだけ静かにしておいてもらいたい」と希望した。そのことについて，両親も「ぜひそうなってほしい」と同意した。

「幻聴＝苦痛＝取り除きたいと思っている」と，対象者の思いを確認せずに周囲が思い込まないことも重要なことであり，「対象者がその問題をどうしたいのか」を聞く必要がある。その希望を明確化し，家族とともに共通理解しておかないと，目標や対処方法が異なってしまうという事態にもなりかねない。

## 5 ニックネームをつけた問題の対処方法を皆で考える

訪問看護師は，Aさんに「たばこがたくさんあれば"そとペケポン"は静かにしているのですね。たくさんってどのくらいの数ですか？」と質問した。すると「24箱はあると安心」と答えた。そこで，24箱をいつもストックしておくためにはどうしたらよいのかを考えることにした。Aさんは「それなら週2回，コンビニに行くペースで大丈夫かも。でも，梅雨の季節は週3回かな」と対処方法を自ら考え出した。両親は，Aさんが眠れたときには，あまり"そとペケポン"が出現していないことを受け止め，「Aに睡眠や"そとペケポン"の状況を聞いてから，話をする」ことを決めた。

上記のように，最後に問題の対処方法を考えていく。これまでのプロセスをたどることで，それぞれの立場で対処できる方法を見いだせるようになる。

## 5 問題を外在化するメリット

このように外在化の特徴は，対象者から問題を「分離する」ことにある。森は，「問題を自分から分離すれば，自分でもその問題について考えやすくなり，また他人とも話しやすくなる」[3]と述べている。さらに，「問題を自分から分離すれば，自分に残るのはよいものだけになる」「そうすれば，本人の自己肯定感や自尊感情は高まる」[3]とも指摘している。

問題を内在化していると，その個人のなかに問題があると捉えてしまうため，問題を解決するためには，個人が変化しなければならないと認識しがちになる。そうなるとそのような問題を抱えた自分自身への肯定感や自尊感情は低下してしまう。しかし，問題を外在化することによって，家族と対象者のみならず医療者も，問題を"客観化（見える化）"できるので，問題を冷静かつ多面的に捉えることができるようになるのである。だからこそ，全員が問題解決のために一致団結し，対象方法を考えられるようになるのである。

### 引用文献
1) 野口裕二編：ナラティブ・アプローチの展開．ナラティブ・アプローチ．p1-26，勁草書房，2009．
2) 坂本真佐哉・奥澤朋奈他：ナラティブ・セラピーを用いた禁煙グループ支援における外在化する会話のすすめ方とその効用について．ブリーフサイコセラピー研究，23(1)，25-35，2014．
3) 森俊夫：ブリーフセラピーの極意．p178，ほんの森出版，2015．

第2章 家族を支援する方法

# 04 家族同士の支えあいの場の活用

　精神障害者を身内にもつ家族の立場にある人同士による支えあいは，家族自身が主体性を取り戻して，より上手に対処していく能力を発揮できるようにするためのセルフヘルプの機能をもつ。ここには，参加する家族個人をリカバリー❶に導くとともに，家族を取り巻く社会を変容させる働きもあり，専門職による直接的な家族への支援では得られないものであり，重要な意義をもつ[2]。

　セルフヘルプには2つの意味があるといわれており，私自身（I：精神障害者を身内にもつ家族）が，自立（自律）していくことであると同時に，私たち（We：同じ境遇にある家族の人たち）が相互に助けあい，仲間同士で支えあうことである[3]。

　このような家族同士の支えあいの場には，家族会に代表されるセルフヘルプ・グループ（自助グループ）と，専門家や支援者が運営を行うことで，家族同士の支えあいの場が設けられるサポート・グループの場合がある。

> ❶ リカバリー（☞p60）
> 疾患，障害，問題，困難などを抱えていたとしても，その状況のなかから立ち直ること，あるいは再起すること。それらを抱えながらも，希望や自信を取り戻して自分らしい生活を実現すること，そして，自分のかけがえのない人生を歩むこと[1]。

## 1 家族会とは

　精神障害者を身内にもつ家族のセルフヘルプ・グループの代表的なものは，家族会といわれるもので，家族自身が陥りやすい孤立感や閉塞感から抜け出すきっかけの場ともなる[4]。この家族会の歴史は長く，わが国では1950年後半頃から，保健所や市町村を中心とする地域家族会や，精神科病院を中心とする病院家族会が誕生している[5]。現在では，これらに加え，全国組織となっている「全国精神保健福祉会連合会（愛称：みんなねっと）」があり，47都道府県のそれぞれに「精神障害者家族連合会」の組織をもっている。一方，これらのいずれの組織・団体にも所属しない有志による家族会（家族同士の集い・懇談会）も誕生している。

## 2 家族会の活動・機能

　病院家族会の誕生当初は，家族から対象者への働きかけが必要と考え

る医療従事者が，担当の病棟や病院全体の家族に対して，病気の症状や服薬の大切さや対象者本人との接し方について指導する心理教育が主体であった。しかし，今日の家族会での活動は，家族同士の精神疾患に関する学習会や懇談会が行われる他，精神障害に関する啓発・啓蒙活動，陳情活動，社会復帰施設・社会資源の創設運動など，幅広い活動が行われている[5]。

セルフヘルプ機能をもつ家族会では，精神障害者を身内にもつ家族が，心身ともに疲弊しパワーのない状態(powerless)から，家族がもっている本来の力を取り戻し元気になっていくこと，すなわちエンパワメント(empowerment)していくことが特徴である[3]。セルフヘルプ・グループに共通にみられる特徴[6]とともに，家族会に参加することによる体験の実際について以下に示す。

### 1 認識の再構築

家族会に入った多くの人が「自分だけではなかった」と感じ，1人で抱え込んで悩むしかないという認識が変化する体験をしている。また，他の家族メンバーの話を聞くなかで，自分の体験と比較し，参加者それぞれに認識の再構築が生じる。ある参加者は，「○○さんの息子さんが就労したという話を聞き，励みになりました」と，親としてあきらめていた見方をしていたある参加者は，他者の話を聞くなかで，「○○さんの息子さんが就労したという話しを聞き，励みになりました」と希望をもった見方へと変化が生じた。またある参加者は，対象者である娘が，外出のたびに靴を購入して困っていると話すと，参加している他のメンバーは，「外出するなんていいですね。うちのは，部屋に閉じこもってばかりで」や「少しは靴とかに関心があるといいのですが，無関心で，だらしなくて。おしゃれって素敵なことだと思う」などの感想が返ってくると，今まで問題だと感じ，愚痴として話していたことに対して，否定的な見方ではなく別の肯定的な見方ができるようになっていく。

### 2 適応技術の学習

精神障害者を身内にもつ家族は，情報からも孤立することが危惧されており，孤立しがちな家族が情報を得たり，学習ができる場としても家族会は機能している[7]。「情報収集の場，悩み解決の場」[5]と表現する人もいるくらい，日常的な細々とした悩みから，日常的ではないがしばしば経験する突発的な事柄への対処方法など，さまざまな情報を得ることができる。ことに障害年金の申請については，特に家族にとっては難解

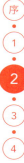

**2 エンパワメント**
希望に向かって，自分の可能性と能力を感じられるようになること[1]。

で，難しくかつ面倒で気の遠くなるような話に思われる場合があるが，障害年金を申請した経験をもつ人が，まず，どこに行って，どんな書類をもらってくるのか，そこで対応してくれた職員は丁寧に説明してくれるので何でも聞ける，などの具体的な話があると，先延ばしにしていた課題にも取り組むことが可能となる。また家族会では，メンバーから話を聞くことに加えて，毎回ではないにしても専門家からの話を聞く機会を設けていることがあり，精神障害者を身内にもつ家族としての困りごとや気がかりへのアドバイスを得ることができる。

### 3　情緒的サポート

家族会に入った人は，「心の支えになった」「自分だけではないと感じた」「肩の荷が下りた」などの感想を述べており[5]，家族会が情緒的サポートの受けられる場であることがわかる。家族会に入ったばかりの人が，「子どもは閉鎖病棟に入っていて，どう支えていったらいいのか。私自身どう生きていったらいいのか，どう明るく前向きに生きていけるのか……」と話したとき，他のメンバーからは「この家族会は，そういったことを一緒に考えていく会なので，これから一緒に考えていきましょう」や「私もそうでした。子どもが入院したときは心配で心配で，私も病気になる一歩手前で，何が何だかわからないままに家族会に入って……」などの反応があり，受容的で共感的なサポートを得ることができる。

### 4　個人的な開示

「対象者の話を聞いてくれたお友達はいたが，去っていった」と話した人がいた。精神障害者を身内にもつ家族としての悩みなどは，なかなか人に話せない場合がある。思い切って打ち明けてみても，必ずしもいい結果が返ってくるとは限らないということもある。しかし，家族会は，メンバーが精神障害者を身内にもつ家族同士ということや，先述の情緒的なサポートの場であることもあり，「お恥かしい話ですが……親として，娘と生活するのが嫌になってしまった。会話ではなく，確認が多く，些細なことでも確認してきて，正直，疲れた。泣きたくなる感じ……」と，普段，他人には話せないことや恥かしいことであっても，感情や気もちを吐露することができる。

### 5　社会化

精神障害者を身内にもつ家族の多くが，孤立を体験している。家庭内においても社会においても孤立感を抱いている人が少なくない。しかし，

家族会で受け入れられる体験や，同じような悩みをもつ人が他にもいるということなど，家族会というグループに溶け込むことが孤立を克服する励みとなる。人とつながること，家族会につながること，そして，家族会に参加するために出かけるということも，社会的な孤立感から立ち直るきっかけになる。

### 6　一緒に活動すること

家族会のメンバー同士で一緒に活動する機会がある。例えば，会報作りや，イベントの開催を一緒に行ったり，精神保健福祉のあり方をともに考えたり，社会に働きかけるための運動を行うなどである。家族会の企画で，精神保健に関する講師を招いて勉強会を企画するときには，講師として誰を招くか，いつどこで開催するか，チラシ作りは誰が担当するかなど，活動をメンバーで分かちあうなかでいつしか孤立感はなくなり，自分自身の問題にだけこだわっていた状況からも脱し，家族会のために自分が役立っている充実感や達成感を抱くようになる。

### 7　自尊心の回復とエンパワメント

家族会への参加を通して，はじめは孤立感と無力感を抱いていた人の認識が再構築され，問題と捉えていた状況への見方が変わったり，学習したり情報を得ることで，物事に対処できるようになる。また，情緒的なサポートを受けたり家族会のメンバー同士で分かちあい，自身の役割と存在価値を見いだしていくなかで自尊心を回復し，元気になっていく（エンパワーする）。家族会での役員などの役割をになっている人は次のように話す。「家のこともあるし，子どものこともあって多忙ですが，充実した日々を送っています」。

## ❸ ニーズの段階に応じた家族会の活動

精神障害者を身内にもつ家族は，境遇は似ていても，個々に応じたニーズの段階がある[8]。ほとんどの場合は，情緒的なサポートや個人的な開示の場を求めており，誰かに話したいし聞いてもらいたいし，肩の荷を下ろしたい。日々の生活のなかで心身ともに疲弊している自分が，ホッとできる時間や大変さを理解してもらえる場が必要となる。そのような場で，否定的な気もちや感情を吐露し，カタルシスを得ることで，本来もっていた対象者への優しい気もちを取り戻し，日常に戻ることができる。

そして多くの場合は，情緒的サポートに加えて，精神疾患に関する知識や対象者へのかかわり方，使える社会資源などに関する情報を得ることや，学習の機会を求めている。これは，家族会で行う勉強会・学習会・講演会や，懇談の場での情報交換などによってニーズを満たすことができる。

## ❹ 家族会の限界

　家族会による利点は多いが，精神疾患は長期的につきあう疾患であるがゆえに，情緒的なサポートを得ても勉強会をやっても，これ以上得るものはないと数年後に家族会から身を退いていく人もいる。また，語りあいをしていても結局何も変わらないと，精神保健福祉の状況に変革を起こすための別の活動をはじめる人もいる。また，それぞれの家族会の特性によって限界もある。

　病院家族会では，自分の身内が世話になっている病院や病棟の不満を述べる人は非常に少ない。また，「本当に治るのか」「これは副作用ではないのか」「看護師は何をしているのか」などのはっきりとした質問も出てこない。精神科医療に対する不安や医療者の態度や言葉による家族の傷つきを，病院家族会で吐露することはまれであり，病院・病棟家族会の限界である。また，医療を中断している場合や未治療のケースは，病院・病棟家族会へ参加することさえ難しい。

　一方，医療を中断していても未治療であっても参加できるのが地域家族会であるが，ここにも限界がある。保健所や市町村を中心とした家族会は，行政地区内の住民を対象にしている場合が多く，地域の人たちに知られたくない場合や，身内に精神疾患を抱えた人がいることをできるだけ隠したい人は，地域家族会への参加を躊躇（ちゅうちょ）することがある。また，障害年金の申請やさまざまな行政サービスを受けているうえでの不満を吐露することも少ない。

　病院家族会や地域家族会から社会的な活動が広がり，コミュニティを変容させ，社会を動かしている歴史があるが，家族会でのそのような社会的な活動を敬遠し制限している場合もある。家族会を支える母体となっている病院や行政地区の特性にもよるが，そのように家族会の活動が制限されると，フラストレーションが生じ，場合によっては家族会員のなかに分裂が生じることもある。

　また，どのような家族会であっても，近年，家族会メンバーの高齢化や家族会を支える専門職のマンパワー不足などにより，家族会の衰退が

問題視されている。対象者へのケアの担い手が親世代からきょうだい世代へと交代すると，世代交代を機に家族会からメンバーが減ることもある。また，精神障害者を身内にもつ家族といっても，対象者にとっての親世代だけでなく，きょうだい・配偶者・子どもなど，さまざまな立場の人がいるはずであるが，そのような人たちが家族会に来ることは多くない。理由の1つは，「家族会のメンバーは対象者の親ばかりで，自分の場合はきょうだいだから，別の悩みがあって，ちょっと違う」と話す人がいるように，立場の違いによる分かちあいへの抵抗感である。

## 5 それぞれの立場に応じたサポート・グループ

このような立場の違いに応じた家族同士の支えあいの機会を促進するために，関係機関や精神保健福祉の専門家によるグループ支援もはじめられている。このような，サポート・グループでも，同じ課題を抱えた人たちが「つどい」「互いに助けあう」場となる[9]。家族会ほど多くはないが，それぞれの立場を配慮したサポート・グループが任意団体や地域によっては開催されており，現在あるのは，①きょうだいの場，②配偶者・パートナーの場，③精神障害の親をもつ子どもの場である。家族会には，祖父母の立場や，孫の立場などの人もいるが，そこまで特化したグループはいまのところ見受けられない。

### 1　きょうだいの場[10, 11]

対象者の家族という場合，対象者の親への支援という想定がなされていることもあり，きょうだい世代への積極的な支援がなされていなかった。しかし，きょうだいの立場は，家族として対象者と助けあっていくときもあれば，対象者との関係に嫉妬や嫌悪が生じて関係が悪くなることもあり，きょうだいとしての葛藤や苦労を抱えている[12]。きょうだいの場は，精神障害を抱える人のきょうだいの立場にある人たちが家族会と同じように自助グループを発足させ，「きょうだい会」などの団体組織（セルフヘルプ・グループ）を作っている。また，一部の家族会連合会が作った，きょうだいの立場にある人のための話しあいの場を設けたサポート・グループもある。いずれの場においても，きょうだいと対象者との距離感やこれまでの傷つき体験など，親の立場とは異なる悩みを語りあうことができる。

## 2　配偶者・パートナーの集い

　精神障害をもつ人の配偶者・パートナーのセルフヘルプ・グループはまだ見受けられないが，支援団体や一部の家族会連合会などでは，配偶者・パートナーのためのサポート・グループがある。配偶者やパートナーは，人や行政窓口に相談した場合に，「逃げればいい」「なぜ離婚しないのか」などと言われて，役に立つ助言が得られなかった体験をもつ人もおり，配偶者・パートナーの立場を十分に理解している人が多いとは言い難い。また，「離婚しないのは遺産が目当てではないか」「結婚した相手が悪いから，病気になったのではないか」などの無理解や偏見により，配偶者・パートナーが悪者にされたり孤立することもある。また，子どもがいる場合は，親の病気をどのように子どもに伝えればよいのかと困惑することもある[12]。配偶者・パートナーの立場の大変さや苦悩を安心して話し，悩みを共有できる場が，配偶者・パートナーの集いの場となる。

## 3　精神障害の親をもつ子どもの立場にある人の集い

　精神障害の親をもつ子どものセルフヘルプ・グループは，直接会って集うグループのほかにインターネットを介してSNSでつながっているグループもある。また，支援団体により，現在，子どもか成人かは問わずに，精神障害の親をもつ子どもの立場にある人の集いの場（サポート・グループ）が設けられている[13]。精神障害の親をもつ子どもは，否応なしに親の異常体験に巻き込まれ，自分の家庭が普通なのかそうでないのかといった不安や疑問をもちながらも，精神障害をもつ親の介護や家事の一部，あるいは大部分を担っていることもあり，生きづらさを抱えている。親に対する不安や嫌悪感を抱きつつ，そんな自分にも嫌悪しながら，自身は成長していかなくてはならない。そのうえに，スティグマ[3]やいじめのリスクもあり，学校生活をはじめとした社会生活の場で，相談や悩みを語ることは少ない。そして，親の病気のために孤立し，生活に困窮しているケースもある。そのために，同じ境遇の人との集いは安心して悩みを話せる場であり，いろいろな工夫を聞ける場であり，元気づけられる場となる。

> **[3] スティグマ**
> 精神疾患をもつ人やその家族に対する否定的で偏見のある一般人の態度[14]。

## ⑥　仲間同士のグループの約束事

　セルフヘルプ・グループでもサポート・グループでも，お互いに体験

を分かちあい，悩みを共有するなかに基本的なルールがある．特に，話しあいの場でのルールの例を表2-1に示した．

表2-1

- ●それぞれみんなの経験を共有できる場にする．
- ●自分の気もちを素直に話す（「私」を主語にして話す）．
- ●人の話を「否定」したり，「助言」したりするのは控える．
- ●話したくないときは「パスします」と言える．
- ●この場（グループ）で聞いたことは，この場の外にもち出さない．

### 参考文献

1) マーク・レーガン著，前田ケイ監訳：リカバリーへの道　ビレッジから学ぶ　精神の病から立ち直ることを支援する．金剛出版，2005.
2) 佐藤純：精神障害者家族への支援．教育科学セミナリー　37，81-93，2006.
3) 久保紘章，石川到覚編：セルフヘルプ・グループの理論と展開－わが国の実践をふまえて．中央法規出版，1998.
4) 春日武彦：新版統合失調症（よくわかる最新医学）．主婦の友社，2008.
5) 滝沢武久：こころの病いと家族のこころ．中央法規出版，1993.
6) AHカッツ．久保紘章監訳：セルフヘルプ・グループ．岩崎学術出版社，1997.
7) 仲地琢明，岩切真砂子他編：精神科リハビリテーションと家族への看護ケア．精神看護QUESTION BOX 4．中山書店，2008.
8) French P, Smith J他．岡崎祐士，笠井清登監：精神病早期介入－回復のための実践マニュアル．379-453，日本評論社，2011.
9) 蔭山正子：家族同士の支え合いの意義と専門家による支援方法．精神科臨床サービス，10(3)，359-363，2010.
10) 全国障害児者と共に歩む兄弟姉妹の会東京都支部：きょうだいは親にはなれない…けれど．ぶどう社，1996.
11) 東京川崎横浜兄弟姉妹の会：やさしさの距離－精神障害とつきあうきょうだいと私たち．萌文社，1998.
12) 馬場安希：家族成員（親であるか，きょうだいであるか，など）によるアプローチの違い．精神科臨床サービス，10(3)，354-358，2010.
13) 土田幸子：『親＆子どものサポートを考える会』を設立して．統合失調症6，41-49，2013.
14) ヒーザー・スチュアート，他著．石丸昌彦監訳：心のスティグマ克服，その理論と実践，パラダイム・ロスト．中央法規出版，1-25，2015.

# 05 アウトリーチ（訪問支援）における家族支援

第2章 家族を支援する方法

　地域で生活する対象者の多くが家族と同居しているのが，わが国の特徴の1つでもあるが，ケースによっては，地域で生活していくために家族による対象者への相当なケアを必要とし，家族がいなければ地域生活が難しいこともある。そのような状況にある家族を支援することで，対象者の回復が進んでいくことも多い。

　家族支援にはさまざまな形があるが，多く行われているのは，家族に病院などに来てもらう来所型の支援である。しかし，さまざまな理由により来所が困難な家族もいる。また，日々変化するニーズや突発的な出来事もあり，支援が必要となる日常生活の場での迅速な支援を求めている家族は多い[1]。ここでは，ACT（Assertive Community Treatment；包括型地域生活支援プログラム）による家族支援について述べるとともに，アウトリーチによる単家族❶へのアプローチとなる行動療法的家族支援にもふれる。

※アウトリーチに関しては，訪問看護とは異なり今日の制度には位置づけられていない。

❶ 単家族
家族支援の際に，個別かつ単一の家族あるいは家庭（単家族：single-family）を対象にする場合と，さまざまな家族の集団（複合的家族：multi-family group）を対象にする場合がある。アウトリーチでは必然的に，単家族へ支援を届けることになる。

## ① ACTによる家族支援

### 1　ACTとは

　ACTとは，1970年代にアメリカ・ウィスコンシン州ではじまった多職種チームによる密度の濃い支援を訪問によって届ける方法であり，わが国では包括型地域生活支援プログラムと訳されている。この手法を用いて支援することで，対象が重い精神障害のある人でも，地域で生活する精神障害者への支援を促進することができる[2]。

### 2　ACTの対象と支援の概要

　ACTの対象となるのは，精神障害があるために地域での生活が困難な人たちであり，治療による症状の改善が困難な重い症状やそれに伴う機能的な障害を抱えていたり，そのような症状や障害に関連して，従来の精神保健・医療・福祉サービスのもとでは十分にニーズを満たすことができない，重い精神障害のある人たちである[3]。

　このような重い精神障害のある人が，疾患や障害を抱えながらも希望

**2** リカバリー志向（→p60）

や自尊心をもって，その人らしく豊かな暮らしが送れるように目指す「リカバリー」**2** が，ACTの重要な理念の1つであり，対象者が自らの足で「リカバリー」の道を歩いていくことを応援するために，個別性に応じた柔軟な支援が行われている[4]。

柔軟性のある適切な個別支援を可能にするために，原則24時間365日体制で，多職種・多人数のチームによる，医療・生活支援・就労支援・リハビリテーションなどさまざまなサポートが，自宅や職場など，対象者が実際に過ごしている場所で（すなわち，アウトリーチによって）行われる[5,6]。

## 3 ACTにおける家族支援の必然性

ACTの対象となるケースは，未治療であったり医療を中断していることもあり，家族と会って話すところから支援がはじまることが多い。また，訪問による支援をはじめるには，対象者やその家族に受け入れられることが必要不可欠であり，了解が得られなければ支援ははじまらない[7]。また，対象者が訪問看護師に会ってくれない場合であれば，家族からの信頼を得ていなければ接触すらできない[3]。

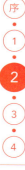
**3** エンゲージメント
援助関係の形成を目指した関係構築のプロセス[8]。お互いに相手を尊重し，信頼しあい，共通の目的に向かって協働していく関係（パートナーシップ）を醸成していくこと[9]。

まずは家族とのエンゲージメント**3** からはじめることが求められるが，対象者や家族はこれまでの傷つき体験から医療関係者への不信感を抱いていたり，リカバリーへの希望がもてずに絶望している場合もあり，繊細な配慮とともにていねいな関係づくりが必要となる[3]。

家族の抱えている大変さに寄りそい，家族の実際の生活のなかで家族がどのように工夫して対処してきたのかを共有し，家族がもっている力を活かした生活が送れるように，パートナーシップを築くことが大切である。

また，この関係構築のプロセスそのものが，家族への直接的なケアに結びついており，家族の思いを受け止め，家族自身が課題解決のために行動することを側面的に支援し，変化を促すケアにもなっている。

## 4 ACTにおける家族支援のスキル[10-12]

### ❶ ジョイニング**4**，エンゲージメント

訪問先の家族の生活の場は，訪問看護師にとっては未知の場所であり，なじみのない場所であるが，その家族の生活の場の雰囲気にマナーをもって入っていくことが必要となる。なじむのに時間が必要かもしれないが，家族の情報にあふれている生活の場で，家族との関係を築くことが第一に必要である。

**4** ジョイニング
治療的関係の形成のために，支援者が意図的に対象者の「やり方」に適応するように振る舞うこと。対象者が培ってきた価値観，生活様式，対人関係における相互作用のありようを尊重し，支援者は意識的にそれに適合するようにすること[13]。

### ❷家族の体験・ストーリーを聴く

何が必要であるのか，どのような変化を望んでいるのかは，まず家族の話を聴いてみないとわからない。場合によっては，家族との個別面接を積極的に行うことも必要である。

### ❸家族の疾病感を尊重しつつ，支援の第一歩の目標を描く

家族のこれまでの生活を肯定的に捉えると，家族支援は，今ある家族の生活に劇的な変化を起こさせることでも，家族の認識を大きく変化させることでもない。生活するうえでの具体的で小さな課題に対して，別の対処を考えたり，異なる対処を試してみたりするなど，家族の価値観や疾病感を尊重しつつ，どのようなことを可能にしていきたいのかを，ともに考えながらの目標設定が重要である。

### ❹家族の望む生活の実現に向けた直接的な支援

家族の生活の場に訪問しての家族支援では，具体的で直接的な支援が可能である。家族のストレス対処❺のための行動を積極的に行うこともあれば，危機介入として，家族の一員が緊急避難することを支援する場合もある。過度な巻き込まれの状況に陥っている家族の場合や，逆に家族分離によって生じる不安が強い場合には，家族に対する就労支援などを行うこともある。また，近隣住民などの家族を取り巻く環境にも積極的に働きかけることもある。ただし，これらの直接的な支援が，家族の望む生活の実現に向かっていることが重要なポイントである。

❺ ストレス対処（☞p44）

### ❺家族自身の力量の向上，ストレングス視点❻にもとづくアプローチ

密度の濃い家族支援が必要と思われるケースには，支援チームのなかに家族担当のケースマネジャーを置くことがある。しかし，家族支援の最終目標は，家族自身が力量をつけ，支援がなくても自信をもって暮らしていけるようになることである。そのために，家族の長所やできていること，すなわち家族のストレングスに敏感であることが必要である。

❻ ストレングス視点（☞p58）
弱い部分（ウィークネス weakness）をもった人のなかにも，同時に強い部分（ストレングス strength）があり，弱い部分をもっていても，あるいは，困難な状況のなかにあったとしても，そのなかでのストレングスを探求し，対象者か家族が本来もっている力に着目すること[14]。

## 5　ACTにおける家族支援の実際

ACTによる支援はケースに応じて柔軟に提供されるため，家族支援のあり方はケースごとに異なり多様である。電話による相談を受ける場合もあれば，訪問時に相談を受ける場合もある。また，突発的な出来事が生じて，緊急電話によるSOSに応じることもある。

一方，相談することではないと家族の側で捉えている事柄や，これくらいのことをわざわざ病院に行って聞いてもらうことではないと遠慮している日常の些細なことがいくつもある[5)]。しかし，そのような些細なことが，日常生活では無視のできない重要なことである場合があり，訪

問時の家族の何気ない会話のなかから，困りごとが浮かびあがることもある。ここでは，多種多様に行われるACTの家族支援のほんの一部を紹介する。

### ❶対象者への外出支援と家族自身の生活支援

対象者の希望にそった生活支援として，外出支援がしばしば行われる。散歩に出かけることもあれば，買い物に出かけたり，一緒にご飯を食べに行ったりしている。このような対象者への外出支援は，家族にとっては少し対象者と離れる時間になり，自分自身の時間を過ごせることにもなる。外出支援の際に，「じゃあ，私は買い物に行ってくるから」と，家族が対象者に声をかける場面もあり，家族と対象者のそれぞれが，別々に各々のために時間を過ごすことへの支援につながっている。

### ❷家族自身が課題解決のために行動することへの支援

対象者と家族とのトラブルで，家族がどうしてよいのかわからずに電話をかけてくることもある。場合によっては緊急に訪問することもあるが，多くの場合はどのような状況であるのかを話してもらい，何が生じているのかを電話を通してやり取りするなかで，家族自身が混乱していた状況を冷静にみることができるようになったり，平常心を取り戻すことができたり，今ある状況を家族の力で乗りこえるための自信を回復することがある。

何よりも，「何かあればいつでも対応してくれる」という安心感が，困ったときに回避的になったり悲観的になったりするまえに，家族自身で課題を解決するための第一歩を踏み出せる基盤にもなっている。

### ❸家族の困難を楽にする支援

家族が抱えている日々の困難は，対象者の障害に関連したこともあれば，家庭内の人間関係に関連していることもある。訪問の際に，前日の出来事を，堰を切ったように語る家族もいれば，語らずとも，いつもと違う家族のようすやいつもと異なる家庭内の雰囲気を感じた訪問看護師の問いかけに応じて，ポツリポツリと話してくれる家族もいる。

それらのことに対して，対象者の状態や家庭内の状況は変わらなくても，家族が抱く不安が和らいだり，葛藤や罪悪感が薄まることで家族が抱える困難が楽になることもある。家族と対象者が別々に暮らしている場合でも，家族と直接会うことや家族から相談の電話を受けることがある。

対象者の状況や生き方は変わらなくても，家族として心配していることを話してもらったり，対象者との距離の取り方について一緒に考えることで，家族に安心感や安堵感が戻ってくることがある。気もちを緩め

ることで，困難と感じていたことが，困難でなくなることもあるし，家族と対象者との関係にもよい変化が生まれることがある[15]。

## 2 アウトリーチによる単家族への支援（行動療法的家族支援）

### 1 行動療法的家族支援，メリデン版訪問家族支援とは

行動療法的家族支援（BFT：Behavioral Family Treatment）は，英国ではじめられた地域中心型の精神保健サービスで[16]，対象者を含めた家族（単家族）への訪問による心理教育的アプローチである。

これまでのわが国における心理教育的アプローチでは，対象者と家族への支援が別々になされてきたことや，家族心理教育が「集団」によって行われてきたことから，家族内力動への支援や個別性の高い悩みへの支援が難しいことがあった。また，医療機関などで行う家族教室の場に行くことができない家族への支援には限界があった。

これらの背景を踏まえ，「対象者を含めた家族単位」での心理教育的アプローチの重要性や「訪問」による家族支援の重要性から，近年注目されるようになってきた[17,18]。

この対象者と家族への効果的な支援の普及が，英国国民医療サービス（NHS）の一部であるメリデン・ファミリー・プログラム（Meriden family programme）で行われていることもあり，わが国においては，メリデン版訪問家族支援と呼んでおり，臨床への導入が進められている。

### 2 行動療法的家族支援（メリデン版訪問家族支援）の実際

行動療法的家族支援（メリデン版訪問家族支援）の目的は，①今ある課題やストレスとなっていることへの対処能力を高め，家族内のストレスを軽減すること，②家族自身が困難を乗りこえていくための効果的な問題解決や目標を達成するためのスキルを習得する機会を提供すること，③対象者を含めた家族，1人ひとりがその人らしい生活（人生）を生きることを支援すること，である。

この支援は，包括的なプログラム（表2-1）であり[8,19]，家族内でお互いの話に耳を傾け，肯定的な感情や否定的な感情も上手に伝えられるようになり，家族間のコミュニケーションのスキルが向上してから，日常で生じるさまざまな問題や課題に対して家族で解決していくというように，段階的に家族の力が引き出されるように構成されている[20]。しかし，実際は，これらのプログラムを押し付けることなく，家族のニーズに応じて，提供する支援を柔軟に組みあわせて実施される。実際の訪問は，

1名ないしは2名のスタッフで行い，対象者を含めた家族のなかに入るが，家族同士のポジティブな話しあいが促進されるように支援していく。

**表2-1　BFTを基盤としたメリデン版訪問家族支援の内容**

①関係構築：エンゲージメント（パートナーシップにもとづいた関係の構築）
②アセスメント：家族1人ひとり面談し，アセスメントを実施
③情報共有：教育的側面もあるが，支援者と家族とで情報を共有することに主眼を置く。精神疾患について支援者が知っていることもあるが，当事者はその疾患の体験について最も知っており，家族は，そのことがどのように家族に影響しているのか詳細に知っている。支援者が知らないこともあることを前提に，当事者・家族・支援者とで情報を共有する。
④コミュニケーション技術：
　モジュールA：嬉しい感情・感謝の気もちの伝え方
　モジュールB：不愉快な気もちの伝え方
　モジュールC：上手な頼み方
　モジュールD：積極的な話の聞き方
⑤問題解決・目標達成
　モジュールA：6ステップ法の紹介
　モジュールB：課題と目標の設定
　モジュールC：ブレインストーミング（考えられる解決策をすべてあげる）
　モジュールD：提案された選択肢の吟味
　モジュールE：最善の方法を選ぶ
　モジュールF：計画
　モジュールG：振り返り
⑥その他の状況に応じた対応，危機管理

### 引用文献

1) 池田耕治：継続的な家族支援―制限のなかでの工夫．精神科臨床サービス　11(1)，115-117，2011．
2) 三品桂子：重い精神障害のある人への包括型地域生活支援―アウトリーチ活動の理念とスキル．学術叢書．学術出版会，2013．
3) ACT-K出版委員会監：日本で始めるACTチームの立ち上げ方―アウトリーチによる包括的地域生活支援のコツ．久美，2010．
4) 佐藤純，石川三絵他：家族支援を考える-精神保健福祉士に求められる家族支援，ACTにおける家族支援．精神保健福祉　43(1)，19-21，2012．
5) 高木俊介・藤田大輔編：実践！アウトリーチ入門．こころの科学増刊．日本評論社，2011．
6) 西尾雅明：ACT入門，精神障害者のための包括型地域生活支援プログラム．金剛出版，2004．
7) 福山敦子・岡田愛他：精神障がい者地域包括ケアのすすめ：ACT-Kの挑戦「実践編」．メンタルヘルス・ライブラリー．批評社，2013．
8) Falloon IRH, Fadden G 他：Meriden Family Work Manual. The Meriden Family Programme, 2014.
9) 野嶋佐由美，渡辺裕子：家族とのパートナーシップ形成：特集．家族看護．日本看護協会出版会，2006．
10) 伊藤順一郎・野々上武司他：訪問により行なわれる家族支援のあり方について　ACT-Jの実践を検討する．家族療法研究　25(1)，62，2008．
11) 西尾雅明・梁田英麿：訪問支援における家族との関わり．家族療法研究　27(1)，13，

2010.
12) 伊藤順一郎・久永文恵他：アウトリーチサービスによる家族支援．家族療法研究，25(1)，11，2008．
13) 吉川悟，東豊：システムズアプローチによる家族療法のすすめ方．ミネルヴァ書房，2001．
14) チャールズ・A. ラップ，リチャード・J. ゴスチャ，田中英樹監訳：ストレングスモデル ―精神障害者のためのケースマネジメント 第2版，金剛出版，2008．
15) 伊藤順一郎・久永文恵監：ACTのい・ろ・は，多職種アウトリーチチームの支援 入門編．ACTブックレット1．地域精神保健福祉機構COMHBO，2013．
16) イアン・R.H.ファルーン他，水野雅文他監訳：インテグレイテッドメンタルヘルスケア ―病院と地域の統合をめざして．中央法規出版，1997．
17) 佐藤純：日本における精神障害者訪問家族支援技術の普及の必要性．京都ノートルダム女子大学研究紀要(46)，29-41，2016．
18) 伊藤順一郎：統合失調症患者の家族支援．精神保健研究(28)，13-21，2015．
19) イアン・R.H.ファルーン他，白石弘巳・関口隆一監訳：家族のストレス・マネージメント，行動療法的家族療法の実際．金剛出版，2000．
20) 後藤雅博：統合失調症の家族心理教育の実際．精神科治療における家族支援．専門医のための精神科臨床リュミエール17(伊勢田堯,中村伸一)．85-96，中山書店，2010．

## 06 引きこもりのケア

### 1 引きこもりへのケアとは

#### 1 引きこもりの定義

「引きこもり」といった言葉は，現在多くの人が一度は聞いたことがあるものとなっている。しかし，実際にどのような状態を意味するのか，説明するのは難しいのではないだろうか。

引きこもりの定義はさまざまであるが，「引きこもりの評価・支援に関するガイドライン」(2010)では，「さまざまな要因の結果として社会的参加（義務教育を含む就学，非常勤職員を含む就労，家庭外での交遊など）を回避し，原則的には6か月以上にわたっておおむね家庭にとどまり続けている状態（他者と交わらない形での外出をしていてもよい）を指す現象概念である」[1]としている。

つまり，単一の原因があるわけではなく，その状態により「引きこもり」であるかどうかを判断していくことになる。また加えて，「なお，引きこもりは原則として統合失調症の陽性あるいは陰性症状にもとづく引きこもり状態とは一線を画した非精神病性の現象とするが，実際には確定診断がなされる前の統合失調症が含まれている可能性は低くないことに留意すべきである」[1]としている。

引きこもりは定義上，精神疾患の症状によるものを除くこととしているが，地域での看護現場においてはその判断は難しく，混在した状態で対応しているのが現状である。そこで今回は，精神疾患の症状による引きこもり状態も含め，そのケアの実際について述べていく。

#### 2 引きこもりはいつ起きるのか

現象概念である引きこもりは，定義上どの年代においても起こりうるものであるといえるが，その親和性[1]の観点からみると，やはり思春期に起こりやすいものと考えられる。一般的に思春期の発達課題は，両親からの分離と自己の確立である。この時期の特徴は，これまで近い距離にいた両親と少しずつ離れ，その代わりに同性の仲間とのつながりや信頼できる友人との関係が密になる。また，その関係のなかで自分という

---

[1] 親和性
親しみ結びつきやすい性質。相性のよさ。

ものを形作っていく。このプロセスが重要となるが，そこに何らかの適応への支障が生じた場合に，学校や仲間といった場への参加が負担となり，家庭内へ引きこもることへとつながる。

　また，思春期はさまざまな精神疾患が発病しやすい時期でもあり，その影響により引きこもり状態となっている場合もある。特に留意すべき精神疾患としては，①気分障害，②統合失調症，③発達障害，があげられる。

### ❶気分障害

　このなかでもうつ病は，ぼんやりしたり，何か思い悩んでいるようすがあったり，これまで好きで取り組んでいたようなことにも興味がわかなくなったりとの症状が出現する。また，進行すると自分の価値が感じられず，自ら死を招くような考えや行動をとることもある疾患である。思春期頃の子どもの場合，うまく自分の感情や状況を説明することができずに，イライラとしたようすや攻撃的な言動で表現される場合もあるため，注意が必要である。

### ❷統合失調症

　統合失調症では，「自分の考えが相手に読まれている」「行動を監視されている」「噂をされる，悪口を言われている」などの妄想や幻聴などの症状が出現した場合に，その可能性を疑う必要がある。当の本人にとっては混乱や恐怖を伴う状態であり，対応としては速やかに精神科治療につなげる必要があるが，被害的な感情から自身の身を守る行為として，引きこもりとなっている場合がある。

### ❸発達障害

　発達障害では，友人などとの関係のなかでぎこちないようすや，相手の意図をくめない，こだわりが強く融通がきかない，衝動性が高いなどが目立つことで把握される場合がある。こういった場合も周囲から孤立し，結果として家庭内への引きこもりとなることがあるが，薬物療法や周りのサポート体制の確保など，可能な対応を検討する必要がある。

## 3　精神疾患による引きこもり

　この項目では特に，地域精神看護においてかかわることの多い統合失調症の治療中断や未治療による引きこもりついて，事例を交えながら説明をしていく。この事例のような状態の場合，多くは買い物などの生活行動は最低限行うことができているが，他者との交流は行わずに生活している。

> 事例①　治療中断例
> A氏，30歳代前半，男性
> 　20歳代前半で発症。これまで措置入院を含めた強制入院と，退院後の治療中断により何度か入退院をくり返している。もともとは母親，姉と一軒家に同居していたが，A氏は症状が悪化すると家族が自分に悪さをするなどの被害的な感情が強まり，暴力を振るうことがあった。
> 　直近の治療中断後，家族はA氏の暴力的な言動に身の危険を感じ，A氏のみを家に残し親戚宅に避難することとなった。
> 　A氏は日常生活を維持する分の金銭は保持していたため食材などの買い物は可能であり，その後も単身生活を行うこととなる。しかし，そのような生活は長く続かず，徐々に生活は破綻していく。室内は家具家財が散乱し玄関は開け放たれたままの状態。A氏は2階の自室で生活することが多いが，室内では大声を出しているため，近隣からも苦情が出ている。

　この事例の場合，A氏の治療中断に伴い家族が避難し単身生活となっている。一軒家に1人で生活していることの他，近隣他者との交流はなく，引きこもりの状態であるといえる。実際には早急に医療へつなぐための支援が必要であり，そのことが引きこもり状態への対応ともなる。

> 事例②　未治療例
> B氏，10歳代後半，男性
> 　両親との3人暮らし，父母ともに統合失調症である。幼い頃から両親の養育不足があり，民生委員・児童委員などの介入があった。小学校のときには勉強の遅れが目立ち，学校も休みがちではあったが，断続的に通学はできていた。中学校進学とともに不登校状態となるが，両親は特に気にしていないようすであった。その後も民生委員・児童委員の家庭訪問ではB氏と会い，会話をすることができていた。しかし，徐々に夜間に奇声をあげる，室内での独語が活発になるなど，ようすに変化がみられるようになった。また，家庭訪問の際にも自室内に逃げ込むようになり，B氏の姿を見ることができなくなった。

この事例の場合，B氏は現在も両親と同居しており食事は母親の作ったものを食べるなど，家族内のつながりは維持されている。社会との交流がなく引きこもり状態といえるが，両親が統合失調症という背景要因，奇声や独語などの症状から何らかの精神疾患の発病が疑われる。適切な医療へのつなぎを検討しながら引きこもりへの対応を検討していく必要がある。

### 4　引きこもりによる家族への影響

　引きこもりは多くの場合，長期間の経過をたどるものである。短い期間自室に留まるものとは違い，家族の心的な負担は相当なものであると留意する必要がある。

　家族の思いは複雑であり，なぜこのようなことになったのか，自分たちの接し方がまずかったのかなど，自身を責めていることもある。また，場合によっては家族の生活の中心を引きこもり対象者のことが占め，起床から就寝までの間，家族が対象者の一挙手一投足を気にしながら対象者にあわせるように暮らすなど，家族が自分の生活に満足感をもつことができていないこともある。その他，経済的な負担や親戚や近隣から寄せられる奇異な目を気にするなど，対象者以上に苦しい思いをしている可能性があることを，看護する側は忘れずにかかわる必要がある。

### 5　引きこもりに対するケアの重要性

　これまで述べてきたように，引きこもりは多くの要因によって引き起こされるものである。精神疾患によるものの場合には，適切な治療が行われていないこともあり，対象者のこれからの生活を左右する意味でも早期の介入が必要となる。また，精神疾患によらないものの場合，引きこもりは家庭内で静かに長く継続されることがある。家族だけで解決に向かうことができればよいが，固定化したバランスを崩すことが難しい場合も多く，看護師などの介入が重要となる。いずれにせよ，引きこもりに対する適切なケアを提供できるような体制整備が重要となる。

## ❷　引きこもりのケアはどのように行われているのか

### 1　引きこもりの人をどのように見つけるか

　引きこもりの場合，その対象者からケアを依頼してくることは少ない。多くの場合は家族などの相談が関係する部署に寄せられることからかかわりが開始する。家族など，まず支援の対象になる者は主として親であ

ることが多いが，祖父母やきょうだい，親戚などの場合もある。また，精神疾患によって引き起こされている引きこもりの場合には，近隣住民の相談からかかわりが開始されることもある。初めて相談に訪れる人は，親であれ，近隣住民であれ自分たちができる努力を尽くしたうえで，最後の望みをかけて相談に訪れている場合がある。そういった場合，即効性のある解決策を求められることがあるが，そのような方法はないことや，これまでの経緯を踏まえながら時間をかけて取り組む必要があることの説明が重要となる。

## 2 引きこもりのケアの実際

引きこもりケアの第一歩は，初めの相談者との継続面接からスタートすることとなる。まずは，対象者の幼少期の体験や培われてきた性格，親子関係やこれまでの生活の歴史から対象者の特徴を知ることが重要である。次に引きこもりとなっている現状やその原因，相談者のかかわりとしてどのような対応が適しており，行動が可能かなどを十分に話しあい，その後の対象者の変化をともに見守るような関係作りが必要となる。しかし，そのようなかかわりを続けていても場合によって大きな変化がみられず，相談が長期化していくこともある。そのようなときは，相談を続けるのではなく，本当に小さな変化もみられていないか，変化がないとすればなぜなのかなどの詳細を，系統的に検討すべきである。

また引きこもりケアには，対象者の生活する場へ看護師などがおもむく訪問型の支援がある。このアプローチは当然ながら対象者に対しては侵襲性のあるものとなるため，相談者との継続面接が長期化し，次なる手段を検討した際に選択されるべきものである。家庭訪問は看護師などにとって未知なる世界へ踏み込んでいくこととなるため，看護師などの安全も確保し，訪問を効果的に実施するための事前準備が重要となる。

以下に事前準備に必要な項目をいくつか紹介する。

### ❶事前の情報収集と，関係者による検討

現在の引きこもり状況を把握する他，精神疾患によるものかどうかの判断に重要な生活スタイルや行動様式の詳細を把握する必要がある。収集した情報は関係者と共有のうえ，最も適切な訪問の方法を検討することが重要である。また，対象者の趣味や特技など，さまざまな情報を事前に入手できているほうが，有効な訪問を行えることを念頭に入れておくべきである。

### ❷実際の訪問方法を組み立てる

　訪問の日時や訪問方法，家族などから対象者への説明の仕方，適した看護師などは誰かなどの検討を行う。また，対象者と接触したときにどのような話題をきり出すのか，実際をイメージして訪問にのぞむ。その他，家族が周囲の住民に対象者の引きこもり状態や関係機関から家庭訪問を受けていることを知られたくない場合もあるため，駐車場の確保やその場所なども事前に確認しておく必要がある。

　精神疾患による引きこもりの場合，状況により家族などや看護師などの安全を確保する意味で，事前に警察への相談が必要となることもあるため，十分な訪問準備が重要である。

### ❸訪問時に確認すべき内容の明確化

　訪問時に対象者と会うことができれば，対象者の外観（背丈や痩せているか太っているか等）や，身だしなみ，部屋の内部状況，家族や看護師などとのかかわり方や反応の仕方などを観察する。また，精神疾患によって引き起こされた引きこもりで単身生活者の場合には，台所のようすなどから買い物の状況や食事摂取の内容など，生活の実態を併せて把握し，より緊急な介入が必要か否かを判断していくこととなる。

## 3　家庭訪問における留意点

　家庭訪問について事前にその方法を検討していたとしても，必ずしも対象者と会うことができない場合もある。看護師などが到着した段階で部屋に鍵をかけ閉じこもってしまうこともある。看護師などが対象者と会うことができたときには，会えたことへの感謝と対象者に対し危害を加えるような存在ではないことを伝える努力が必要である。対象者が自らの言葉で何かを伝えようとするようすが見られた場合には，看護師などはよくその話に耳を傾け，その思いを理解していくことが重要である。引きこもり状態にあり自らも苦しみ，さまざまな感情が交錯していることもあるため，長年の生活のなかでどのような気もちで過ごしてきたのか，知りたい，感じたいといった姿勢で向きあうことが重要である。

　家庭訪問を長く継続させるためには，次回の訪問日時を告げ，かかわりの継続とこれからの生活を一緒に考えたいといった姿勢を伝えていくことが必要である。このような家庭訪問を継続するなかで，少しずつ対象者の変化が見られるようになった場合には，そのことを対象者に伝え，ともに喜ぶなど，パートナーとしての関係確立に努めていくことが重要である。

## 4　対象者から拒否があった場合の対応

　対象者から家庭訪問に対する拒否があった場合には，再度家族などとの面談に変更するなど，臨機応変な対応が必要となる。そのような場合でも，例えば家族から対象者へ看護師などの手紙を渡してもらうことや，対象者には接触しないまでも，家族とのみ会うような家庭訪問を実施するなど，根気強くかかわりをもつことが重要である。

　また，精神疾患により引き起こされた引きこもりの場合，拒否の状態が長く続くことで対象者や周囲の健康や安全が脅かされる可能性がある場合には，対象者の了解が得られなくとも家庭訪問を継続し，強制的な精神科医療への導入が行われることがある。その場合，対象者や家族なども不本意な思いをもつ可能性があるため，その後を見据えたかかわりが重要となる。

## 5　今後の課題

　引きこもりはさまざまな状況により引き起こされるものであるため，同一のかかわりで効果が発揮できるものとはいえない。現在，実際に引きこもりの対象者と接している看護師なども手探りでかかわりを模索し，悩みながら取り組んでいるのが現状である。今後は，引きこもりの方に接している看護師など1人ひとりがその模索した方法を集約し，情報共有やネットワークを組みながら，柔軟に対応できるような仕組みづくりを進めていくことが喫緊の課題であるといえる。

### 引用文献
1) 齊藤万比古他：ひきこもりの評価・支援に関するガイドライン．厚生労働科学研究費補助金こころの健康科学研究事業「思春期のひきこもりをもたらす精神疾患の実態把握と精神医学的治療・援助システムの構築に関する研究」，2010．

# 07 家族心理教育

第2章 家族を支援する方法

心理教育(Psychoeducation)とは，心理療法的な配慮を加えた教育的なアプローチであり，家族の対処能力や技能の向上を目指すとともに，自分らしい生活や人生を取り戻せるきっかけをつかめるようにエンパワメントしていくことが目標である。

心理教育的アプローチには，「知識・情報の共有」，「対処技能・問題解決技能の増大」，「心理・社会的なサポートシステムの形成」の3側面があり，再発を遅らせることや，家族の負担が軽減するなどの効果がある。英国の臨床ガイドライン(NICE：National Institute for Health and Clinical Excellence)においても，家族心理教育[1]が推奨されており[1)]，心理社会的アプローチの第一選択肢となっている。

## 1 心理教育的アプローチの3側面

### 1 知識・情報の共有

病気や障害について正しい知識や情報を伝えることは，家族心理教育において重要な側面の1つである。知識や情報を得ることで客観的な見方ができるようになり，症状と対象者本人とを区別して考えることができる「外在化[2]」への援助となる[2)]。これによって，対象者と病気とを一体として見ていたことから生じる，否定的な見方や対象者－家族間で生じていた悪循環を改善することが期待できる。また，正確な知識・情報を得ることで，家族自身が抱いているスティグマ[3]や自責感が軽減される。しかし，知識や情報を伝えることは，かえって混乱を招いたり傷つけることになる可能性もあるので，まずは，疾患をどう理解しているのかを確認し，家族が知りたいと思っていることは何か，家族が何に困っているのかを明確にし，家族の気もちに配慮しながら行う必要がある。

また近年では，対象者が抱えている病気のために日常生活に何が生じ，どのような対応をするとうまくいくのかということを一番知っているのは家族であるという認識のもとで，看護師は家族から教えてもらうという姿勢が重視されるようになってきた[3)]。よい変化が生じるためには，看護師と家族の間に協力関係が必要であり，看護師が知識・情報を提供

[1] 家族心理教育
疾患や障害に関する正しい情報を心理面への配慮をしながら伝え，療養のための適切な対処法を習得してもらうための支援が心理教育であり，家族に対する心理教育を家族心理教育という。

[2] 外在化（☞p70）
症状や問題は対象者の外部にあり，「その問題や症状によって対象者が困っている」という見方。この反対は，症状や問題が対象者のなかにあるという見方（内在化），すなわち「問題のある人」という見方。

[3] スティグマ（☞p81）

するのではなく，パートナーシップのうえで，それぞれが知っていることについて，お互いに情報・知識を共有していくことが必要となる。

### 2 対処技能・問題解決技能の増大

家族が抱えている問題や困難への対処の糸口をみつけ，家族自身が困難な状況を乗りこえるための具体的な方法を体得し増やしていくことは，家族の対処の可能性が広がることになる。家族の生活技能訓練や行動療法的家族支援を行うこともあり，これらによって家族間の葛藤やストレスが解消され，安心感がもたらされることも期待できる[4]。

ここで大切なのは，家族の不適切な行動ややり方を修正するのではなく，困難のなかでのさまざまな工夫や努力のなかでの「できている部分」を伸ばしながら，家族が「本来もっている力」を引き出すことと，家族が「目指している課題の実現」のために支援をすることである。

### 3 心理・社会的なサポートシステムの形成

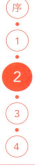

**4** 単家族（→p83）

**5** 複合家族
単家族が複数集まってあわさった集団（multi-family group）。

家族心理教育のやり方は，単家族[4]へのアプローチと複合家族[5]へのアプローチがある。単家族への心理教育的アプローチは，家庭内のコミュニケーションを改善させ，家族1人ひとりが本来もっている力がより引き出され，好循環が期待できる。一方，複合家族による心理教育では，セルフヘルプ・グループと同様の効果ももたらされ，心理・社会的なサポートはより拡大する。

このように，集団を用いた家族心理教育では，お互いの助けあいや支持的な雰囲気がつくり出され，対象者を含めた家族を支えるネットワークが拡充される。体験していることが特別なことではなく他の人々も体験していることを知ることや，孤立感を解消し，スティグマを軽減するためには，グループ環境が適している[4]。そこで，単家族へのアプローチとなる行動療法的家族療法では，家族会などの他のサポートを併用して補うことも必要となる。

## ❷ 英米で発展してきた家族心理教育と日本で定着した家族心理教育の違い

**6** EE研究（→p31）

心理教育は，心理社会的アプローチの1つで，抗精神病薬のみによる治療の限界，ストレス-脆弱性モデル，EE研究[6]をはじめとした精神障害者の家族研究を背景にして発展してきた。諸外国で発展した家族心理教育の代表的なものがいくつかあるが，対象者を含めた家族を対象とし

たセッションがあり，単家族への支援と複合家族への支援の形を組みあわせて提供しているプログラムもある。しかし，英米で実施されてきた家族心理教育は，わが国の実情にあった実施しやすい形に改編されて導入されている[5]。現在，わが国の臨床で普及しているものは，対象者を含めない複合家族が参加する「家族教室」と呼ばれているものである。

## ❸ 家族教室

　心理教育的アプローチを用いた家族支援のやり方はさまざまであるが，今日，わが国の臨床に定着しているのは，家族教室と呼ばれる集団（複合家族）を対象にした家族心理教育（集団心理教育）であり，精神科病院や精神保健福祉センターなどにおいて開催されている。

　家族教室の進め方に関するテキストや手引き書はいくつかあり[6, 7]，それらを活用する場合もあれば，使わずに実施している場合もある。また，家族教室の開催数や間隔，病気の種類や問題，対象とする家族の条件，グループサイズもさまざまであり，家族教室における心理教育的アプローチの3側面のどこに力点を置くかにより，何通りもの家族教室の形ができあがる。臨床においては，目の前にいる家族や出会う家族の人たちのニーズに応じて家族教室の企画と運営をしていく必要がある。ここでは，いくつかの家族教室（表2-2，3，4）の例を示す。

表2-2　標準版家族心理教育[8]を参考にした家族教室の例

| 対象 | 統合失調症＊の患者をもつ家族 | |
|---|---|---|
| 参加者数／スタイル | 15名／講義とグループワーク（グループワーク時は，7〜8人の小グループで行う） | |
| 頻度 | 毎月 | |
| 回 | 時間 | 内容 |
| 1 | 60分 | 講義：統合失調症の疫学・成因・症状 |
| 2 | 60分 | 講義：統合失調症の経過・治療・予後・遺伝 |
| 3 | 60分 | 講義：統合失調症の社会資源・福祉サービス |
| 4 | 60分 | 講義：家族の対応，家族のできること |
| 5 | 120分 | 対処技能・問題解決のグループワーク |
| 6 | 120分 | 対処技能・問題解決のグループワーク |
| 7 | 120分 | 対処技能・問題解決のグループワーク |
| 8 | 120分 | 対処技能・問題解決のグループワーク |
| 9 | 120分 | 対処技能・問題解決のグループワーク |
| 10 | 120分 | 対処技能・問題解決のグループワーク |

＊疾患名を変えれば，他の疾患での家族心理教育にも応用できる。

表2-3　初回入院の患者の家族を対象にした家族教室の例

| 対象 | 家族教室に初めて参加しようとする人 | |
|---|---|---|
| 参加者数／スタイル | 10名程度／講義と質疑応答，座談会形式 | |
| 頻度 | 隔週 | |
| 回　時間 | 教育セッション（45分） | グループワーク（45分） |
| 1　90分 | 「精神科の病気と治療について」 | 小グループでの座談会 |
| 2　90分 | 「家族の接し方」 | 小グループでの座談会 |
| 3　90分 | 「社会資源について」 | 小グループでの座談会 |

表2-4　保健所で開催される家族教室の例

| 対象 | 精神障害者のご家族 | |
|---|---|---|
| 参加者数／スタイル | 10名〜30名／プログラムの内容に応じて，講義・質疑応答・グループワークを組みあわせる | |
| 頻度 | 毎月 | |
| 回　時間 | 内容 | 講師 |
| 1　90分 | オリエンテーション・自己紹介・体験の分かちあい | |
| 2　90分 | 病気の理解 | 精神科医 |
| 3　90分 | 医療機関で受けられる支援 | 精神保健福祉士 |
| 4　90分 | 社会福祉サービスについて | 相談支援専門員 |
| 5　90分 | デイケアについて | 作業療法士 |
| 6　90分 | 参加者同士の体験の分かちあい | |
| 7　90分 | 薬との付き合い方 | 精神科医 |
| 8　90分 | 対象者との接し方 | 看護師 |
| 9　90分 | 金銭管理・成年後見制度とは | 社会福祉士等 |
| 10　90分 | 対象者の気もち | 対象者 |
| 11　90分 | 家族役割と家族の息抜き | 対象者の家族 |
| 12　90分 | 参加者同士の体験の分かちあい | |

## ❹ 家族による学習会（Family to family）

　家族への心理教育的アプローチについては，看護師であれ，経験豊かな家族であれ，専門的な視点と家族の視点の，両方の視点をもつ人からの支援を受けるのが効果的ともいわれている。米国の精神疾患を抱える人とその家族の自助団体（NAMI：National Alliance on Mental Illness）では，家族自身による家族への心理教育（family to family）が開発され，研修を受けた家族会員による12回のセッションが無料で提供されている。

　2007年からわが国においても「家族による家族学習会」が行われるようになり，全国の多くの家族会で学習会が実施されている。学習会は，10人程度の小グループで行われ，経験のある先輩家族が担当者となっ

てファシリテートするが，教える・教えられる関係ではなく，ともに学びあう姿勢を大切にしている。また，2011年から「きょうだい家族学習会」も実施されるようになり，2016年から「精神障害を持つ親に育てられた方のための家族による家族学習会」も実施されるようになった。いずれの学習会においても，目的は「参加者が元気になること」であり，テキストを用いて輪読しながら，疾患・治療・病気のプロセス・対応の仕方・社会資源などを学ぶとともに，家族自身の体験にもとづいた知識や知恵を共有することでお互いに助けあう場となっている。

## 5 精神疾患を抱えている人のきょうだいや子どもへの心理教育

　精神疾患を抱えている人には一緒に暮らしているきょうだいがいるし，疾患を抱えている親と一緒に暮らしている子どもも当然いる。きょうだいや子どもの立場の人を対象とした心理教育は，先述の家族による学習会の一環で行われるようになったが，学習会への参加者を20歳以上としているところもあり，未成年の家族，とりわけ幼児期・学童期などの幼い子どもへの心理教育は十分に行き届いていない。しかし，疾患を理解するための絵本がいくつか出版されており[9-13]，それらは子どもに，親が抱えている病気（統合失調症，うつ病，アルコール依存症）のことを伝え，理解できるように工夫されている。また，アルコール専門病棟に入院している人の子どもたちを対象にした「こどもプログラム（5～10歳の子ども10名以内／年2回開催／1回2時間／無料）」や「思春期プログラム（10～16歳の子ども5名位／年2回開催／1回2時間）」を実施している病院もある。

### 参考文献
1) NICE: Quality statement 3: Family intervention. NICE Quality standard, 2015.
2) 後藤雅博：長期入院患者を持つ家族への心理教育的複合家族療法．家族療法研究　8(1), 11-19, 1991.
3) 伊勢田堯他編著：生活臨床の基本―統合失調症患者の希望にこたえる支援．167-187, 日本評論社，2012.
4) ポール・フレンチ＆ジョー・スミス他，岡崎祐士他監：精神病早期介入―回復のための実践マニュアル．379-453, 日本評論社，2011.
5) 福井里江：家族心理教育による家族支援．精神障害とリハビリテーション　15(2), 167-171, 2011.
6) 伊藤順一郎監：統合失調症を知る心理教育テキスト家族版．じょうずな対処・今日から明日へ― 病気・くすり・くらし．改訂第2版　地域精神保健福祉機構（コンボ），2013.
7) 後藤雅博編：家族教室のすすめ方．心理教育的アプローチによる家族援助の実際．金剛出

版，1998.
8) 後藤雅博：統合失調症の家族心理教育の実際．精神科治療における家族支援．専門医のための精神科臨床リュミエール17．（伊勢田堯，中村伸一）．85-96，中山書店，2010.
9) 細尾ちあき他：ボクのせいかも・・・，お母さんがうつ病になったの，家族のこころの病気を子どもに伝える絵本①．ゆまに書房，2012.
10) 細尾ちあき他：お母さんどうしちゃったの・・・，統合失調症になったの・前編．家族のこころの病気を子どもに伝える絵本②．ゆまに書房，2013.
11) 細尾ちあき他：お母さんは静養中，統合失調症になったの・後編．家族のこころの病気を子どもに伝える絵本③．ゆまに書房，2013.
12) 細尾ちあき他：ボクのことわすれちゃったの？，お父さんはアルコール依存症．家族のこころの病気を子どもに伝える絵本④．ゆまに書房，2014.
13) トゥッティ・ソランタウス他．上野里絵訳：お母さん，お父さんどうしたのかな？．「こころの病気を抱える親をもつ子ども」のハンドブック．東京大学出版会．2016.

第2章 家族を支援する方法

# 08 社会資源の導入（レスパイト）

## ❶ 社会資源の導入（レスパイト）とは

### 1 レスパイトとは

　読者の方々はレスパイトという言葉を聞いたことがあるだろうか。レスパイトとは，一時的な休止や休息，休養を意味する「respite」であるが，そのレスパイトに実際の支援をつけ加えた用語として，「レスパイトケア」「レスパイトサービス」といった言葉が使用されていることが多い。

　その「レスパイトケア」は，乳幼児や児童，障害児者，高齢者などを自宅でケアしている家族等の身体的・精神的疲労と負担を軽減する目的で，一時的にケアの代わりを補うサービスをいうものである。もともとは欧米で考えられたケアの概念だが，わが国においては1970年代にショートステイの形でその考えが導入されている。

### 2 精神障害者とレスパイト

　自宅においてケアを担っている家族等の心身の疲労と負担を軽減するために導入されるサービスを，レスパイトケアと呼ぶことはすでに示した通りである。しかし，家族等の疲労と負担を軽減する必要があるという状況は，どのような場合が想定されるのだろうか。一般的に障害者のなかでも，移動や清潔保持行為などの身の回りの世話や介助などの支援が必要となる身体障害者や，養育上の観点から生活全般にわたる観察や寄りそいが必要となる知的障害者の家族等については，常時必要となるケアによって心身の疲労と負担は大きく，この軽減を目的として家族等のためにレスパイトケアを利用する必要は誰の目にもわかりやすい。一方，精神障害者に関してはどうであろうか。精神障害者の場合，その多くが身体的な障害がなく，発病時期が思春期以降の成人であり，知的機能が維持されていることなどから，例えば同居している家族等が自身のためにサービスを利用するという形は，一見なじまないようにみえるのが事実である。

　では，精神障害者とともに生活する家族等には心身の疲労と負担を軽減する必要性と，そのためのサービス利用は必要ないのであろうか。実

際にはそのような事はなく，必要なのである。

現状では家族等のためのサービスという形ではないが，いくつかのサービスや医療の利用の仕方により同様の効果を得ているものがあるため，その内容について説明する。

## ❷ 社会資源の導入（レスパイト）はどのように行われているのか

### 1 社会資源の導入（レスパイト）の実際

精神障害者と家族等のためのレスパイトに位置づけられる社会資源は大きく分けて3つあり，①障害者総合支援法にもとづくサービス，②医療的対応，③その他の資源，となる。

#### ❶障害者総合支援法に基づくサービス

障害者総合支援法（障害者の日常生活及び社会生活を総合的に支援するための法律）は2013年4月に施行された法律であり，その目的は「障害者及び障害児が基本的人権を享受する個人としての尊厳にふさわしい日常生活又は社会生活を営む事ができるよう，必要な障害福祉サービスに係る給付，地域生活援助事業その他の支援を総合的に行い，もって障害者及び障害児の福祉の増進を図るとともに，障害の有無にかかわらず国民が相互に人格と個性を尊重し安心して暮らす事ができる地域社会の実現に寄与すること」としている。

この法律には障害児・者が個人の人権が尊重された生活を送れるよう，種々のサービス体系が整備されている。精神障害者がこのサービスを利用する場合，多くは障害者本人の生活の質を高めることを目的としている。しかし，副次的ではあるが，家族等の負担の軽減にもつながるため，その内容を以下に示す。

---

●居宅介護：ホームヘルプサービス

ホームヘルプサービスは，ホームヘルパーが自宅を訪問し，入浴や排せつ，食事介助などの身体介護や家事援助などを対象者本人のために行うサービスである。

精神障害者の場合，疾患の症状や薬の副作用から，買い物や調理，掃除や身辺の清潔保持動作に関心が寄せられない，または関心があっても意欲が出ず，身の回りの行動に制限がある場合が多い。地域で生活する精神障害者では家族等がそのサポートをしていることが多く，たとえ別居という形であっ

ても同様であるといえる。家族等と対象者の関係性は長年のなかで形作られるものである。家事を含めた役割について，家族が若く元気な状態であればサポートを続けることも可能であるが，長い経過のなかで高齢化したり，関係性に変化がみられた場合など，負担と感じるようになることもある。また，対象者のこれからの生活を考えた場合には，可能な範囲で自身の身の回りのことを自分で行うことが，生活の質を高めることにもつながる。そのため，ホームヘルプサービスを利用して他者の支援を受けながらも，これまでの対象者と家族等の関係性に変化を与えることには意味がある。

　対象者の現在とこれからの生活のために利用できるサービスではあるが，家族等への影響とその関連を考えた場合には，レスパイトケアでもあるといえる。

●短期入所：ショートステイサービス

　ショートステイサービスは，対象者の家族等が，疾患などの理由により介護を行う事が困難となった場合に，一時的に施設等において介護サービスを提供することにより，対象者およびその家族等の福祉の向上を図るものである。

　ショートステイサービスの場合には1970年代にわが国にその理念が導入された段階から，家族等の介護状況に関連して利用できるサービスとして認知されている。では実際にどのような状況の場合にこのサービスが利用されているかというと，対象者の休息という面が大きいといえる。家族等との同居，別居に限らず，家族等には対象者との関係のなかでストレスと感じる部分もあると考えられる。日常生活の援助に対する負担やもっとこうしてほしいといった期待など，家族等であるからこそ感じる気もちがある。しかし反面，当然ながら対象者にも家族等との関係のなかでストレスを感じているのである。本当はやりたいと思っていることができない，家族等であるからこそ表現できない感情など，さまざまに考え感じるものがあるが，ときにはそれが積み重なってストレスが強まり，家族等と近い距離にいることが病状の悪化につながる場合もある。そういったときに，一旦自宅から離れ，落ち着いた環境のなかで過ごすということは，その後の病状悪化の予防や家族等との関係修復など，対象者，家族等の双方にとって有効な対応であるといえる。当然家族等の急な病気によりショートステイサービスを利用する場合もあるが，前記の利用の仕方についても把握しておくことが看護師には必要である。

　いずれにせよ，ショートステイサービスについても，対象者のサービスではあるが，家族等のレスパイトケアとして重要な位置づけにあるものといえる。

　上記2つのサービスを取りあげて説明したが，その他，例えば通所型のサービスにおいても利用目的の考え方によっては，家族等のレスパイ

トケアとみることができる。サービスを導入する際には，その目的と効果を幅広く検討することが重要であるといえる。

### ❷医療的対応

医療的対応としてレスパイトケアに位置づけられるものには，いわゆる休息目的での入院といった手段がそれに該当するといえる。本来入院治療に関しては，入院によらなければ対象者への適切な治療を行うことができない状態であることが前提だと考えられるが，休息を目的とした入院も現状では行われている。

休息入院に関しては，ショートステイサービスの項でも記載したが，対象者がさまざまなストレスから一旦離れ，さらなる病状の悪化を予防するための措置であるといえる。そのことが家族等との関連で考えた場合に，レスパイトケアとみることができるのである。休息入院については，当然病院であるため医師や看護師などのスタッフの充実度がショートステイサービスとは異なる。病状と関連し，より安心で安全な環境の提供が必要な場合には休息入院を選択する必要がある。

休息入院に関しては，利用者側の意向で利用する・しないを決められる福祉的なサービスとは違い，医療としてその必要性を判断することとなる。その場合，当然ながら主治医の判断が重要となるし，クリニックに通院している場合などは，一時的な転院の可能性などについても同じく主治医と協議する必要がある。主治医との相談に関しては，日常の外来通院時の関係が重要である。ストレスが高まったときにだけ急に家族等が病院に登場し，入院させてほしいと訴えるのではなく，普段から共同で対象者のこれからについて考えるような関係性の構築に努める必要がある。

看護師は，その関係性が上手くいっていない場面を目撃することがあるかもしれないため，そのようなときには，対象者・家族等・主治医が，共同した関係を構築していくことができるよう，調整を含めた看護としてのかかわりを担う必要がある。

### ❸その他の資源

レスパイトケアに関して，障害者総合支援法といった福祉的サービス，休息入院といった医療的対応の他にどのようなものがあるか，考えることができるであろうか。

まず，家族等の心身の負担を軽減するためにサービスを利用するといった形をとらなくても，より広い範囲の親族内でその負担を分散することができないかを考えてみることは重要である。親族内では精神疾患や症状に対してよいイメージをもっていない者や，これまでの経緯で特

定の家族等が対象者へのケアを担うべきといった役割分担が自然とでき上がっている場合もある。しかし多くの場合，対象者そして家族等も時間の経過とともに状況にさまざまな変化が生じてくるものである。過去だけに捉われず，現時点での親族内でそれぞれ何ができるか，考えてみることには意味がある。

　また，さらに視点を広げて考えてみると，隣近所や地域住民による理解の促進があることは，対象者のケアを担う家族等にとっては，大きなレスパイトケアになり得るものであると考えられる。精神障害に関しての偏見は今なお存在し，多くの課題を残している。また，その偏見に関しては，対象者と接触したことのない地域住民だけがもっているのではなく，対象者や家族等においてもそれぞれもっていることがある。

　読者の方々は自宅やアパートなどで生活しているだろうが，普段の生活のなかで精神障害者に接する機会はどれくらいあるだろうか。あまりないというのが大半であると思う。地域には多くの精神障害者が生活しているが，偏見や病状から地域住民との接触をもたないか，もっていても精神障害を表に出すことなく過ごしている。そのことは家族等についても同様の傾向があり，対象者への対応で負担を感じていたり悩んでいたとしても，周囲には相談ができずにいることが多い。そのような状況は，隣近所といった物理的には身近に生活していたとしても，心理的にはいわば地域のなかで孤立した生活を送っているといえる。

　それでは我々はどうしたらよいのであろうか。ヘルスプロモーションは，WHO（世界保健機関）が1986年のオタワ憲章において「人々が自らの健康をコントロールし，改善することができるようにするプロセスである」と定義し，その取り組みとして大きく2つの視点が示されている。1つは医学的なアプローチとして個人の能力を促進する活動である。精神障害者について考えれば，治療を通した病状の安定，ソーシャルスキルズトレーニング（SST）などを通した地域社会での生活に対象者が適応しやすいように働きかけることであるといえる。またもう1つの視点は，社会科学的アプローチとして健康生活の場，環境をつくる事が重要であるという考え方である。このことは，対象者や家族等が社会に適応できるよう取り組むことだけでなく，地域の側を精神障害者が住みやすいものに変化させていこうという取り組みでもある。

　前記の通り，精神障害者やその家族等が地域のなかで孤立した生活をしているとすれば，孤立することのない地域作りを進めていくことが必要である。地域作りは行政機関などが知らぬ間に行ってくれるものではない。住民1人ひとりが自分にできることを考え，自分なりに取り組ん

でいくことが必要なのである。普段からの交流，いざというときの支えあい，その地域毎に必要なものは異なってくると考えられるが，地域のなかで孤立した精神障害者と家族等がいない地域をつくるため，自分には何ができるか，考えていただきたい。

### 3 まとめ

　ここまでレスパイトについていくつかの方向性から，その内容と必要性について述べてきた。レスパイトケアは家族等の心身の疲労と負担の軽減のため，非常に重要なものである。現状の負担を減らすことは当然必要であるが，心身の疲労と負担ができるだけ発生しないような環境作りもあわせて考えていくことが，本来の意味でレスパイトにつながるのではないかと考える。

第2章 家族を支援する方法

# 09 虐待防止のためのケア

## 1 虐待へのケアとは

「虐待」とは相手の人権を尊重せずに行われるさまざまな行為の総称である。虐待と聞くと，よくマスコミで取り上げられる児童への虐待を連想しやすいが，精神障害者を含めた障害者に対する虐待行為も，個人の尊厳を害するものであり，その防止を図ることは極めて重要なものである。そういった点を鑑み，わが国では平成23年6月「障害者虐待の防止，障害者の養護者に対する支援等に関する法律」（以下「障害者虐待防止法」[1]という）が可決，平成24年10月1日より施行されている。

### 1 障害者虐待とは

障害者基本法では障害者を「身体障害，知的障害，精神障害（発達障害を含む），その他心身の機能の障害がある者であって，障害及び社会的障壁❶により継続的に日常生活又は社会生活に相当な制限を受ける状態にあるもの」と定義している。その障害者に対して，障害者虐待防止法第3条では「何人も障害者に対し虐待をしてはならない」と規定されている。

障害者虐待は誰から受けるのかといった視点でみた場合，①養護者による障害者虐待，②障害者福祉施設従事者等による障害者虐待，③使用者による障害者虐待，の大きく3つに区分される。以下にその3つについて説明する。

**❶養護者による障害者虐待**

養護者とは，「障害者を現に養護する者であって障害者福祉施設従事者等及び使用者以外の者」と定義され，日常生活において心身の世話や金銭管理などを行う，親やきょうだい，子や親族などが該当する。

**❷障害者福祉施設従事者等による障害者虐待**

障害者福祉施設従事者等とは，障害者総合支援法に規定する「障害者福祉施設」「障害者福祉サービス事業等」に関する業務に従事する者であり，一般にいう施設職員や在宅サービス従事職員が該当する。

❶ 社会的障壁
障害者が社会生活を営むうえで妨げとなる社会的な制度や慣行。

### ❸使用者による障害者虐待

使用者とは，「障害者を雇用する事業主又は事業の経営担当者その他その事業の労働者に関する事項について事業主のために行為をする者」と定義され，社長や店長などに該当する。

## 2 虐待の種類

また，虐待と一言で表現しても，その内容により以下の5つに区分けされる（表2-5）。

表2-5 虐待の種類

| 種類 | 内容 |
|---|---|
| ①身体的虐待 | 障害者の身体に外傷が生じ，もしくは生じる恐れのある暴行を加え，または正当な理由なく障害者の身体を拘束すること |
| ②性的虐待 | 障害者にわいせつな行為をすること，または障害者をしてわいせつな行為をさせること |
| ③心理的虐待 | 障害者に対する著しい暴言または著しく拒絶的な対応または不当な差別的言動その他の，障害者に著しい心理的外傷を与える言動を行うこと |
| ④ネグレクト | 障害者を衰弱させるような著しい減食，長時間の放置，他者による①から③までに掲げる行為と同様の行為の放置など，養護すべき義務を著しく怠るもの |
| ⑤経済的虐待 | 障害者の財産を不当に処分すること，その他当該障害者から不当に財産上の利益を得ること |

## 3 精神障害者と虐待

虐待についての考え方はその地域や時代によっても違いがある。わが国における精神障害者に対する社会の見方は，これまでの法整備の変遷をたどることにより知ることができる。今の時代に生きる我々の視点から考えれば，誰が見ても，当然虐待だと考えることのできる内容でも，その時代背景によっては虐待という人権侵害❷にはあたらないと思われていたものもある。このことは裏を返せば現在の常識が今後変化する可能性もあるということを認識しておく必要がある。

### ❶わが国における虐待

わが国における精神障害者に関する初めての法律は，「精神病者監護法」である。この法律の特徴として，監護の責任者が精神障害者を私宅の座敷牢などに監置❸できるというものがあった。当時の状況を全国調査した東京帝国大学教授の呉秀三は，精神障害者の置かれた現状を「我邦十何万ノ精神病者ハ，実ニ此病ヲ受ケタルノ不幸ノ外ニ，此邦ニ生マレタルノ不幸ヲ重ヌルモノトイフベシ。」[2)]と表現したのは有名な話であ

---

**❷ 人権侵害**
人間が人間として生まれながらにもっている権利をそこなうこと。

**❸ 監置**
秩序罰の一種。秩序を乱した者を留置すること。

る。当時は十分な医療の伴わない座敷牢などへの監置が行われており，このことは現在でいう身体的な虐待にあたる。また，すべてがそうとは限らないが，対応の仕方や日常生活の援助状況によっては，心理的虐待やネグレクトもあわせたものとなっていたことが容易に想像できる。

　また，後の時代の法律ではあるが，戦後わが国で制定された「優性保護法」という法律がある。この法律は障害者の断種（子孫を残さない）を目的とした優性手術を「遺伝性疾患」「らい病」「遺伝性以外の精神病，精神薄弱」者に対し，本人の同意なしに実施できると定めたものであった。この法律は1996（平成8）年に母体保護法へと改まり，優性手術の項目は削除されたが，1949～1994年までの間に本人の同意がない手術が，統計上約1万6,000件実施されている。ただし，統計に表れない数字を加味すると，さらに多くの手術が本人の同意なく実施されていたものと考えられる。この事実は虐待の種別以前の問題として，精神障害者の人権が軽視されてきた経緯を物語っている。

　これらのことからもわかるように，たとえ国が定めた法律にそった行動であるとしても，後の時代からみれば精神障害者の人権が守られていない場合がある。我々が精神障害者と接する際，そのことを心に止め，自身の行動が真に人権を尊重しているものであるか，日々振り返りながら活動することが必要である。

### ❷精神科病院における虐待

　精神障害者に対する虐待の特徴として，精神科病院における虐待についても注意が必要である。残念ながらこれまでに起きた精神科病院における虐待事件として最も有名なものは，1984年栃木県宇都宮市で起きた「宇都宮病院事件」があげられる。この事件は病院の職員による患者への暴行，無資格者による医療行為，不正入院などにより逮捕者が出たものである。しかし，この事件の他にも同様な虐待行為が精神科病院内で起きてきた経緯があることは，悲しいが事実である。精神科病院内ではその環境上，職員と精神障害者の間に上下関係が発生しやすいため，虐待につながらないよう，組織的な予防策が必要である。

　このような事例は決してあってはならないことであるが，我々のもっと身近な状況を考えた場合，例えば治療の意味をもたない懲罰的な隔離拘束や，精神障害者の自由を奪うような投薬などは本当に行われていないだろうか。看護業務に向きあう我々1人ひとりの倫理的な視点が試されている問題である。

## 4 地域における虐待

地域で生活する精神障害者と虐待に関しては，以下の2つの視点で考えることが必要である。

### ❶精神障害者が受ける虐待

精神障害者が地域で生活する場合，1人暮らしではなく家族などと同居していることも多い。そのなかで以下のような虐待に遭遇している場合があるため，事例として示す。

---

事例① 心理的虐待事例

Aさん，40歳代前半，女性（統合失調症）

専業主婦として生活。子どもは1人。長男を出産後に発病。そのため育児が困難となり，親族や家事支援サービスなど他者の支援を受けながら生活してきた。Aさんの症状には波があり，不調時は家事ができず横になって過ごすことが多い生活を送ってきた。夫は仕事が忙しく，これまでも育児などには非協力的であったが，Aさんの疾患に対する理解が乏しい状態で，Aさんが家事をしないことを「怠けている」，服薬に関しては「そんな薬を飲んでいるから余計に動けなくなるんだ」と話し，たびたび「死んでしまえ」などの言動を含め，大声で怒鳴り散らすようすがみられていた。そのことがAさんの精神的負担となり，さらに不調を招いた結果，入退院をくり返すという経過をたどってきた。入院後しばらくするとAさんの症状も改善するが，外泊や退院後には再度状態が不安定となるようすがみられている。

---

この事例はAさんに対する暴言といった心理的虐待が行われている例である。継続的に心理的虐待が行われているため，夫やAさんにとっては日常の光景となっている面もある。しかし，Aさんの不調につながるなど，精神的なストレスは大きい状態にある。Aさんの心理的負担の軽減はもとより，夫に対してもAさんの病状の理解を得るようなかかわりを通し，家族全体としての支援が必要な事例である。

> **事例② 経済的虐待事例**
> **B氏，70歳代後半，男性（アルコール依存症）**
> 　元教師。妻，長男，長女の4人暮らしであったが，本人のアルコールに伴う暴力や迷惑行為に耐えかね，数十年前に妻，長男，長女は家を出ている（離婚はせず）。その後，知人等により調理や掃除などの援助を受けながらも単身生活を維持してきた。そのような生活が長く続いたが，B氏は加齢に伴い身体的機能や認知機能の低下がみられるようになった。B氏の最近のようすから火事などの心配が近隣住民や民生委員から保健所へ寄せられるようになった。保健所の保健師が家庭訪問などの介入を行い，B氏は精神科病院への入院が決まった。この時点でまだ婚姻関係にある妻と連絡がつき，入院などの同意者として協力依頼が行われた。以後，数十年間音信不通であった妻がB氏宅に戻るようになった。その後は，B氏の入院から施設への入所，自宅の売却手続きなどが妻を中心に話が進められ，B氏の財産管理についても妻が担うようになった。

　この事例をどうみるか，その判断は難しいところである。数十年ぶりとはいえ，配偶者である妻の役割としての行動と考えられる面もあるが，対象者であるB氏の権利が守られているかといった視点から考えた場合には，経済的な虐待と考えることもできる。B氏は自宅の売却などを望んでいたのだろうか，といった見方が重要と思われる。しかし，この家族についてもともとはB氏の行動から家族としての生活が困難となり別居にいたった経緯があるため，B氏，家族双方の支援が必要な事例であるといえる。

### ❷精神障害者が行う虐待

　精神障害者と虐待について考えた場合，精神障害者から家族等に対して行われる行為の存在も忘れてはならない。このことは定義上虐待とは呼べないが，家庭内で存在し対象者の他，家族等への支援も同時に必要となる点で，虐待への対応と共通する部分がある。

　精神障害者の病状によっては，家族等に対して被害的な妄想をもったり負の感情を抱いたりしている場合がある。そのような状況では，精神障害者が追い詰められた末の行動として家族等に対して暴力的な行為が行われ，そのことが家庭内で長く継続されている場合もある。また，ときには未治療の精神障害者の奇異な行動に家族等がおびえ，これまでの

生活が制限されるなど，心理的な負担を抱えたまま地域のなかで生活していることもある。

精神障害者とかかわる際には，その背景に存在する家族等がどのような思いで暮らしているのか，その点も考慮することが重要であり，家族全体としての虐待対応が望まれる。

## ❷ 虐待へのケアはどのように行われているのか

### 1 虐待の予防と対応について

#### ❶虐待を発生させない取り組みの重要性

これまで述べてきたように，虐待は虐待を受ける者の人権を著しく無視した行為であり，あってはならないものである。そのため，虐待が起きたときの対応の前に，虐待を発生させない方法を考えて取り組むことが，最も重要である。まず優先されるべきは，「何が虐待であるのか」を精神障害者にかかわるすべての人々が知る必要がある，ということである。障害者虐待防止法の詳細や具体的な事例について検討し，虐待とその予防についての理解を深めていくことが重要である。

#### ❷虐待の早期発見と早期対応

虐待を発生させないことが最も重要であるが，次に重要となるのは現に発生してしまった虐待をいかに早期に発見し，早期に対応するかということである。障害者虐待防止法には虐待を発見した者の通報義務が規定されている他，国・地方公共団体，保健・医療・福祉・労働などの関係者は，虐待の早期発見に努めなければならないことが定められている。虐待はいつ発生するかわからないものである。各地方公共団体などにおいては発見通報を受ける体制を整備しているため，精神障害者にかかわる我々は日頃から通報先を把握しておくことも重要であるといえる。

#### ❸障害者の安全確保を最優先する

障害者虐待通報のなかには生命の危険を伴うものが含まれている可能性があり，その場合には安全の確保を最優先した対応が必要である。病状により対象者自身の判断が難しい場合や家族等の反対がある場合でも，何を優先させるべきか，精神障害者の人権を尊重した，一貫性のある対応が必要となる。必要に応じて入院や施設利用など柔軟で迅速な対応が図れるよう，日頃から連携のあり方を検討しておくことが重要である。

#### ❹関係機関との連携体制の確保

障害者虐待の背景には，家庭内での人間関係やこれまでの経過，病気や障害に対する認識のズレ，経済的な負担など，さまざまな要因が複雑

に絡んでいることが多い。その場合，1つの機関だけでそれらを解決することは容易ではない。人員や必要な知識などを複数の関係機関で分担しあえるような関係の構築が，日頃の活動のなかから必要となる。

## 2 アフターフォロー

これまで虐待についてのさまざまな対応の仕方を述べてきたが，虐待対応は一時的なものでは解決しないということを念頭に置く必要がある。虐待行為が著しい際に何らかの介入を行ったとしても，多くの場合，その後に家族などへのかかわりが不要となることはない。いずれかかわりが必要となるということを前提に，介入時から精神障害者と家族等の双方に対してアフターフォローを継続していくことが，結果として次の虐待の予防となることを覚えておく必要がある。虐待には連鎖性があることを意識し，その連鎖を断ち切るようなかかわりが重要である。

#### 参考文献
1) 厚生労働省社会・援護局障害保健福祉部障害福祉課地域生活支援推進室：市町村・都道府県における障害者虐待の防止と対応．2016．
2) 金川秀雄．〔現代語訳〕呉秀三・樫田五郎　精神病者私宅監置の実況，医学書院，2012．

# 第3章

## 実践事例

# 01 一度も面会に来ない家族

**事例紹介**
- Aさん　24歳女性
- 統合失調症

　Aさんは，小さな町で育った。実家は商店街のなかにあり，両親が青果店を営み，ぜいたくではないが生活に困ることはないという環境であった。高校までは学業成績は中くらいで，まじめだがあまり目立たない生徒だった。父42歳，母33歳のときに生まれた女の子だったので，甘やかされて育った。幼少期は，家ではおしゃべりだが家の外に出るとあまり口をきかず，いつも父母や兄のかげに隠れるような子だった。

　Aさんには兄が2人いる。一番上の兄B氏は勉強が好きで優秀だったので，大学を卒業後，都市部の会社に就職し，結婚後も都市部に住んでいる。現在34歳。B氏には4歳と1歳の息子がいる。父母はB氏に家業をついでほしいと考えていたが，青果店では彼の才能を活かすことはできないだろうとあきらめ，さらに，同居もあきらめていた。

　二番目の兄C氏は大きな夢はもたず，若いときから堅実に地道に暮らそうと考え，高校卒業後は地元で家業の青果店をつぎ，妻と2歳の娘と両親とともに暮らしている。現在30歳。

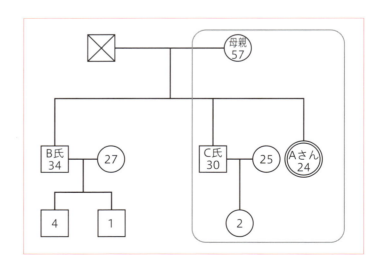

## 1 発病から現在まで

### 1 初回入院までの経緯

　Aさんは，B氏の積極的で明るい性格にあこがれ，高校生の頃には自分も都市部に出て，学業でも経済的にも人に負けない生活をしてみたいと思うようになっていた。Aさんが大学を受験したいと言うと，両親も兄たちも経済的な協力を申し出てくれた。Aさんは寝る時間も削って受験勉強に励んだが，大学には合格できなかった。

　受験当日，都市部の人混みのなかで急に不安になったり，試験会場では，他の受験生や試験監督の教員がみな怖い目で自分を見ているように感じられ，全く試験問題に集中できなかったからだ。

　Aさんは受験が終わればゆっくり眠るつもりだったが，その後もなかなか寝つかれず，睡眠も浅く夜中に何度も目がさめる日々が続いた。いつも疲れがとれない感覚があり，物音には過敏になっていった。

　そのうち，実家の青果店に来た客が自分が受験に失敗したことをうわさしていると言うようになった。「Aさんは高望みをしたから失敗したんだ」とみんなが笑っていると家族に訴えるようになっていった。家族はAさんの症状は，受験の失敗のショックや受験勉強の疲れから来る一時的なものだろうと考え，小旅行に連れて行ったりして気分転換を図ろうとしたが，逆効果だった。

　引きこもりがちだったAさんが，ある日，突然店の前で「演説」をはじめた。無農薬野菜や政治の話など脈絡のないものだった。家族が驚いて止めに入ると，大声をあげて抵抗した。近くの精神科病院では，知りあいに会う可能性があることを家族が気にして，少し離れた精神科病院を受診した。抗精神病薬と睡眠薬を処方され，しばらくは実家で静かに暮らすことができた。

　そんなことから半年ほど経った頃，兄B氏が結婚した。結婚式には家族で出席し，無事に披露宴も終えることができた。しかし，家に帰ってくると，Aさんはまた眠れなくなってしまった。「近所の植木や生け垣の剪定の仕方が気にいらない。間違っている」と言って，勝手に近所宅の木をめちゃくちゃに切ってしまったり，庭の花を引き抜いてしまい，実家に苦情が来るようになった。実家の青果店の店先でもお客に怒鳴りかかったり，説教したりした。家族が止めても「私は正しい。選ばれた人間だ。みんなのほうが間違っている」と，よけいに感情が高ぶるばかりだった。

　両親はAさんをなだめたり，他の人に迷惑をかけないように見張るこ

とで精いっぱいで，C氏は店のことを1人で引き受けて頑張っていた。そんな生活が続き，全員が疲れ切っていた。そこに兄B氏が夫婦で帰省した。B氏の妻は妊娠中だった。Aさんは，B氏の妻がすることが気に入らないようすで，母と兄嫁が料理を作っているところに行き，「うちの台所に入るな」と言って，そばにあった包丁を兄嫁に突きつけようとした。これには，さすがに穏やかな兄たちも激怒し，そのまま精神科病院に入院となった。Aさんが20歳のときのことである。

### 2　退院から2回目入院（今回の入院）までの経緯

1回目の入院では，薬物療法の効果があり，3か月目に外泊の許可が出た。Aさんは喜んだが，「また，あのようなことが起こったらどうしよう」と家族は大変心配した。家族はかなり慎重になっていた。Aさんが入院中に父親が肺がんと診断されたこともあって，母親は，父親の看病をしながらAさんの面倒をみることができないのではないかと不安になっていた。しかし，何とか数回の外泊を繰り返し，Aさんも家族も双方ともやっていける自信がつき，入院してから7か月後に退院となった。

Aさんが退院してから2か月後に，父親はがんのために亡くなった。父親は最期までAさんのことを心配していたが，Aさんは「私は心配されることなんかないのに」と淡々としていた。

Aさんの母親は，夫の死でかなり憔悴していた。しかし，喪が明けるとC氏が結婚し，やがて孫の顔を見ることができると，母は元気を取り戻していった。Aさんは「もう私も元気になったのだから，いつまでも病人みたいにお薬を飲まなくてもいい」と思い，家族の見ていない隙に，薬を飲まずに捨てていた。そのうちに，また店のお客に暴言を発し，母親にまで叩きかかるほど興奮するようになってしまった。そして，2回目の入院となった。

### 3　今回入院して

今回の2回目の入院では，母親も兄も面会に訪れることなく，3か月が経過した。入院費は兄が外来の医事課に支払いにくるが，病棟に上がってAさんに会いにくることはなかった。身の回りの品を頼むと送ってきたし，間食などが買えるようにお金も振り込んでくれる。

Aさんが家に電話をすると，「忙しいから」とか「体調がよくないから」と言って，それとなく面会や外泊を避けているようだ。

## ❷ この事例への看護師のかかわりのポイント

表3-10　看護師のかかわりのポイント

| |
|---|
| 1．家族に関する情報収集<br>　1）家族員それぞれのおかれている立場（家庭内，社会など）<br>　2）家族の患者への思い<br>　3）家族にできること，できないこと<br>　4）患者の家族員それぞれへの思いや期待<br>　5）患者が家族に対してできること，できないこと |
| 2．情報収集するにあたって留意すること<br>　1）患者も家族も努力してきたことを認め，尊重しつつ，話を聴く。<br>　2）もっている強みに援助者も気づき，語っている本人も気づけるように聴く。<br>　3）援助のための情報収集であることを常に忘れない。家族にもこのことを伝えていく。 |
| 3．患者や家族といっしょに考える「アセスメント」と「看護計画」<br>　1）どのような関係性が双方にとってよいのか（互いの距離感，住む場，家族のあり様）<br>　2）1）を達成するためには，患者や家族にとって何が必要か<br>　3）患者・家族がもっている力や資源は何か<br>　4）病院や地域から提供できる資源は何か<br>　5）みんなの合意が得られる方法は何か<br>　6）実践してみて，1）〜5）で見直すことはないか |
| 4．患者と家族の「安全基地」を示しておく |
| 5．援助者自身の価値観や世間一般の価値観を押しつけない |

## ❸ 実際のかかわり

### 1　家族への電話による訪問依頼

　担当看護師は母親に電話し，まず母親の体調を尋ねた。Aさんが2回目に入院してきたときに，母親が疲れていたようだったので気になっていたという言葉もそえた。そして，Aさんへのよりよいケアのためにカンファレンスを開くこと，そのために情報提供してほしいことを伝えた。

　母親は，「Aが電話で外泊や退院を要求してくるので困っている。私が病院に出向けば，Aが外泊を承諾するまで食い下がられるのではないかと心配。Cと嫁も子育てと店の仕事で忙しく，今はまだ，Aの面倒をみる余裕がないと言っている」と電話で答えた。担当看護師は，母親に担当看護師だけが出向いてお話を聞かせてもらうという了承を取りつけた。母親も，それならC氏も了承するだろうと言っていた。

### 2　家族との面接から

#### ❶家族のおかれている立場

　担当看護師は，Aさんの実家を私服で訪ねた。近くの病院を避けて受

診するほど，近所の目を気にしていることを知っていたからだ。当日はC氏からも話を聴くことができた。母親もC氏も商売をして生計を立てており，そのことはAさんもわかっているはずなのに，なぜ商売の邪魔のようにしか見えないようなことするのか，いくら病気とはいえ怒りがわいてくると語った。「A子の病気のことを知っていても嫁いできてくれた妻にも申し訳ないし，B氏の嫁のように危害が加えられそうになったらどうしようという不安もある」「自分たちが甘やかして育てたのが悪いかも知れないが，Aのために皆がつくしてくれてあたり前と思っているようにしか見えない」と怒りやあきらめの入り混じった思いを，C氏は語った。また，前回入院中の外泊時や退院後にも，皆がAさんに気を遣っていたと語った。ちょっとでも店のほうに行こうとしたら止めたり，部屋に刃物や危険なものを隠していないか母親がチェックしたり，Aさんの視線や話すこと，声の調子まで，皆が常に気にしていたという。

Aさんも「そんなに私が信じられない？」とイライラしたように言うことがあったらしい。

### ❷患者への思い

担当看護師は黙って聞いていたが，「(家族が)Aさんのために経済的にもずいぶん尽くしてきたんですね。遅くに誕生した女の子でさぞ可愛かったことでしょうね」と話を振ってみた。すると母親は，父親がAさんを溺愛していたことを語り，C氏は「Aは我が家のアイドルだった。なんでもしてあげたかった。Aの喜ぶ顔が見たかった。でもAはBが大好きだった。Bが結婚したときも，兄嫁に嫉妬していたんじゃないかな」と笑いながら語った。その日は父親の遺影の前で家族の思い出話がたくさん語られた。

担当看護師が「Aさんがいることで，おうちが明るくなったんですね。Aさんはそんな力をもっていたんですね」と言うと，C氏も母親もうなづいていた。担当看護師は，Aさんが病院食に文句を言うのも，母の料理が恋しいからではないかと思っていたことを付け加えた。母親もC氏も，Aさんのためを思ってしていることがAさんに伝わらないもどかしさが，怒りとなっていたと気づいたようだった。Aさんといることで2人とも疲れがたまり，その疲れが「侵入的な態度」「過干渉」などのいわゆる高EE[1]につながり，悪循環を生んでいたのであろう。

[1] 高EE(→p31)

## 3　面接後の家族の変化

その訪問の1週間後，C氏が病棟を訪れた。母親が作った煮豆をAさんに届けにきたという。C氏からAさんに渡してもらうと，Aさんはと

ても喜んで早速食べた。そして「ここの調理師はこんな味は出せないでしょう。もっと勉強しないと」と言った。C氏は苦笑しながら帰った。担当看護師はAさんに，母親に「おいしかった」と電話を入れると，また持ってきてくれるのではないかと言ってみた。その後も折に触れ，あたり前のことだと思わずに，母親や兄に何かしてもらったら感謝の言葉を口に出して言うことを提案した。Aさんははじめは照れくさがっていたが，だんだん慣れてきて，自然に感情表現ができるようになってきた。

## 4　退院後の生活に向けた情報提供と合意形成

　Aさんの病状もだんだん落ち着き，医療者も家族も退院を意識するようになってきた。担当看護師はAさんと家族に，デイケアや訪問看護，グループホーム，作業所など社会資源がたくさんあることを説明し，見学もできると話しておいた。Aさんの希望にそって，入院中からデイケアに「お試し」での通所を何回か経験することができた。そのとき，グループホームから通所している人にもグループホームのことを聞いたようだった。

　担当看護師は，退院後はグループホームに入所することもできることや，そこから，一人暮らしの練習をして自立していった仲間がいることを情報提供した。母親や兄2人は初めて聞いた精神科医療福祉の資源の話なのでなかなかイメージできないし，Aさんが自立するのは無理ではないかと心配していると言った。しかし，Aさんはすっかり一人暮らしに挑戦したい気もちになっていた。担当看護師は，「Aさんにとっては人生初めての挑戦だから，うまく進まないこともあるかもしれないけれど，家族以外の人でもあなたを支えてくれる人はたくさんいる」と，精神保健福祉士や心理士，地域の保健師や福祉関係機関の人々，ピアサポーターの存在を伝えた。病院でも24時間電話相談ができることも本人と家族に伝えた。そして，同じ家に暮らしていなくても家族は家族だということを再確認した。

## 5　地域社会のなかでの生活に向けて

　今後，母親は高齢となり介護が必要となるだろう。兄たちの子どもには教育費がかかるようになり，兄は家長や父親としての責任や職場での責任も重くなるであろう。兄たちがそれぞれの家庭を守りながら母親やAさんも見守るには，母親やAさんもできることを増やしたり維持したりする必要がある。Aさんにとっての「できること」の1つに，「自立」があると考えられた。また，今回の入院が，家族全員にとって「距離をと

ることで余裕をもって互いを受け入れられる」という学びにつながったと，担当看護師は考えた。Aさんが退院してからも，もう少し，Aさんと家族が自分たちの将来像を見据えた話しあいを重ねる必要がある。担当看護師は，今後は訪問看護師と話しあいのうえ，ケアをバトンタッチしていこうと考えている。

# 02 患者のそばを離れられない家族

**事例紹介**
- Bさん　29歳男性
- 統合失調症

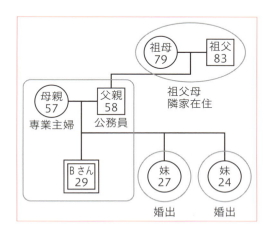

　BさんはグループホームとS実家を行き来する生活を送っている。現在は無職で障害年金と両親からの支援で生活している。家族は両親と妹が2人、実家の隣には父方の祖父母が暮らしている。妹2人はすでに結婚して家を出て、県外に在住。出産のため何度か里帰りをすることがあった。精神疾患の遺伝負因[1]はない。

　Bさんの父親は、大学卒業後より公務員として働いている。子どもたちには「安定した仕事に就きなさい」と幼少の頃から伝え、Bさんの進学にも「有名な大学を出ないといい仕事に就けない」と話していた。疾患の理解は乏しく、気のもちようで自分自身が強くなればBさんは治ると考えている。Bさんは幼い頃から自分のやりたいことがあっても、父親の意見が正しいと思い父親の意見に従ってきた。

　母親は専業主婦で家にいることが多く、特にBさんの結婚を心配している。Bさんの疾患のことで他の家族に迷惑はかけられないと考えており、祖父母や妹たちには詳しく話していない。そのため、Bさんは両親以外の親族と距離を置いた生活を送っている。幼少の頃は兄妹間の仲もよく、祖父母との交流もあった。

**[1] 遺伝負因**
血縁者のなかに何らかの精神疾患患者が存在する場合、遺伝負因ありとなる。遺伝負因と発症の関連について、さまざまな研究がなされている。

## 1 発病から現在まで

### 1 診断されるまでの経緯

　出生時は特に問題はなく始歩や始語の遅れはなかった。小中学校では友人が少なく，おとなしい性格で，いじめを受けることもあった。成績は優秀で私立高校に特待生で入学した。そのことが原因となり，さらにいじめを受けることがあった。その後，現役で偏差値の高い私立大学に合格したが，人間関係に煩わしさを感じて夜間部に変更している。その後は，昼間はスポーツクラブや漫画を描くなどの趣味活動，夜間は学業と，楽しみながら生活を送っていた。しかし，大学2年生のとき，他大学への入学を志し自主退学している。理由は明らかにしていない。

　退学後2年間勉学に励むが，希望する大学への入学はかなわなかった。しかし，第1志望ではないものの関心のある国公立大学に合格し入学した。入学後はサークルに多数所属し，友人は少ないながらも楽しく学生生活を送った。その大学を4年間で卒業し，事務職として就職して半年間の試用期間を経た後に解雇されている。その後も多くのアルバイトを経験するが人間関係により長続きしなかった。

　2度目の大学に入学した時に，健康診断のメンタルチェックで死にたいと発言し，抑うつを指摘された。学内の医師や心理士によるカウンセリングを受けたが，精神疾患と診断されることはなかった。就職活動をしていたときに，「何者かにつけられている」といった妄想発言があり，母親の勧めで精神科クリニックを受診し，統合失調症の診断を初めて受け，薬物治療を開始したが，錐体外路症状❷を中心とした副作用が出現し，自ら内服・通院を中断した。その後，Bさんは解雇されたのを機に治療に専念する意思をみせたものの，処方内容が前回と同じだったため副作用が再度出現し，内服・通院を再び中断した。治療中断後しばらくすると妄想が活発となったため，母親が同伴して精神科病院を受診した。そこで内服調整が行われ，おおむね安定して生活できるようになった。

### 2 初回入院までの経緯

　Bさんは普段はデイケアに通所している。デイケア内では，他者との関係に悩むことがたびたびあった。また，結婚願望が強く異性とのかかわりにも悩むが，両親と本人の間で「デイケアでは結婚相手を探さない」「30歳を過ぎたらお見合いをする」といった取り決めがなされていた。しかし実際にはデイケアで親密になった女性がおり，お互いに婚約者と紹介することもあった。

---

❷ 錐体外路症状
EPS（extrapyramidal symptom）とも表記される。抗精神病薬により，錐体外路が障害されて引き起こされる副作用。パーキンソン症状・アカシジア・ジストニア・ジスキネジアなどが出現する。

Bさんには就労したいという意思があり，就労支援事業所に通所して，パソコンのインストラクターを務めたり，販売の仕事を担っていた。自立した生活をめざし，そのステップとしてグループホームでの生活もはじめていた。グループホームと実家は近く，たびたび実家を訪問していた。

　結婚して他県に出ていた妹が里帰り出産をしたことを契機に，自身のライフプランに焦りを感じ，「結婚に影響するから」とまた内服を中断した。その後，次第に発言が滅裂となり，母親が自宅でBさんと一緒に過ごすようにしていたが，Bさんは突然家の外に飛び出すなど行動の予測ができない状況になった。Bさんは家庭で過ごすことが困難となり，父親を同意者とする医療保護入院となった。身体治療を含め，病院への入院は初めてであった。

### 3　入院してからの本人および家族

　Bさんは「結婚に影響するから薬は飲めません」と内服を拒み，他患者の部屋に入ったり，病棟内を走ったりするなど安静が保てなかった。また行動の予測が困難で安全確保ができないため，保護室を使用することとなった。

　病棟でのようすを伝えると母親が面会に来て，「こんな場所だと余計に具合が悪くなると思う。どうにか普通の部屋に戻してください」と強く要望した。治療上の必要性について説明を受けるが母親は了承できず退院を希望し，父親も同様に退院を希望した。現在の病状では退院を認めることはできないため，一度外泊して何かあればすぐに病院に戻ってくるという約束で入院を継続することとなった。母親は「私たちが24時間見守っていますので大丈夫です」と言い，自宅に外泊することになった。しかし，Bさんは自分の行動を抑制することができず，再び家の外に飛び出す行動があり，外泊を中止して病院に戻って来た。

　Bさんは内服薬にこだわりがあり，家族と一緒に薬について調べ，副作用が少ないと思われる薬剤への変更を希望した。主治医は，本人と家族の意向にそって処方の調整を行った。看護師はBさんに，まずは病状を安定させ，将来のことについてはその後一緒に考えていこうとたびたび説明した。その結果，Bさんは次第に内服できるようになった。その後衝動的な行動は見られなくなるが，妄想的な発言はたびたびあった。Bさんが話をしていると両親がそれをさえぎり「そういうことを言うから調子が悪いと思われる。もうやめなさい」と叱責したり，看護師がBさんに質問していると母親が代わりに答えたりすることがあった。

## 2 アセスメント

### 1 個々の家族員のアセスメント

#### ❶Bさん

　大学時代の20歳前後に統合失調症を発症したと思われる。学歴から知的能力は高いことがうかがえるが、浪人生活や就職がうまくいかなかったことによる挫折を体験しており、自身が思い描いていた社会人としての生活が実現できなかったのではないだろうか。また、恋愛や結婚といった同年代の人たちに訪れるライフイベントを自分は経験できず、発達課題を乗り越えられない葛藤が治療に影響を及ぼしていることが予測される。

　さらに両親の思いに応えられない焦りと、自分自身の今後に対する不安があるとも考えられる。デイケアでのエピソードを振り返ると、学生時代に経験できなかったことを再獲得しようとしているようにもみられる。

> 　以上の点から、Bさんのなかでは自身の疾患をコントロールすることよりも発達課題の達成が優先されており、そのバランスがとれるように支援することが求められると思われる。また、明確な幻覚・妄想といった陽性症状は確認できないが、精神運動興奮が著しく保護が必要な状態である。食事や清潔、活動と休息といったセルフケア行動が不十分となっていることが予測される。

#### ❷父親

　家族のなかで最終的な決断を下す役割を担っているが、基本的には妻の意見に従っている。Bさんが精神科で治療を受けることに対して否定的である。その背景には、精神疾患は気のもちようで治るという考えがあり、自分自身を強く保つことでBさんも乗り越えられるはずと考えている。これまで精神科で治療を受けた家族や知人はおらず、精神疾患に関する知識が乏しい面がある。

　子どもたちには幼少期より将来安定した生活を送ってほしいという願望があり、それを伝えながら子育てを行っていた。それは親として誰もが望む子どもの将来像ではあるが、その信念によりBさん自身が抱く自分の将来への希望の選択肢を狭めているように思われる。また、父親自身が思い描くBさんの成長発達とBさんの現状がかけ離れており、それに対して父親は苛立ちや不安を感じている。

　Bさんの発言からは父親の想いに応えようとする姿勢がうかがえるが、そのことが疾患コントロールと自己実現のアンバランスを引き起こす一因になっていると考えられる。

父親はこれまでずっと公務員として勤務しており，安定した生活を送っている。そのなかで精神疾患を患った息子に対しての驚きや不安，さらにはBさんの将来設計が崩れたことによるショックをもたらしたのではないだろうか。その気もちと対峙しながら現在まで生活を送ってきた苦悩も考慮し，看護の対象として支援していく必要があると思われる。

### ❸母親

　家族のなかで中心的な存在である。父親が最終的な決断をしているが，実際は母親の意見が決断の根拠となっている。結婚を機に専業主婦として一家を支えてきた。

　Bさんが幼少の頃から常にBさんのそばにおり，干渉的❸で子離れできていないようすがうかがえる。Bさんも自分の意志というよりは母親の意見で自身のことを決定している印象があり，操作性❹を感じる。

　今回の入院や過去の受診を促したのは母親であり，治療には肯定的であるが，保護室の環境に驚き，治療を続けるよりも退院させることを希望した。また連日，長時間の面会をしており，自らの生活がBさん中心になっているようすが見られる。

　さらに，祖父母やBさんの妹たちにBさんの疾患に関する詳細を伝えておらず，両親だけでBさんを支えようと考えており，適切な距離が保たれていないと思われる。

　Bさんが発症してから母親は自らの生活をBさんの支援に捧げており，情緒的に巻き込まれすぎが生じており，高EEの可能性が高く，Bさんの病状に影響を与えていると考えられる。父親と同様に，母親も看護の対象と捉え，Bさんのよき支援者となれるように母親にはたらきかける必要がある。

### ❹姉妹

　幼少の頃は仲がよく，一緒に遊んだり家族で出かけたりしていた。両親からBさんの疾患に関して詳細は伝えられていない。何かしら異常は感じていると思われるが，入院中に連絡や面会は一切ない。

　里帰り出産した際に，Bさんはその乳児の面倒を見ることもあったとのことである。妹は2人とも新しい家庭をつくっているが，詳しい情報を得ることで協力者となりうる可能性もある。

---

**❸ 干渉的（☞p33 EE-情緒的巻き込まれすぎ）**
他者の行動に対し，自らの意見や考えを押しつけること。このケースの場合，看護師がBさんにした質問に対し，母親が返答するといった干渉がよくみられた。

**❹ 操作性**
他者の行動を，自らの意見や考えによって導こうとすること。

### ❺祖父母

幼少の頃は行き来が頻繁にあり，両親が不在の際はBさんきょうだいが祖父母宅を訪れ面倒をみてもらっていた。現在は高齢になっているため，両親は祖父母に心配をかけたくないとBさんについて詳細を伝えていない。両親と祖父母の交流はたびたびあるが，Bさんとの交流は途絶えている。

> 年齢や両親の考えから直接的な支援者とはなりにくい状況であるが，両親の心理的サポートができるかもしれない。

## 2　家族全体のアセスメント

家族がBさんの疾患に関する適切な理解を進められていない状況がうかがえる。母親は物理的にも心理的にもBさんとの距離が接近しており，生活の大半の時間をBさんの支援についやしている。また両親は，他の家族に援助を頼らず自分たちだけでBさんの支援を完結しようとしており，家族機能が破たんする危険性が潜在している。

Bさんは両親の想いにそって人生を構築しようとしている印象がある。また，それにうまく応えることができないことで焦りがあり，病状に影響していることがうかがえる。

> 両親の想いと本人の想いを改めて整理し，Bさん自身がこれからどのような生活がしたいかを決めて，それに向けて病状とのバランスが取れるようなBさんへの支援が必要だと考えられる。さらに両親自身も自らの生活を適切に営みながら無理なくBさんを支援できるように調整する必要がある。よって，疾患理解の深化を図りつつ，Bさんと家族を1つのシステム❺として再調整する継続した介入が必要である。

❺ 家族システム論（☞p8）

❻ ストレングス（☞p58）

## 3　家族の強み❻に関するアセスメント

### ❶家族自身の強み

- 母親は，Bさんを支援したいという思いは強い。Bさんと適切な距離を保つことでよき支援者となれる可能性がある。父親は，精神疾患は気のもちようで治ると考えているものの，Bさんを突き放すことはなく，デイケアの通所やグループホームでの生活を了承するなど一定の理解は示している。疾患を正しく理解すればBさんを追い詰めることなく支援が行えると思われる。
- Bさんは両親の意見に従おうという意思をみせている。決して不仲で

はなく，幼少のころから築き上げられた関係性が強い。

### ❷家族が置かれた環境の強み
- 祖父母，妹には情報が伝えられていない現状である。そのため，疎遠になっているが，トラブルなどの目立ったエピソードはない。Bさんに関する情報を得ることで不安や動揺を招く可能性はあるが，協力関係を築くことができると思われる。

### ❸Bさん自身の強み
- 高学歴であり知的能力は高い。また，一定の疾患理解はできており，デイケアへの通所やグループホームでの生活を受け入れている。
- 過去にはやりたいことがあり，1人での時間を過ごす趣味などもある。
- 失敗はしているが就労経験もある。

## ❸ 看護計画

### 1 問題点の抽出
- Bさんは将来に不安を抱え，怠薬に至り病状コントロールができていない。両親もBさんの今の症状よりも今後の生活の方が気がかりである。
- 両親が問題を抱え込み，疲弊して家族機能が破たんする恐れがある。
- Bさんと両親の距離が接近しており，両親の意向が優先されている。

### 2 看護目標

#### ❶長期目標
- 家族全体がBさんの疾患に関する理解を深め，個々の生活を健康的に営みながら今後のプランを再構築することができる。

#### ❷短期目標
- 病状が安定してから，今後について一緒に検討するという医療者の意見を受け入れ，内服を継続することができる。
- 両親，Bさんが個別に思いや考えを表出することができる。
- 両親が精神疾患を正しく理解することができる機会を設け，Bさんの今後の生活について再度イメージすることができる。

### 3 看護計画
- 両親とBさんが個別に医療者と話ができる場を確保し，想いや意見を表出できる機会をつくる。窓口となる看護師が中心となって行う。
- 両親には家族教室の情報提供を行い，参加を促す。Bさん自身には心理教育プログラムの情報提供を行い，参加を促していく。

## 4 具体的なケア内容と展開

### 1 入院治療が初めての体験となる状況に対し，病院が安全であることを示す

　Bさんにとって，入院は初めての体験である。多床室に入院したものの，病状の悪化によって保護室への隔離が行われた。保護室が両親のイメージしていた環境とかけ離れていたことが，退院を強く希望するに至った理由だと思われる。いったん外泊したものの，やはり自宅で過ごすことは困難と実感し，入院の継続を希望された。

　入院治療の説明の場面では主治医とともに看護師が同席し，どのような看護師がケアにあたるのかを家族に示し，今後の治療方針や看護の方向性について詳細に説明した。また病院の環境面についても改めて説明した。その結果，最終的に母親から「今回はわがままを言ってすみませんでした。よろしくお願いします」と入院を継続する意思が表明された。

　リスクはあるが，家族の想いにそって，医療者中心とならず，家族の意思決定を支持したことが両親を治療継続の判断に導いたと思われる。

### 2 今後の生活のためにも病状を安定させることを優先に，内服が継続できる支援を展開する

　Bさん自身，将来への不安を抱いており，結婚に影響するから薬を飲まないということが，自分自身で導いた人生の選択であった。しかし，その選択が病状悪化につながり入院治療に至っている。周囲は初めて会う医療スタッフばかりで，人付きあいが苦手なBさんの心境を理解することが求められる。

　そこで，担当看護師の選定を行った。病棟の看護師のなかで，「〇〇さんは話しやすいですね」というBさん自身の評価を根拠とし，コミュニケーションがとりやすい看護師を担当看護師とした。まずはBさんがつらいと感じている症状に着目し，その症状を取り除いた後，一緒に今後について考えようとくり返しメッセージを送った。さらにBさんや家族が希望する薬剤について，希望を汲み取りながら処方を調整した。その結果，「薬を飲みたくないわけじゃない。副作用が嫌です。でもみんなが考えてくれたから飲んでみます」と内服するようになった。内服後，看護師は薬効よりも副作用を中心にBさんにたずね，内服が継続できるように支援した。チームで検討した際，薬効としては十分ではないが，病状はおおむね安定しており，内服の継続を重視して処方を継続することが決定した。

### 3 家族それぞれが新たに自分自身の生活を営むスタートラインを引く

　父親は頻回ではないが，時折母親とともに面会に訪れた。その際に，Bさんと話をする機会をもつよう促すが「Bのことは妻がよくわかっているから，妻に聞いてください」となかなか話す機会が得られなかった。しかし，仕事をしながらの面会は大変であることをねぎらう声をかけた際，「まさか自分の家族がこういう病気になるとは思わなかったです。息子が普通に生活できればよかったんですけどね」と話した。父親には希望するBさんの将来像があり，家族像があることが推察された。それが思い通りにならず，修正を求められる時期であると考えられる。

　母親は，連日面会に訪れ長時間Bさんと過ごしていた。担当看護師が話を聴くなかで「Bがかわいそうで仕方がない。私のせいでこのような病気になってしまった。私たちが最期まで面倒を見なければならないと思っています」と話した。本来の母子関係も要因があることは予測されるが，Bさんが発症したことを自責的に捉えている[7]ことが，Bさんとの距離が接近している原因だと考えられた。

[7] EE-情緒的巻き込まれすぎ（→p33）

　そこで，同じように統合失調症患者を抱える家族が集う家族会について説明した。「考えてみます」と現時点での参加には至らなかったが，そのような場があるということを知ってもらう機会となった。また，担当看護師からも母親の生活や疲労について声かけを行い，安心して任せてもらうよう伝えた。すると，面会の仕方は少しずつ変化し，途中でいったん帰宅したり，面会に来ない日も出てくるようになった。

　Bさん自身は「妹も結婚して子どもが生まれたし，自分はこれからどうなるのかと焦った。今も，これからどうなっていくんだろうという不安はあります」と，想いを話した。障害や疾患について一定の理解はしているが，過去にイメージした将来像と現状のギャップをうめることができておらず，受け入れられていないことが考えられる。そこで改めて疾患教育をプログラムのなかで行い[8]，同じ疾患を抱える同世代の人々と接する機会をつくった。そのなかでBさんは，さまざまな人と触れあうなかで「いろいろな生き方があることを知りました。身体の病気と同じでうまく付きあいながら，これからどうするかゆっくり考えてみようと思います」と発言した。リカバリーの第一歩を踏み出せたと評価し，担当看護師は支持的なかかわりを続けた。また，Bさんがロールモデルを獲得できるよう検討した結果，疾患や障害を抱えながら結婚したり就労したりしている人の書物などの紹介も行っていった。

[8] 家族心理教育（→p97）

家族のなかに他の支援者をつくるため，祖父母や妹への情報提供を提案したが，両親は「それぞれの生活があるので負担をかけたくない」と話し，Bさん自身も「たぶん何となくわかっていると思うけど，今は伝えたくない」との意思を表出した。そのため，これに関する支援は行わないことにした。

### ❺ まとめ

精神科病院への入院は治療の特性上，必要に応じて行動制限が行われることがある。それは本人だけでなく家族にも強い不安をもたらし，医療不信にもつながりかねない。初めての入院の場合は初期の対応が，今後の治療の展開に大きな影響を与える可能性が高い。

また疾患の特性から，患者と家族の関係は極端に密接したり疎遠になったりと，適切な関係性が築かれにくい。<u>家族を１つのシステムとして捉え，システムを調整する視点</u>[9]が我々医療者には求められる。そして，<u>家族全体を支援することが患者を取り巻く環境への支援となり，患者を支援するための好循環</u>[10]が生まれると思われる。私たちの対象は患者だけでなく，その家族も含まれることを忘れてはならない。

今回のケースでは，両親以外の家族への情報提供については断念した。私たちが必要と考えるケアと家族が望むケアが必ずしも一致するとはかぎらない。我々が考えるより良い看護は，パターナリズムに陥る可能性も秘めている。決定するのはあくまで患者とその家族であり，我々もまた支援者の１人であることを念頭に置き続ける必要があるだろう。

家族，特に両親が患者を支え続けることは年齢的な問題なども含め困難になることが予想され，いずれ自立が求められる。地域定着を目指し，地域での支援者にバトンタッチする視点をもつことも求められるであろう。そこで重要になるのは多職種チームでの支援である。今回は十分ではなかったが，入院期間の短縮化が進められるなか，短期間で効率的に支援を展開できる多職種チームの計画性と機動力が求められる。

家族と患者が自己実現に向けた生活をはじめるためには，多角的な視点と，計画的な多職種での支援がカギとなると考えている。

#### 参考文献
- 天賀谷 隆・他編：実践１精神科看護テキスト改訂版２，対人関係／グループアプローチ／家族関係．精神看護出版．2011
- 特例社団法人日本精神外科看護協会 監修・詳説・精神科看護ガイドライン．精神看護出版．2011

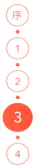

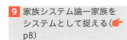

9 家族システム論―家族をシステムとして捉える（☞p8）

10 家族システム論―円環的因果関係（☞p11）

第3章 実践事例

## 03 入院中に医療者をコントロールしようとする家族

**事例紹介**
- Cさん　20歳男性
- 統合失調症
- 措置入院

## 1 情報の整理

### 1 初回入院までの経緯

　自営業の父親と専業主婦の母親との間に1人息子として誕生。会社の跡とりとして周囲からの期待を受けて育ってきた。小さい頃から、ときどきお腹が痛いといって寝込むことがあったが、数日するとまたいつも通りに過ごせていた。中学校の成績は悪くなかったが、高校受験当日に体調を崩し、第一志望校の受験に失敗する。そのため、希望していない高校に入学することとなった。

　Cさんは、高校1年生の2学期より休みがちとなり、何とか2年生に進級する状態だった。この頃から自分の臭いをやたらと気にするようになり、制汗剤やシャンプー、ボディーソープなどを大量に使用するようになった。高校3年生（17歳）のとき、「僕が臭いから、クラスのみんなが僕を追い出そうとしている」と母親に話すようになり、自宅に引きこもるようになった。自宅の包丁で自分の腹部を刺しているのを母親が発見し、病院へ搬送。精神科受診となり、初回入院となった。

### 2 措置入院までの経緯

　3か月の入院加療の後、幻臭や幻聴、それに関連した被害妄想は消失し、自宅に退院した。高校は出席日数が足らず、留年となった。Cさんは自宅でしばらく療養生活を送った後、春から高校卒業を目指して通信制高校に転入した。登校日には何とか登校できていたが、秋頃から不眠傾向となり、10月頃より再びCさんを嘲笑うような内容の幻聴が聞こえてくるようになった。以前の高校のクラスメイトがSNSで嫌がらせをしてくる、自室に盗聴器が仕かけられているから業者に調査を依頼したいなど、母親に話すようになった。2月、自宅近くのコンビニにカッターナイフを持って飛び込み、「狙われているからかくまってください」と助けを求めたため、警察に保護された。その後、保護されている警察

署で突然大声を出して暴れたため，Cさんは措置入院となった。

## 3　入院後の経過

入院後は，保護室で終日隔離を実施した。面会を制限していたが，母親は連日病院に電話をしてCさんのようすをたずね，Cさんの生活面に関して自宅と同じようにしてほしいと，支援内容やかかわり方を細かく指示するなど，Cさんのことが気になって落ち着かないようだった。面会が可能になった後には毎日のように面会に訪れ，Cさんの世話をあれこれとやき，母親のペースで離床や洗面などを促している。

母親の言うように動けないCさんに対して，高圧的な口調で話しかけているときもある。Cさんは，面会後はいつも室内徘徊，要求の増加，いらだちなどが見られ，落ち着かなくなった。母親の面会後に隔離を再開しなくてはいけないことが多く，隔離解除までに4週間も要したため，家族に対して苦手意識をもつ医療者も多い。

現在Cさんは個室に入室しており，今は十分に休息をとってほしい状態である。母親は，サプリメントや家で使っていた生活用品，高校の教材などの持ちこみと使用を次々と希望するので，治療状況にあわない要求に医療者は困っている。説明をすればその場では引いてもらえるが，また違う物を持ち込もうとし，十分に理解してもらえない。担当看護師は，カルテやこれまでのかかわりのなかで知った，Cさん家族に関する情報を整理することにした。

## 4　Cさん家族に関する情報整理

同居家族は，父親（48歳），母親（42歳），息子Cさん（20歳）の3人。

父親：Cさんの祖父が設立した会社で2代目経営者をしている。仕事で家を空けていることが多い。

母親：専業主婦。Cさんとの距離が近く，過干渉である。

父方の祖父母：70歳代。祖父は会社を6年前に引退し，現在無職。Cさん一家の近所に住んでいる。

母方の祖父：16年前にがんで死亡。

母方の祖母：現在80歳代。老人ホームに入所している。足が悪く，介護が必要な状態である。

母親の叔父：40歳代。5年前にうつ病で休職しており，現在は復職している。地方自治体の公務員。

## 5 ジェノグラム

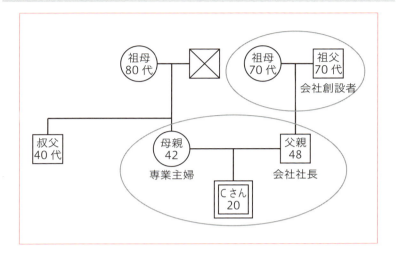

　情報を整理するなかで，担当看護師は，父親の面会がまだ一回もないことに気がつき，Cさん，母親，父親の関係性はどうなのか気になった。また，父方の祖父母が近所に居住している情報から，祖父母家族とCさん一家の関係性が気になった。そのため，母親に入院前の自宅での状況を聞くなかで，家族に関する話を聞いてみることにした。担当看護師がCさんの自宅でのようすを聞きたいと母親に伝えると，母親は快諾してくれた。自宅での生活のようすや母親の工夫を饒舌に語り，入院中も同じようにしてやってほしいと訴えた。

## 6 母親が語る家庭の状況

### ❶Cさんの状況

　Cさんは自宅で寝てばかりで，母親は困っていた。起床して更衣や洗面をするように言っても返事ばかりで動かず，最初は母親も「まだしんどいんだろう」と思って見守っていたが，父親や祖父から「いつまでも甘やかしていたらいけない」と言われると，自分が甘やかしているせいでCさんが怠惰な生活をしているような気がしてきた。また，Cさんは母親にまとわりつくようになり，母親に触れることを好む，甘えた口調で母親に話すなど，以前と比べて急激に子どもっぽくなった。そんなようすを見ていると，ますます自分の甘やかしがCさんにとってよくないのだと感じられた。

　日中ろくに起きられない状態なので通信制高校に転入することは難しいと思ったし，きちんと通学させることができるのか不安だったが，「そ

ういう環境に放り込まないといつまでも甘えさせる。厳しくても本人のためだ。高校卒業の資格がなくてこれからCはどうなる」という祖父の言葉に，追い立てられるように転入の手続きをした。転入後も課題をせずに寝てばかりなので，「何とか卒業させなくてはいけない」と必死になって起こした。午後なら起きやすいようなので，午後に絶対起こすこと，起きたらまた眠らないように環境を整えること，課題をやるのをすぐ側で監視すること，などであった。その甲斐あって，12月（入院2か月前）まで通学することができたそうだ。規則正しい生活が大切なので，入院中も同じようにかかわってほしいと希望している。ただし，内服に関しては，「薬を飲むと眠くなるので，処方薬はときどき飲ませないこともあった。それがいけなかったのかもしれない」と後悔するような発言が聞かれた。

### ❷父方祖父の状況

Cさんがお昼過ぎまで寝ている姿を見て，父方の祖父は，「甘えている」「怠け者」と，時折Cさんを叱った。そういうとき，父親は見ているだけで何も言わず，父方の祖母は祖父をなだめすかしていた。母親は，Cさんが叱られているのを見て，自分が甘やかすからだと責められているような気もちになった。祖父は，初孫のCさんに対してもともとすごく期待をしていた。祖父と父が通った高校（進学校）に通い，偏差値の高い大学に進学し，会社を継ぐのが当然だと思っており，常々Cさんにもそう言い聞かせていた。Cさんが第一志望の高校に不合格だったときには祖父はひどくがっかりして，以前のようにCさんに将来のことについて話すことがなくなってしまった。発症前，Cさんは「僕はもう見捨てられたんだね」と母親に話しており，Cさんのためにも，通信制高校を何とか卒業させなくてはいけないと母親は考えている。

### ❸父親の状況

父親は昔から帰宅時間が遅かったが，休日は自宅で過ごすこともあり，Cさんが小学生の頃はCさんを連れて出かけてくれることもあった。仕事第一の人で，頑固な性格だが，以前は相談に乗ってくれたし，余裕のある時期には家族と過ごしてくれる人だった。しかし，最近は休日も付きあいがあると言って家を空けてばかりである。会社は100人の従業員を雇用しているが，「今の時期はそんなに忙しいはずがないので，病気になったからCのことを可愛く思わなくなったのです」と母親は怒りを抑えたようすで語った。少し前はCさんのことで夫婦喧嘩になることも多かったが，最近は夫婦で話しあうこともなく，話しても状況報告くらいだと言う。

## 2 アセスメント

### 1 家族ストレス対処[1]の視点から

　家族をアセスメントする場合，家族を「個」で捉える視点と「全体」で捉える視点の両方をもつことが重要である。今回の事例では，「個」で捉える視点として，家族ストレス対処の視点から，各家族員が状況をどう捉えているのか，その状況に対してどのような対処を行っているのかを考えた。そして，その捉えに影響を与えている要因を整理し，家族を「全体」として捉えるために，家族システムの視点でもアセスメントを行った。

[1] ストレス対処（☞p44）

表3-2　家族成員それぞれが捉えているストレッサー

| | |
|---|---|
| Cさん | 高校受験に失敗したことで，家族の期待を裏切ってしまった，見捨てられたと感じている。また，病気の回復過程のなかで生じている状態（倦怠感や意欲の低下による生活態度，甘え）が，祖父に叱られること，母親に過度に干渉されることにつながっているため，このような思いに拍車をかけている可能性がある。<br>●高校受験の失敗や発病による自己イメージの変化，喪失<br>●家族の期待を裏切ってしまったという罪悪感<br>●見捨てられ感<br>●祖父の叱責（しっせき）や母親の過度の干渉[2] |
| 母親 | Cさんが見捨てられ感を軽減して自信を回復するために，自分が全面的にサポートして，Cさんに高校卒業資格を取らせなくてはいけないと思っている。しかし，周囲から責められていると状況を捉えているので，誰にもサポートをお願いすることができず，母親が1人で抱えこむ状態となっている。また，通信制高校への進学に不安を感じながらも，近所に住む厳格な舅（しゅうと）から言われると，嫁の立場では従うしかない場合もあるようだ。<br>　さらに，夫が自宅を不在にすることが多くなったこと，Cさんを叱る祖父を前に何も言わないことから，夫がCさんに対して愛情をもてなくなったのだと考え，孤独感を深めるとともに，夫に対して怒りの感情を抱いている。<br>●Cさんに高校を卒業させなくてはいけないこと<br>●子育てに関して，夫や舅から責められていること<br>●婚家との関係，嫁としての立場<br>●夫がCさんに対して愛情をもてなくなっていること<br>●夫が自分も含めた家族に関心を示さないこと，話しあいに応じてくれないこと，孤独 |
| 父親 | 仕事の忙しさは不明だが，多くの従業員を抱えて会社を経営するのは，少なからずストレスを抱えていると考えられる。Cさんが発症してから不在が多くなっていること，Cさんが祖父に叱られているのを黙って見ていたことから，現在のCさんに対して，かかわりづらさがあるのかもしれない。また，少し前まで，夫婦で話しあうと喧嘩ばかりになっていたため，話しあいをすることにストレスを感じているとも考えられる。<br>●仕事上のストレス？<br>●Cさん発症後の家族の変化によるストレス？<br>●妻との口論？ |

[2] EE-情緒的巻き込まれすぎ（☞p33）

### 3 陰性症状

統合失調症の症状は，陽性症状と陰性症状に分けられる。陰性症状が出ている状態とは，本来あった能力がなくなった状態を指す。感情の起伏や思考の豊かさの消失，意欲の低下，自閉などの症状が該当する。

表3-3 家族成員それぞれが行っている対処

| | |
|---|---|
| Cさん | 倦怠感や意欲の低下などの陰性症状[3]が強く，生活リズムも整っていない状態で，通信制高校に通うのは負担が大きいにもかかわらず，母親のサポートを得ながら8か月間通学や課題に取り組んだ。ときには口うるさくなる母親の過度な干渉も，拒否せずに受け入れていた。<br>これらのことから，真面目で温厚な性格であり，周囲の助言に対して従順に従えるのがCさんの強みと考えられる。周囲への罪悪感や見捨てられ感，自己イメージの喪失などのストレッサーに対しても，真面目に周囲の勧め通りに対処している。しかし，自身の限界を判断し，活動と休息のバランスを調整することができないため，周囲の勧めが十分に考慮されたものでなければ，効果的な対処とはならない。<br>また，Cさんの意にそわない場合に，相手に対して自分の思いを伝えたり，断ったりすることができず，結果として身体症状や精神症状で表現することとなっている。子どもの頃から，ときどき腹痛を訴えて学校を休んでいたエピソードからも，もともとそのような対処をとっていたと考えられる。 |
| 母親 | 舅には直接不満をぶつけず，自分の感情を押さえつけている。夫には，以前は自分の思いを伝えられていたようだが，関係性がぎこちなくなるなかで伝えられなくなっている。また，伝えられていたときも，感情的になるなど適切な伝え方ができていなかったことが推測される。こうした周囲との関係性によって，母親はCさんを抱え込み，周囲への不満や孤独感を深めている。母親が適切なストレス対処を行うためには，夫との関係の修復やソーシャルサポートの増加が必要である。 |
| 父親 | 母親は，Cさんのことを可愛く思わなくなったから，父親が家庭と距離を置いていると捉えているが，発症後ようすの変わったCさんや，話しあうと口論になる妻との接し方に困っているのかもしれない。余裕のある時期には家族と一緒に過ごしていたことから，今は仕事で余裕のない時期である可能性や，父親自身がCさんの病気に動揺し，余裕がもてない時期である可能性も考えられる。 |

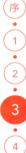

[4] 家族システム論（☞p8）

[5] 共依存関係（アディクション—共依存 ☞p41）
共依存関係とは，双方がその関係にとらわれ，関係に依存している状態である。一見片方だけが依存しているように見えることもあるが，もう一方も相手から必要とされることに自己価値を見出し，心の安定を得ている。

## 2 家族システムの視点から[4]

Cさんは1人っ子であり，これまで従順で自己主張してこなかった経過から，もともと母子間の距離の近さがあったと考えられる。現在は，家族の危機的状況により，母子間は密着した状態となり，<u>共依存関係</u>[5]となっている。一方，父親はCさんの発症による家族変化に適応できず，家族員に対して回避的な行動をとっており，家族全体としてのまとまりが損なわれている状態である。

Cさん家族は，祖父母からの助言を受け入れたり，母親が医療者に協力を依頼したり，医療者からの面談の申し出にすぐに応じるなど，開放性は損なわれていない。ただし，不安定な状態のため，家族外からの影響を受けやすい状態である。

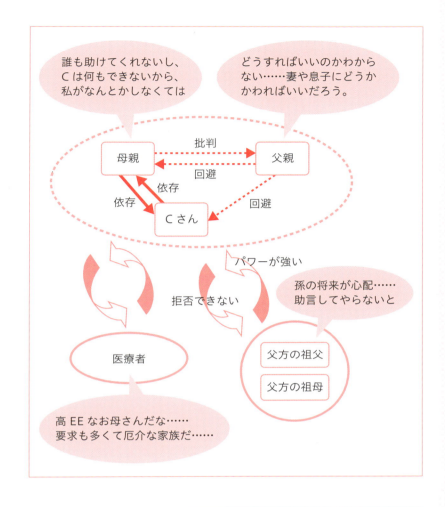

## ❸ アセスメントをもとにした看護介入

　担当看護師は，家族アセスメントをもとに以下の3つの方向性を考え，介入を行った。
　①母親の心理的サポートを行い，孤独感と母親の抱え込みを軽減する
　②母親の相談窓口を一本化する
　③家族内コミュニケーションを促進し，家族員の相互理解を助ける

①〜③の具体的方法

介入①：母親の心理的サポートは，担当看護師が中心となって行う。要求の多い母親に対し，医療チームは陰性感情[6]を抱いているため，母親に対して共感的な態度で接することができる担当看護師が中心にかかわっていく。具体的には，面会時に母親に意識的に声をかけることである。話す内容は，母親へのねぎらいや，

[6] 陰性感情
陰性感情とは，怒り，嫌悪，不信感などの否定的な感情のことである。精神看護は，患者との関係を深め，そこで生じた看護師の感情を扱いながらケアを行うという特徴がある。そのためケアする人だけでなく，看護師が陰性感情を抱くことも珍しくない。

病棟でのCさんのようすなど，みんなで見守っていること，看ていることが伝わり，母親が安心できるようにする。

介入②：母親からの相談や依頼事は，担当看護師が責任をもって応じることを伝え，窓口を一本化してもらうようにお願いする。そうすることにより，影響を受けやすい家族の混乱を避け，医療チームの負担感，母親への陰性感情の悪化を防ぐ。

母親からの要求に対しては，「なぜそうしてほしいのか」に注目し，表出された母親の思いを受け止める。治療状況や病棟のルール上，どうしても応じられない要求に関しては，そのことを説明し一緒に代替案を考えるなど，医療者側の考えやルールの押し付けにならないように気を付ける。

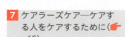
7 ケアラーズケア—ケアする人をケアするために（☞p65）

介入③：夫婦間のコミュニケーションを促進するために，母親が父親に対する不満を表出した際は，母親の思いに寄りそい，十分に認めたうえで，もしかしたら……と別の視点を伝える[7]。母親は夫婦で話しあいたいというニーズがあれば（引き出せれば），実現するためにどうすればよいのか，具体的な方法をともに考え，実施してみるよう力づける。

Cさんと母親のコミュニケーションは，Cさんの回復にあわせて今後検討していく。母親に自分の思いを伝えられるよう目指していくことが今後必要であるが，発症前からの状況も鑑みると，すぐに効果を得ることは期待できない。また，現在の状態では，休息をとって回復することが優先である。

## ❹ 看護介入の評価

介入①：母親の面会場面では相変わらずCさんに指示を与えるようすが見られるが，高圧的な口調は少なくなっている。Cさんも，母親の面会後に不安定になることなく過ごせるようになってきた。母親から担当看護師に，Cさんのようすをたずねることも増え，母親と担当看護師のコミュニケーションが増えている。

介入②：窓口の一本化に対して，母親は理解を示した。担当看護師は積極的に母親に話しかけ，母親が不満や不便を感じないように配慮した。相談や依頼に対してしっかりと対応することで，担当看護師が対応できるまで待ってもらうことができている。医療チームには要求の背景を伝えるようにし，母親への理解を促している。担当以外の看護師が母親に声をかける姿も増えてきて

介入③：夫婦の話しあいは実現していないが，担当看護師の言葉「（父親も）悩んでいるのかもしれませんね」に対して，同意するようになった。状況を報告するときに，以前ほどイライラしなくなった，と母親から報告があった。

## ⑤ まとめ

　Cさん家族は，Cさんの発病によって家族のまとまりを失い，均衡が崩れていた。この家族のキーパーソンは母親であり，医療者が介入しやすい家族員も母親である。担当看護師は，母親との信頼関係構築と心理的サポート⁸に重点を置いてかかわることで，家族員同士の交流を少しずつ温かみのあるものに変化させることができた。母親の無理な要求が疾患への理解不足から来ていると考え，教育的にかかわるのではなく，まずは，母親が心理的に安定し，母親に対する周囲のサポートが厚くなることを目標としたかかわりだからこそ，家族全体によい変化を生み出すことができたと考えられる。

⑧ ケアラーズケア―ケアする人をケアするために（☞p65）

# 04 スタッフに怒りをぶつける家族

**事例紹介**
- D子　大学4年生
- 統合失調症

　D子は，高校教員の父親とピアノ教室を営む母親の長女。中学・高校と有名な進学校に進学し，成績はトップクラスで真面目な性格で友達も多かった。部活動もバドミントン部に所属しキャプテンもつとめていた。長女であり成績もよいことから，両親の期待も大きかった。D子自身も父親と同じ高校教員を目指していた。

　D子は高校卒業後，地元を離れ県外の国立大学に進学。その3年後，妹も同じ大学に進学したこともありアパートで同居するようになる。

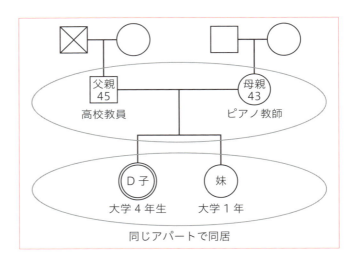

## ❶ 発病から現在まで

### 1　入院までの経緯

　大学4年生になったD子は，ときどき妹に「最近，大学の友達が『バカ』とか『気もち悪い』とか私に言うのよ。後ろ向いてもその友達はいないし，どこから言っているのかな」と訴えるようになる。妹は「気のせいよ」と聞き流していた。それから3か月後，妹と一緒に買い物に行ったときD子は「ほら，友達が『あの子は就職できない，バカだから』って言って

いるでしょう。あなたも聞こえたでしょう」と言って，走ってアパートに帰ってしまった。妹が追いかけてアパートに帰ってみると，布団を被り「なんで，そんなことを言うの」と泣いていた。

　それを見た妹が両親に相談し，心配した両親が駆けつけ，D子に精神科を受診させた。主治医は両親に統合失調症による幻聴があること，自傷の恐れがあるため医療保護入院の説明を行った。父親は同意し「早くよくなるようにお願いします」と言った。母親は「なぜ，こんなことになったの？あの子は精神科の病気なの？」「私の育て方が悪かったの？」と泣き崩れた。D子は「私はどこも悪くない。悪いのは友達だから入院はいや」と泣き叫んでいた。

### 2　入院してからの本人および家族

　D子の入院後，母親は地元に戻らず子どもたちのアパートで過ごし，毎日D子の面会に通っていた。面会では，母親に「自分はどこも悪くない。元気でしょう。お母さんはわかるよね。私のことわかってくれるよね」「早く大学に帰らないと就職ができなくなる」と訴えてくるD子に対し，「何を言っているの。しっかりしなさい。頑張りなさい」と立腹口調で説得していた。また，母親は面会時には必ず，看護師に対して「入院して1か月も経つのに，何にもよくなっていないじゃないの。あなたたちは娘に何をしているの。しっかりやってください」「『友達が悪口を言っている』と言っているけど，友達がこの病院に来たの？　病院は，個人情報を教えているの？」「早く大学に行けるようにしてください。この子の将来があるのよ」など立腹口調で看護師に訴えてきた。妹は，ときどき母親と面会に来るが，看護師に「何でこんな病気になったの？　本当によくなるの？」と表情厳しく訴えることがあった。父親は，仕事が忙しくD子のことは母親に任せている状態であった。

　看護師は，毎日母親から怒りをぶつけられることにより疲弊し，苦痛を感じていた。

## ２　アセスメント

### １　家族関係および家族員のアセスメント

#### ❶家族の発達段階

　この家族は，家族の発達段階の6段階[1]の「新たな出発時にある家族」であると捉えることができる。D子は大学を卒業し，新たな生活をスタートさせるための準備に取りかかる時期であった。また両親は，次女の大

[1] 家族発達論（→p14）

学生生活を支えながら，自身の今後の生活について調整を図っていく時期にさしかかっていた。しかし，今回のD子の入院により，家族の発達段階にも修正が必要になっている。統合失調症に対する知識を習得し，新たな生活を確立する必要性が生じた。

### ❷家族の勢力関係

父親は，母親にD子のことは任せる，という決定を行っているところから考慮すると，家族の勢力・決定権は母親にあると考えられる。

### ❸家族の人間関係と家族のコミュニケーション

D子の発症前の家族関係は，D子も父親と同じ職業を目指していたことなどから，凝集性の高い家族❷であり，家族間のコミュニケーションも良好であったと考えられる。

今回，初回の精神科への入院ということもあり，母親が中心となってD子の支援を行っている。父親は仕事が忙しいということや遠方での生活であることなどから母親への支援は行えておらず，母親は1人でD子の対応を行っている。母親がD子に関心を向けていることから，妹は，疎外感をもつ可能性も考えられる。

また，家族員が離れて生活していることもあり，家族間のコミュニケーションも十分に図れていない状態である。そのため，家族間でD子の疾患や今後のことについて話しあうこともできない状態にある。母親は面会時に「しっかり頑張りなさい」などD子の訴えを聞くことなく一方的に語っており，母親もどのようにコミュニケーションを図ればよいのかわからず混乱していると考えられる。

### ❹家族の問題解決能力

この家族は今まで，大きな問題を抱えることはなかったと思われる。今回初めての精神科入院であり，どのように対処すればよいのかわからず戸惑いを感じていると考えられる。父親は仕事が忙しいということもあり，D子のことは母親に任せているということからも家族の問題から逃避していると考えられる。

### ❺家族の資源

母親が1人で対応していることを考えると，家族外からの支援を受けていないと考えられる。情報不足であるだけでなく，祖父母はいるもののD子の病気のことを相談することもできず家族で抱え込んでいる可能性がある。

### ❻家族の希望

D子：早く大学に戻り就職活動がしたい
母親：退院して大学に戻してあげたい

---

❷ 家族システム論―境界の存在（☞p10）

父親：早くよくなってほしい

　家族員は早期に退院できることを望んでおり，D子が発症前のような大学生活を送ることを望んでいる。

#### ❼家族のストレス

　母親は，D子の入院後約1か月間は自宅に帰らず，子どもたちのアパートで生活を営んでいる。毎日，D子の面会に行くことで，早く症状が落ち着くのではないかと期待している。母親は入院時に「私の育て方が悪かったの？」と自責の念を抱いており，ほとんどのエネルギーをD子に注いでいる状態であった。そのため，母親は休息も十分に取れず心身ともに疲労が生じている[3]と考えられる。父親もD子がいつよくなるのか見通しがつかない状態にあることや，慣れない一人暮らしなどから心身ともに疲労している[3]。また，家族は，D子が精神科に入院したことからスティグマ[4]が生じており，誰にも相談することができず孤立していることもストレスになっていると考えられる。

[3] ケアラーズケア―ケアする人の疲労（👉p63）

[4] スティグマ（👉p81）

### ■2　家族像

　この家族の発達段階は，子どもたちの養育の最終段階に入り，それぞれの巣立ちを楽しみにしていた時期である。また，夫婦としては，子どもたちが巣立った後の自分たちの生計について考える時期にさしかかっていた。しかし，D子の突然の入院により今後の生計を修正する必要が生じているが，今はそれを受け入れることができない状況である。

　D子は長女であり成績も優秀であったことから，両親にとっては自慢の娘であった。また，姉妹は同じ高校，大学へ進学し，アパートも同居するなど仲のよい関係であったと思われる。このようなことからもD子の発症前の家族関係は良好であったと考えられる。

　D子の発症前の家族は，大きな問題もなく過ごしていた。そのため，予期せぬ事態が生じたことで衝撃を受け，どのように対応すればよいのかわからず戸惑いを一層強めており，そのことで「怒り」が生じている可能性がある。

　また現在は，夫婦間のコミュニケーションもなく，父親は母親にD子のことを任せており，現実から逃避している。そのため，母親は1人で対応しなければならず，不安とやるせなさが生じているため，「怒り」という感情反応が現れている。そして，母親は，D子の症状が改善しないことに対する不満や，自分の育て方が悪かったことで発症したのではないかという自責の念に対し，「私が悪いわけではない」という防衛反応として，看護師に「怒り」を表出している。

04　スタッフに怒りをぶつける家族

妹はD子の状態を受け入れることができないことに加え，母親の不安やるせなさに影響を受け，看護師に厳しく対応していると推測される。そして，D子を中心として家族が動いていることについて疎外感も生じていると考えられ，その反動も看護師への対応として現れていると思われる。

## ③ 看護計画

### 1 看護目標

**❶長期目標**
・退院後に，家族員それぞれの生活を営むことができる。

**❷短期目標**
・家族が自ら「怒り」の感情に気づき，その気づきを表現することができる。
・D子の病気について理解し，対応方法を知ることができる。
・家族が自分の時間をつくり気分転換を図ることができる。

### 2 看護計画

「怒り」とは，「人が他の存在によって存在が脅かされるときに生じる感情であり，また，当然得られるべき欲求や期待が満たされなかったり，満たされそうにないときの感情」である[1]。この家族は，D子が統合失調症と診断されたことで衝撃と戸惑いが生じている。そのため，どのように対応すればよいのかわからず，各々の家族員が1人で問題を抱え込むことで，不安とやるせなさを強めている。また，今後のD子についての見通しがつかない不安も「怒り」として表出されていると考えられるため，その点に着目した看護ケアを実施していく必要がある。家族が自分の時間を大切にすることで気分転換を図り，「怒り」を軽減するように支援することも重要である。また，D子や家族のストレングス[5]に焦点をあてることで今後の希望を見いだすことができる。看護師自身も家族の「怒り」に焦点をあてるのではなく，可能性を視野に入れた看護を展開することで関係性も構築されてくる。

[5] ストレングス（→p58）

## 4 看護計画にもとづいた具体的なケア内容

### 1 家族の「怒り」を傾聴する[6]

**❶母親・妹**

面会後などに定期的に時間を設け，母親の思いなどを傾聴する（「怒り」を表出しているときに，看護師など医療者の説明などを行うと「怒り」を増強させる可能性があるため，母親や妹の思いを十分に聴く）。

**❷父　親**

父親については，遠方にいることもあり家族とのかかわりが少なく，母親に任せているということからも現実を認めたくないという逃避にいたっていると考えられる。そのため，父親が病院に来ることは少ないと考えられるため，何か相談などがあるときは，病院に連絡をするように母親を通して伝える。

**❸D　子**

D子についても，初めての入院での不安だけではなく，自分のことを誰もわかってくれないという苛立ち感もみられるため，D子本人の思いを傾聴する。

### 2 D子の入院中の状態および看護師のケアについて説明し，安心感を得られるように支援する

- 家族は，D子の症状が改善していないことや看護師の対応について，「怒り」を表しており，D子の改善しているところやよいところに注目することができない状態にある。そのため，D子のよくなっているところ（例えば，夜間は睡眠がとれていることや日中は作業療法に参加できていることなど）を伝える。
- 看護師が実施している看護ケア（傾聴，心理教育，希望に対するケアなど）を具体的に説明する。

### 3 D子への対応の方法について家族に説明する

- 家族が「怒り」を表出しているときは，D子にも恐怖と不安が生じている。そのため，D子への対応として，焦らず，ゆっくりとした態度で接することでD子も落ち着いて家族と接することができるようになることを説明する。
- 看護師がD子にどのように接しているのかモデリング[7]を示すことで，接し方について家族が理解することができるように支援する。

---

[6] ケアラーズケア―ケアする人をケアするために（→p65）

[7] モデリング
治療者や他者の実際の行動を手本として観察し，それを模倣してモデル行動を学習する方法である。

### 4 集団的アプローチではなくD子の家族のみを対象とした家族心理教育を実施

- 面会終了後などに，病状などについて疑問に思ったことなどを話しあう。
- 入院時の医師からの説明に対しどのように捉えているのか確認し，その理解度に応じて病気の説明を行っていく。
- 必要時には統合失調症の病気の説明や治療，ストレスを軽減することや日常生活での注意点などを記載したパンフレットなどを用いて説明する。

8 家族心理教育（→p97）

### 5 家族心理教室8への参加を促す

- 個別の家族教育から，集団の家族教室への参加を促す。集団での家族教育に参加することで，統合失調症に関する知識や情報を得ることができる。また，他の家族と悩みなどを共有し，新たな対処を見いだすことができるなど，家族心理教育の必要性を説明する。
- 家族心理教育は，今後の回復への見通しをみつけるきっかけとなる。しかし，家族がD子の病気について受容するまでにはまだ時間を要する。頭で理解しようとしても「なぜ，うちの子が」という思いになったりすることがあるため，看護師は個別にその思いを傾聴しながら支援する。

### 6 D子への心理教育の実施

- D子も自分自身の病気について理解することが重要になってくるが，現在は症状が不安定な状態であるため，心理教育の受け入れは困難と思われる。そこで，まず看護師は入院生活で困ったことはないかD子と一緒に考えることからはじめる。例えば，「薬を飲みたくない」と訴えてきたときにはどうして飲みたくないのか，またその薬を服用してどのような効果があったのか，などをD子と話しあうことで，薬についての知識が得られるようにつなげていく。
- 急性期から回復期に移行するときには，集団で実施される心理教育に参加を促し，疾病や内服に対する知識だけではなく，退院後の生活の仕方や将来のことが考えられるように支援していく。

### 7 家族自身の生活を大切にすることができるように支援する

- 家族がD子に落ち着いた態度で接するためには，家族自身もゆった

りとした気もちになることが必要である。母親は，D子が入院後，自宅には戻らず子どもたちのアパートで生活をしながら毎日D子の面会に来ており，十分な休息をとることもなくすべての時間をD子のために費やしているような状態であった。そのため，母親が休息を十分にとれるよう，また，自分自身の時間を大切にすることができるような支援を行う。

- 母親の労をねぎらい[9]，身体の不調などを確認しながら休息することや気分転換を図ることの必要性を説明する。

[9] ケアラーズケア—ケアする人をケアするために（👉p65）

## 8 家族やD子の希望や強み[10]を支援する

[10] ストレングスモデルとリカバリー（👉p58）

- 家族の「怒り」は，強みでもある。D子の早期の回復を願っているがゆえの行動であると捉えることができる。そのため，看護師は家族の思いを尊重しかかわっていくことが重要であり，今，家族にできることは何かを一緒に考えていく。
- D子は大学4年生であり，高校教師になりたいという希望がある。そのために今まで，努力を積み重ねてきたという強みもある。その強みを活かし，看護師はD子の希望のためにできることは何かを一緒に探す。

## 5 看護ケアの実施と変化

### ❶母親へのケアと反応

　D子との面会を終えた母親と，面談を実施した。最初は「何も話すことはありません。あの子を早く退院させてください」と立腹口調で病院を後にすることが多かった。しかし，回数を重ねると，看護師が母親の体調をたずねたとき「とてもしんどいです。自分1人で何もかもやってしまわないといけないので」と泣きながら訴えるようになった。その後，面会後に看護師と話すようになり，「D子がこのような病気になったのは自分のせいかもしれない」「父親は何もしてくれない」などと落ち着いて話すときもあるが，「今日も変なことを言っている。何とかしてください」と立腹することもあった。看護師は，傾聴するとともに母親の頑張りを認め，フィードバックを実施していった。また，看護師もD子の病院での過ごし方や，よくなっている点などを母親に伝えると，「そうなんですね。よかった」と，時折笑顔を見せるようになってきた。

　母親もD子と落ち着いてゆっくり話すことを心掛けながら接していると，D子も落ち着いて話ができるようになっていったため「私の接し

方で，D子も変わりますね」，とD子の変化を実感していた。しかし，D子の病気に対する説明をすると「あの子は，そんな病気ではない。ちょっとストレスがかかっているだけ」と大きな声で言われるため，看護師はその思いを傾聴した。D子は心理教育に参加しており「自分は，就職などのストレスが原因で，ありもしないことが聞こえてきたりしたのかもしれない」と考えることができるようになった。また，母親にもそのことを伝えたことで，母親もD子の病気について関心を示すようになり「本やインターネットでD子の病気のことを調べていたんですが，本当にそうなのか受け入れられなくって。けど，D子が自分の病気に向きあおうとしているので，私も，少しは，勉強しないとね」と言い，看護師から病気についてパンフレットを参考にしながら学ぶようになっていった。そして，母親のみではあるが家族心理教室に参加するようになった。家族心理教室では，積極的に意見交換などは行われていないが，毎回参加することはできている。

　D子の病状が安定してきたこともあり，母親に休息をとることや気分転換を図ることを勧めると面会も1週間に3回ほどになり，自分の時間を少しずつもてるようになっていった。

### ❷妹へのケアと反応

　妹も最初は看護師と話をすることを拒否していたが，「早くお姉ちゃんに帰ってきてほしい。こんなに怒るお母さんを見るのはいや」と，今の気もちを話すようになった。また，母親が笑顔をみせるようになると妹の表情も穏やかになっていった。

### ❸父親へのケアと反応

　父親は，病院に連絡をしてくることはなかったが，母親が，近況報告をするようになり，父親とコミュニケーションを図ることが少しずつできるようになってきている。

### ❹D子へのケアと反応

　看護師は，D子と今後の目標について話しあいを行うと，「大学に行きたい。勉強がしたい」と言われたため，D子が大学の勉強ができるように教科書などを母親に持ってきてもらったり，勉強するために面会室を提供したりした。また，家族と今後の希望などについて話しあいを行うと，「今は，D子がよくなることだけを考えています。今後のことはまだよくわからないけど，あの子が大学に戻りたいのならそれを応援したい」と言われた。D子のために今何ができるのか一緒に考えていく作業を行うと，家族より「私たちが焦らないことですかね。時にイライラすることもあるし，怒りたくもなります。そんなときはどうしたらいい

でしょう」と言われ，イライラしたときの対策を一緒に考えた。

## 6 評価

　看護師は母親の「怒り」は何かを考えながら傾聴し，今までの労をねぎらい，肯定的なフィードバックを実施することで関係性を築くことができるようになり[11]，少しずつ母親は看護師と話す機会が増えていったと考えられる。母親の「怒り」での表現は少なくなってきている。また，D子の入院中のようすや看護師がD子に対してどのようなケアを実施しているのか，症状が改善していることなどを伝えることで，母親がD子の状態を知ることができ，安心感につながった。そして，母親自身の対応によってD子の反応に変化が生じたことや心理教育に参加したことで，D子にどのように接していけばよいのか理解するきっかけになった。看護師が，一方的なかかわりではなく家族と一緒になって対処方法を考えたことで，家族が対処能力を獲得することにつながったと考えられる。

　家族員が自分の時間を大切にすることに関しては，母親も面会の回数を減らしたりすることができるようになった。これは，D子のことだけを考えて生活するのではなく，落ち着いた環境のなかで自分の時間をもつことで，「怒り」が軽減したと考えられる。

　また，D子の「大学に行きたい。勉強したい」という希望に注目しケアを展開したことによって，D子の学業からの遅れに対する不安の軽減や退院後の生活に向けての意欲の向上にもつながっていったと考えられる。

　父親は，病院に面会に来ることはなかったが，母親とD子の状態について連絡を取りあうことができるようになった。しかし父親は，D子の病気について受容することはできていないようであり，今後，対応を検討していく必要がある。

[11] ケアラーズケア（→p63）

### 引用文献
1）野嶋佐由美，南裕子監：現象の理解と介入方法，ナースによる心のケアハンドブック．p86，照林社，2000．

# 05 訪問看護でケアの方針を話しあえない家族

第3章 実践事例

**事例紹介**
- Eさん　24歳女性
- 統合失調症

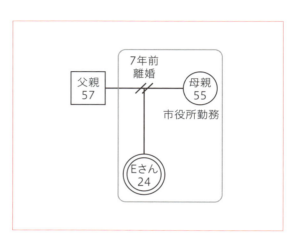

　Eさんは母親と2人暮らし。きょうだいはなく，1人っ子。父親は車販売の営業をしていて，家庭を顧みず，仕事人間だった。母親は現在も市役所にフルタイムで勤務している。両親の仲はずっと悪かった。主導権は母親にあり，Eさんが高校2年生のとき，離婚している。実質的には母親が父親を追いだした形の離婚であったらしい。

## ① 発病から現在までの経緯

### 1　医療保護入院となるまでの経緯

　Eさんはおとなしく，自分の意見をうまく言えず，友人も少なかった。何かを決定するときは母親の意見が絶対であり，小さい頃からその窮屈さに違和感はなくそんなものだと思っていた。心のより所は絵を描くことで，動物の絵が得意で1人で絵を描いて過ごすことが多かった。19歳で女子大に進学し自宅から通っていたが，21歳頃から不眠が出現。不安感も高まって，人の目が気になり通学できなくなった。家から出ない生活を送るうち，「テレビが自分のことを言っている」「今，アイドルがテレビから話しかけてきた」などの言動もみられるようになった。心

配した母親が，保健所の精神保健相談に出向き，精神科受診を勧められた。

Eさんは23歳頃に受診を母親に勧められ，気乗りもしなかったし必要性も感じられなかったが，強く拒否もできず，精神科を受診することになった。外来で待っている間も，周囲の視線や話し声が気になって仕方なかった。待合室で流れていたテレビの事件報道を見て，自分が犯人と思われているという思いが抑えきれず怖くなり，衝動的にその場から逃げ出してしまった。すると母親も混乱し周囲に助けを求め，結局病院のスタッフに制止され，Eさんは興奮状態となった。「捕まえないで～。私は何もしていない」「怖い，怖い」と大声で叫び，抵抗し，そのまま医療保護入院となった。

## 2　訪問看護に至るまでの経緯

### ❶入院中のようす

入院し，初めての薬物治療もはじまり，眠れるようになって徐々に病状は安定していった。Eさんは自分の疾患について，統合失調症と主治医から説明されるが，ピンとこなかった。薬を飲んでいても，自分が自分でない感覚や，人が自分のことを言っている，うわさしているという感覚は継続していた。母親は，病気に対して，受け入れがたい気もちがあったが，薬を飲めばよくなるという期待が大きく，Eさんが治癒して復学することを望んでいたし，Eさんにもそこを目標に頑張ろうと言い続けていた。Eさんは母親に言われると反論することはできなかった。短大に行きたい気もちにもなれないまま，3か月で退院となった。

### ❷再入院までのようす

Eさんは退院後，母親の干渉もあり，落ちつかない状態で自室で過ごすことが多かった。あんなに楽しかった絵を描くことにも集中できず，手に力も入らなかった。Eさんはきっと薬のせいだと思い，母親には言わず怠薬❶するようになった。通院は，母親の付き添いもあり，拒むことはできず2週間に1回通った。診察で医師にいろいろ聞かれても考えがまとまらず，しっかり答えられず母親に叱られた。「何でも相談してよくなりましょう！」と母親は言うが，「よくなるってどういうことなの？」「今の自分は普通じゃないの？」「自分のできが悪いだけで，病気ではないんじゃない？」Eさんはずっとそのようなことを考えていた。通院は続けながら，処方された薬を飲んだふりをしていたが，眠れないときは不安になるので，睡眠薬はときどき飲んでいた。

そんな調子で1年が経過。しだいに眠れない日が増え，睡眠薬も効か

**❶ 怠薬**
薬の服用を患者が中断すること。無意識，記憶障害による飲み忘れや治癒したとの自己判断や副作用から意図的に服用しないなど[1)]

なくなってきた。昼夜逆転の生活になると，少しの物音も気になり，近所の人の声が聞こえるような気がしてきた。この頃にはテレビが見られなくなり，1日中布団の中で過ごすようになった。母親は，Eさんのよくない変化に気がつきながらも，回復を願って，散歩に行って体力を回復することを勧めた。最初は何とか行っていたが，歩くこともつらくなって母親に言われても出られない日が多くなった。母親の言いつけに添えなかった日は，自分を責める気もちが大きくなり，独語が見られるようになった。母親もEさんの異変を放っておけなくなり，臨時で受診することとなった。診察で薬を服用していなかったことも発覚し，再入院を勧められた。

### ❸再入院中のようす

Eさんは再入院後も，誰にも自分のしんどさをわかってもらえる気がしない状況が続いた。医療が自分の役に立っている気もしなくてしんどい入院生活だった。薬も，自分にとって本当に必要なのかというところが気になっているのに，薬剤師や医師の説明はパンフレットに書いてあるのと同じだった。3か月が過ぎた頃，退院の話が出た。そのとき，しっかり服薬管理をしてもらえるように，医師から積極的に訪問看護を勧められた。Eさんは入院が続くのも嫌だったので，しぶしぶ受け入れた。母親は，訪問看護が入ることで安心し，これでEさんは再発せずに復学できる，もとの娘に戻るという期待が高くなった。

## ❷ 訪問看護の介入

### 1 訪問看護導入初期

Eさんは，最初は訪問看護師がどのようなことをしてくれるのか，助けになってくれるのか，本当に自分のことをわかってくれるのか不安で仕方なく，訪問看護師が来ても疑心暗鬼でそっけない態度を繰り返していた。短時間のやりとりもできず，「今日はもういいです」と断ってしまうことが続いた。どうしたらよいのかわからない戸惑いからのEさんの行動だったが，訪問看護に期待していた母親はその状況に不満をつのらせ，Eさんにも訪問看護師にも，「この訪問に意味があるのか」とたびたび苛立ちをぶつけた。

Eさんとの接点を見いだそうとしていた訪問看護師は，Eさんが動物のことにとても詳しく，部屋には小学生の頃にEさんが描いて市の展覧会で賞を取ったうさぎの絵が飾ってあることに気がつき，そのことを話題にした。賞を取ったことはEさんにとってとてもよい思い出だったの

で，自然にそのときのことを語ってくれ，訪問看護師は傾聴した。そのことがとてもここちよかったEさんは，このことをきっかけに訪問の日が楽しみになった。訪問看護師はいつも否定せずに，Eさんのありようを受け入れ，ゆっくり話を聴いた。うまく言葉にならないことも，なんてことのない話もゆっくり付きあってくれた。Eさんにとっては，誰とももったことのない安心を感じられる関係になっていった。

## 2　訪問看護開始3か月

　訪問看護師との関係性が少しずつ深まり，Eさんは安心できることが増えたからか，笑顔が多くみられるようになってきた。母親はその変化を嬉しく思いながらも，Eさんに相変わらず服薬への抵抗感があることが気がかりだった。「服薬できない＝回復を遅らせている＝大学へ復学できなくなっている」につながっていると思えて仕方がない。母親は，訪問看護師に娘がちゃんと薬を飲めるように指導をすることを求めてくることが多くなってきた。訪問看護師は，母親の思いを受け止めながらも，まずはEさんが服薬に対してどう思っているのかというところを大事にしたいと考えていた。

　そんな矢先，「母に『ちゃんとお薬を飲みなさい』と言われることがしんどい」とEさんが語った。訪問看護師は，「ちゃんと飲めないこと」ではなく，「飲みたくないEさんなりの理由」を大事にしたいことをEさんに伝え，「理由を教えてほしい，一緒に考えたい」と語りかけた。Eさんは，母親に渡されて目の前で飲むように言われる以外は，「飲んだふりをしている」こと。仕方なく飲むこともあるが「自分が自分でなくなる感じがする。頭がボーッとしてすっきりしない。行動はまとまる感じはするけど，させられている感じ。わかってもらえるか不安だけど」と薬に対する思いを語ってくれた。訪問看護師は，薬に対してEさんが葛藤していた苦悩を受け止められたことで，やっとEさんの本当の思いに近づけた気がした。Eさんが感じている「行動はまとまる」という服薬することのメリットをどう活かし，服薬のしんどい部分をどうするかを主治医を交えて一緒に考えていくことのお手伝いをすることを約束した。

　服薬することを強く指導することは難しいことではないかもしれない。しかし訪問看護師として，Eさんの思いを大事にして，薬とどう付きあっていくかを重視し，通院先の外来との連携を行うことにした。外来看護師と調整し，通院時にEさんの思いを主治医に伝えるサポートを依頼し，主治医はていねいにEさんの話を聴き，薬物調整がはじまった。このことをきっかけに，Eさんには「わかってもらえる」という安心が定着し，

この間，あきらめていたこと，希望や思いを訪問看護師にポツリポツリ語り出すようになった。実はイラストレーターになりたかったが，母親に言えず何となく大学に進学したこと。今はイラストレーターにはなれなくても何か挿絵を描いたりするぐらいの活動ができないかと思っていると。

この頃には薬物調整がはじまっていたが，服薬は2～3日に1回，何とか頑張って飲んでいる状況だった。しかし，訪問看護師とEさんの関係性が確立されるほどに，望む支援ではないため母親の焦燥は高まっていった。訪問のたびに，「薬を飲ませてほしい，なぜ飲むよう指導してくれないのか！」と怒りをあらわにすることが多くなった。

一方，Eさんが「絵を描きたい」ということを表出できたことから，訪問看護師は他の職種の力を借りることを検討し，Eさんに作業療法士による訪問導入を勧めてみることにした。提案を受けたEさんは，新しいスタッフに対する不安があったが，信頼している訪問看護師のチームメンバーなら大丈夫かも……と思い，作業療法士の訪問が開始されることになり，「どんな絵を描こうかな」と楽しみにしてくれていた。その方針を聞いた母親は「絵を描くことを手伝うための訪問ならいりません！ちゃんと薬を飲む指導もしてくれないのに」と激昂した。

そんな母親のようすを見たEさんは，「もういいです。絵はいいです。訪問だけでいいです」と母親の意見に従おうとしたので，訪問看護師はEさんと2人で話をする場をもった。「あなたがしたいと思うことをお母さんには言いにくいですか？」と静かに語りかけると，「……言えない。お母さんは私にいいと思うことを私のために言ってくれていると思う。でも自分がしたいと思うことがいつも間違っているのかと思うとしんどい……。何となく，それが自分が自分でなくなる感覚をつくっているようにも最近思う……」と自身の思いを語った。それを聞いた訪問看護師は，すぐには難しくてもEさんが自分の生きたい人生を生きられるような応援をしたいこと，すぐには無理でも少しずつお母さんにわかってもらえるように，Eさんとお母さんの間に入って調整することを伝えると，「私も頑張りたい。自分のことは自分で決めて，お母さんにも認めてほしい」という発言がみられた。

## 3 アセスメント

### 1　個々の家族員のアセスメント

#### ❶Eさんのアセスメント

Eさんは幼少時から何でも母親の決定に従ってきたこともあり，自己

決定もできず，自分に自信がもてなかった。統合失調症を発症し，自分にしかない感覚があることで，さらに他者に理解してもらえないと感じるようになっていると思われる。発症するまでも，内向的で友人も少なく，相談できるような対象もいない状況であった。自分が味わっている違和感にも，治療に対しても，わかってもらえない不全感が強いため，医療者への不信感もあった。また，長年の母親との関係性から，母親の期待（治療に向きあうことや復学すること）とそれに応えなければいけないプレッシャーが大きい。それがますますＥさんの自己肯定感の低さを助長しているのだろう。誰にも，何にも安心できない状況は安定した治療にもつながりにくく，症状や違和感によってますます不安を増長させることが予測される。

#### ❷母親のアセスメント

母親には，娘を意のままにしたいという潜在的な意識があると思われた。その傾向から娘の訪問看護師も意のままにしたいというように感じられた。その支配ともみえる心のありようの背景には，母親として１人娘に思い描いた揺ぎない理想があるのだろう。それぞれの成長段階で，母娘の関係はこうありたいというイメージがあったのではないか。完璧主義で，もともとＥさんの父である夫とも心を通いあわすことはできず，それ以外でも自分の思いを表現できる対象もなかったがゆえに，ずっと孤軍奮闘してきた実状も垣間見える。自分なりの母娘の理想的な関係を追い求めるがゆえ，その不全感がすべてＥさんにぶつけられていると考えられる。

### 2　家族のアセスメント

#### ❶家族アセスメント

母親の力が強く，家庭のことが母親の思うがままに運ばれてきた経緯がある。そのなかで成長したＥさんは，もともとの内気な性格もあり，うまく自己主張できずにきた。母親も，自分が決定することが子どものためと思っているところがあり，その母親の立ち回りが結果的にＥさんの希望や思いを陰に潜めさせてしまっている。幼い頃から父親と母親の仲が悪く機能不全❷家族であった上に，父親との思い出もおぼろげで，気がつけば母親が中心的存在となった家庭が成り立っていた。

#### ❷家族が置かれた環境の強み

母親が，Ｅさんの気もちをくむことは難しいが，誰よりもＥさんの回復を望んでいて，無関心ではない。障害受容よりも，「こうあってほしい」という娘への期待が高すぎるがゆえに，母親とＥさん，訪問看護師が思

> ❷ 機能不全
> 物事の本来の動きが不完全であること[2]
> ここでは家族の本来あるべき機能を指す。

3 リカバリー（👉p60）

い描く回復イメージを擦りあわすことができないが，Eさんが自分らしさを見つけてリカバリー❸していくことで，母親もEさんの思いや希望を理解して歩み寄れる可能性はあると考える。

## ❹ 看護計画

### 1 問題点の抽出

- 母親がEさんの思いではなく自身の思いで服薬を強いるため，Eさんの薬に対する思いが大事にされないことで母娘の関係が悪化し，Eさんは自分の思いを表出できなくなり，リカバリーに弊害が生じる恐れがある。
- Eさんと訪問看護師の関係が深まり，Eさんが自己表現できるようになるほどに，母親の母親役割の喪失感，孤独感が増している。

### 2 看護目標

#### ❶長期目標
- 時間をかけながら，母親とEさんが，それぞれの思い描く日々を過ごすことができ，母親もEさんの自己決定を支持することができる。

#### ❷短期目標
- Eさんが「こういう生活を送りたい」という希望や思いを自信をもって語ることができる。そのうえで，薬物治療についても一緒に考えていくことができる。
- 母親自身が不安や葛藤を表出できる。
- 母娘が率直に感情表出しながら，それぞれの思いや考えに歩み寄り，理解しようとする姿勢がもてる。

### 3 看護計画

- Eさんが自己決定できるプロセスを支える。希望や思いにそえるように，訪問場面でEさんの気もちを引き出し，Eさんがしたい活動につなげる工夫を一緒に考える。作業療法士などの他職種とも協働し，Eさんが安心できる支援者を増やす。
- Eさんが自立するにつれ，母親の孤独感が増すことを受け止め，母親を孤立させないように，Eさんと母親の間に入り調整する仕組み，場面づくりをする。
⇒具体的には作業療法士の導入に伴い，訪問看護師が母親自身の思いを吐露できる場をつくり，母親も自身の人生を生きられるような工夫を

一緒に考える。
- Eさんが，自分に自信がもてるようになることで，Eさんのリカバリーの形を母親にも理解してもらえるように働きかける(復学が必ずしもEさんのリカバリーではないので)。
- 母娘がお互いを大事に思いながらも，うまく機能していない関係を一緒に考えられる信頼関係を確立できるようにする。

## 5 訪問看護の具体的なケア内容と展開

### 1 Eさんのリカバリーに向けた目標設定をサポートし，具体化する

　訪問看護師との関係が確立されるとともに，Eさんは安心して自分の思いを語れるようになってきた。小さいときから母親に指示され，決められたことをして，母親に認められることしかできなかったEさんが，「絵を描きたい」と語れたことは，大きな一歩と受け止めた。しかし，母親の希望とEさんのしたいことが一致していないため，Eさんも母親に反対されると，強く意思表明できずにあきらめてしまいそうになった。そこで母親には訪問看護師がていねいにやりとりすることを約束し，Eさんの希望を中心に支援計画を一緒に考えていこうと伝えた。

　訪問看護師が，「どのような絵を描きたいのか」「何を使って，どんなタッチで，どれぐらいの大きさで」など聞いていくと，Eさんは嬉しそうに今までそっと描きためていたスケッチブックを見せてくれた。そこには猫や，草花の絵がやさしいタッチで描かれていた。そして，これは水彩絵の具で，これをもう少しこんなふうにアレンジして……具体的なイメージをゆっくりと，しかしいきいきとした表情で語った。

　訪問看護師は，内に秘めていたEさんの夢を垣間見たように思い，絵を描くことがEさんが元気になれるストレングス[4]だと確信した。そのことをチームスタッフの作業療法士に伝え，Eさんにも会ってもらうことにした。

　作業療法士は，Eさんと絵を通して，じっくり関係性を構築していくことにした。訪問看護師と同じチームスタッフということでEさんも安心でき，すぐに作業療法士にも打ち解けられた。絵のことを語るEさんは本当に楽しそうで，作業療法士も自分の経験から，具体的に，水彩画の進め方の手順や，画材の揃え方など，またいつどんなスケジュールで描いていくかということについても計画を立てていった。その経過のなかで，ずっと外出を拒んでいたEさんが，絵の具を買いに作業療法士と一緒に出かけることもできた。作業療法士は，週2回Eさんとかかわり，

[4] ストレングス（→p58）

その1回に訪問看護師が同行し，母親と話をするという役割分担もできた。訪問看護師は，週1回の訪問でEさんの絵の進み具合を見せてもらい，楽しそうに語るEさんの話を聴く場面が増えた。そんな訪問場面が確立され，4か月が経った頃には，Eさんは作業療法士とスケッチに出かけられるようにまでになり，笑顔も増え，「毎日が少しずつだけど楽しくなってきた」という発言もみられるようになった。

## 2　自信の回復とともに治療との向きあいもできるように

ずっと違和感があった服薬の継続も，自己実現が形になるにつれ，訪問看護師と服薬に対してどう考えていくかというやりとりができるようになってきた。外来診察時に主治医に自分の思っていることを伝えることに緊張するというEさんと，どういう伝え方ができれば緊張感も低く受け止めてもらえるかを，訪問看護師とともに考える場面をつくった。

さらなる安心の確立のために外来看護師と訪問看護師が連携し，Eさんが薬に対して感じていることを伝え，主治医に自分で伝えることをサポートしてもらえるように働きかけた。その結果，Eさんも自信をもって主治医に自分の思いを伝え，ていねいな薬物調整がはじまった。主治医は，Eさんの飲み心地を大切に，半年かけてEさんにとっても違和感のない処方内容に調整した。現在は，飲み忘れる日もあるが，安定的に服薬継続ができるようになっている。

## 3　母親の思いも尊重しながら，回復とは何かを一緒に考えられる家族支援の形を構築する

母親の思いのなかには，娘の発病を受け止めきれないだけでなく，思い描いていた20歳代の娘のイメージへの期待があきらめきれず，その不全感を「服薬さえ安定すれば，回復する」「大学へ復学すれば，娘の人生は取り戻せる」という揺るぎのないメッセージとしてEさんにも，訪問看護師にもぶつけている状態であった。その絶対的な思いと娘の人生を支配する母親の態度は，Eさんの回復を妨げている一因にもなっていると思われる。しかしながら，母親もずっと1人で娘を育ててきたなかで，自身の価値観を娘に押し付け，無意識の支配をすることが，娘の幸せだと信じて母親という役割をこなしてきた。その一身の思いは，一見自己本位であり，子どもの自立を妨げるものである。しかし歪んでいても子どもを大切に思うがゆえの過剰な役割達成で，愛情にあふれているともとれる。その母親のストレングスを"Eさんの回復をどう捉えるかを一緒に考えていく"という方向性に向け，家族支援の形をつくってい

く必要がある。

　「安定した服薬」と「復学」は母親の期待と目標であって，Eさんの希望ではない。Eさんのなかには大学へ戻る気もちはなく，「絵を描きたい」という目標を見いだすことができている。そこで母親に「娘が娘らしく生きること」を一緒に応援できる発想の転換とゆとりをもってもらえるように，まずは母親と訪問看護師がやりとりできるような支援体制をつくっていった。訪問看護師が母親の期待することをしてくれないという母親の不信感があるものの，母親を批判するのではなく，母親の不満や不安を受け止めていく。Eさんに関することだけでなく，母親自身が抱えている葛藤や孤独感も理解し，今まで孤軍奮闘してきた母親の役割を認めることからはじめる[5]。そのやりとりのなかで，訪問看護師が母親とともにEさんの回復を願い，母親のこともサポートする役割であり，Eさんの自立や訪問看護師との関係性の構築は，母親を孤独にするものではないことを感じてもらえるような関係性を構築していった。母親の訪問看護師への不満は大きかったが，助けてほしいという期待もあった。訪問看護師が，母親との時間をつくることを提案した当初は「母親としてダメな部分を指摘されるのでは」という防衛的な気もちがあり，母親はすぐに受け入れることはできなかった。しかし，「お母さんの一生懸命さを支えたいと思います。それがEさんのためにもなると考えているからです」と伝えることで，少しずつ母親としての気もちを吐露できるようになっていった。1人で娘を何とかしないといけないと思っていたこと……。大学に入学したとき，本当に嬉しかったので，何としてでもそこに戻って欲しかったこと……。訪問看護師が母親の思いをくみとるほどに[6]，少しずつではあるが1人で抱え込まず，訪問看護師と一緒に考えていったらよいと思えるようになっていった。

　母親の薬に対する期待は変わらずに高いままではあったが，それについても，ここから時間をかけてEさんにとって何が一番よいのかを母親と考えていく必要があるだろう。統合失調症の回復のために薬物治療は必要ではあるが，それがすべてではない。Eさんが訪問看護師に語った，薬に対する思いや飲み心地を医師も交えて検討したのは，Eさんが安心して受けたい治療でないと意味がないからである。疾病があってもEさんらしい人生が送れること，そのことをEさんを中心に考え，必要なサポートを具体化していくこと，その実現がEさんのリカバリーにつながっていくのではないか。具体的にEさんと「絵を描くこと」の支援を組み立て，実践していくなかで，そのことを母親とも共有できるよう，訪問看護師がEさんと母親の橋渡し役になる必要がある。

[5] ケアラーズケア―ケアする人をケアするために（👉p65）

[6] ケアラーズケア―ケアする人をケアするために（👉p65）

## 6 まとめ

　家族という小規模のシステムのなかで，それぞれの家族員が個々の感情に及ぼす影響は大きい。Eさんの場合，母親の影響力を否定するのではなく母親と共有し，家族機能のなかで「整理できること」，「お互いに歩み寄れること」，「変われそうなこと」，「努力していく必要があること」などをEさんの回復のために，模索していく共同作業が必要であると考える。

　時間をかけてそれぞれが「自己分化」できる健康的な家族の形を目指していくことが重要である。その支援を家庭で行えることが訪問看護における家族支援のあり方ではないだろうか。

　家族が精神疾患に罹ったとき，動揺や混乱が生じることは多い。否認したい気もちや，回復の見通しが見いだしにくいこともある。しかし，あきらめではなく，何とかしたいという気もちも大きいため，患者や看護師への期待も大きくなる。いわゆる障害受容のプロセスには，家族のありようや文化，今までの歴史，患者との関係性も大きく関係する。しかしながら，精神障害を有することは決して絶望ではないはずだ。障害があってもその人らしく生きることへの可能性を，患者，家族とともに看護師が模索しながらサポートしていくこと。そのプロセスが患者のリカバリーへつながっていくのではないだろうか。

### 引用文献
1) 松村明編：大辞林第3版．三省堂，2006．
2) 大辞泉編集部：デジタル大辞泉 ver. 201704．小学館，2017．

 **7 自己分化**
ボーエンの理論のキーワードの1つ。個人が日常生活のなかで他の家族メンバーの感情や思考や不安に巻き込まれずに自分のポジションをもっていること。

# 06 批判的な態度をとる家族

**事例紹介**
- Fさん　52歳女性
- 統合失調症

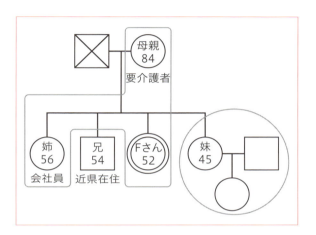

## 1 発病から現在までの経緯

### 1　Fさんの情報

#### ❶1回目受診までの経緯

　Fさんは現在，母親・姉と3人暮らしで，内装業を営んでいる。兄は，近県在住。妹は，最近結婚し実家を出ているが，近くに住んでいる。高校まで問題なく過ごし，専門学校卒業後アルバイトをしながら保育士の資格を取り30歳まで働いた。表に立つことは嫌がり，いつも誰かの後ろにいるような性格だった。

　25歳，父が脳梗塞で倒れ，家業を手伝うようになった。39歳，腰痛を理由に内装業を辞め，整形外科や整体などに通院したが異常はなかった。腰痛が改善しないのは「霊のせいだ」と思うようになり，とある会合（詳細不明）に通いそこでヒーリングを勧められ，この頃から家族とはあまり会話しなくなった。

　児童館の臨時職員を務めていたが，44歳のときに仕事を辞め，自室に引きこもるようになった。食事を摂らなくなりヒーリングのミネラルウォーターを飲み，自室で除霊のために奇声を出したり，家中に塩をま

くなどの奇異な行動が目立つようになった。かかりつけ医から精神科病院を紹介されたが、本人は「病気じゃない」と受診を拒否し、妹だけが来院した。医師は妹に、考えられる病名、入院治療の必要性、移送制度の説明を行ったが、受診にはいたらなかった。

### ❷ 2回目受診からの経緯

47歳のときに、「ヒーラー（ヒーリングを勧めた人）に遠隔操作され治療されている。「ヒーラーとはテレパシーで交流できる」などの幻覚・妄想状態[1]がみられ、ヒーラーの治療費やアイテムに高額なお金を費やしていた。「服薬を勧められるようになったのはヒーラーのせいだ」と思い、ヒーラーに攻撃的な電話や手紙を送るなどの異常行動が続き、母親・妹と3人で受診したが、「どこも悪いところはない」と治療を拒否したため、検査だけ行うことを説明し次回の受診につないだ。検査後の受診で統合失調症と診断され少量からの薬物治療が開始されたが、1度の服薬で「調子が悪くなった」と服薬を中断した。その後、幻覚・妄想が続き、自殺企図[2]やイライラで家族に対して暴力的になり、入院治療を勧めたが、Fさんも母親も入院に同意しなかった。

### ❸ 医療保護入院までの経緯

50歳、「黒魔術をされて営業ができなくなるよう妨害された」「記憶障害、頭が朦朧として混乱するのも神経ガスのせい。ちゃんと診てもらったほうがいいと思って来た」と母親とともに外来を受診。体系的な妄想が活発で了解は困難、思考奪取[3]・作為体験[4]などの精神症状も活発だった。薬物治療の説明に対して拒否し、「検査をしてほしい。それから私が判断します」と血液検査のみを実施した。

受診後、1人で東京のヒーラーの家に行き、警察に保護され措置診察を受けた。措置不要の判断で家族が迎えに行き、そのまま医療保護入院となった。入院までの生活は、2か月間ほとんど寝ていない状況で、1か月は食事も作れず母親の面倒もみられなかった。

### ❹ 初回入院から2回目の入院までの経緯

入院後、Fさんは「薬はあわない。体が怠くなる」と拒薬し、母親は「なるべく薬は使わないでほしい」と希望した。最低限の処方量で薬物治療を継続していたが、「自分は病気じゃない」と病感がもてない状況に変わりはなかった。その後病感はないものの徐々に服薬を受け入れ、精神状態も安定してきた。そして家族は「退院後も家業を続けてほしい」と希望しており、自宅に退院となった。退院すれば断薬の可能性があるため、作業療法や訪問看護などを導入し、継続した支援を行った。

退院後、妹が薬を管理していたが、徐々に服薬を渋るようになり妹と

---

**1 幻覚・妄想状態**
幻覚と幻覚に関連する妄想があり、これらが、病像の中心をしめている状態をいう。

**2 自殺企図**
自ら自分の生命を絶つことを企てること。結果的に生命を絶ってしまった場合は企図ではなく、自殺となる。

**3 思考奪取**
自分の考えが、他者によって勝手に抜き取られる、奪われてしまうという体験。

**4 作為体験**
させられ体験ともいう。自分の行動、思考、感情などを自分で行っているという意識や感覚が障害され、自分以外のものによってあやつられていると感じる病的体験。

の口論が増え，「自分は病気じゃないから」と訪問看護も拒否するようになった。しばらくして母親が脳梗塞で入院した。献身的に介護し退院できるようになったが，母親の退院準備のためにＦさんが自宅の改修工事を勝手に進めたことで，妹との信頼関係が崩れてしまった。また，Ｆさんが行う介護は母親に無理強いすることが多いため，母親が疲れてしまった状況であった。

その後，母親のケアマネジャーに対して「介護の仕方が違う」と暴力行為があり，家族は対応の限界を感じてＦさんを受診させた。入院治療を勧めたがＦさんは病識がなく，「姉が母の保険を解約してお金を持っていこうとしている」「兄が勝手に名義を変えて家を売ろうとしている。家と店を守らなくては」と入院を拒否。内服治療では病状の改善は困難と判断し，持効性注射導入の目的で医療保護入院となった。

❺ 2回目入院後のようす

持効性注射は拒否なく受け入れていたが，まだ「自分は病気ではない。姉が入院するべき」と話し，家族に対する妄想が残存していた。主治医はＦさんと家族に今の状態や今後の見通しなどについて定期的に面談を行った。家族はＦさんの部屋の引き出しに，母親の通帳，家の実印や権利証などが見つかったことから，「帰ってきてもらっては困る。一緒に住めない」と退院を拒否した。Ｆさんは「最近家に泥棒が入り込んだからしまっておいた」と話していたが，家族には到底理解されず，Ｆさんが憤慨したことが家族のさらなる批判的感情につながり，家族はＦさんの受け入れを強く拒否した。Ｆさんは「注射するために病院に通う」ことを約束し，「仕事もしたい」と希望したが，家族は「解雇する」と受け入れなかった。

## 2　家族の情報

Ｆさんは4人兄弟の3番目。父親はすでに死去し，母親は最近まで家業の代表者として現役で仕事を行っていたが，脳梗塞を発症して，現在は介護サービスを利用しながら在宅で生活をしている。母親は若いときから病気をしても薬に頼ることを嫌い，Ｆさんにもその影響があるかもしれないと姉が話していた。Ｆさんに面倒をみてもらっていたことで，母親は姉妹のなかではＦさんをかわいがっていた。姉は保険会社に勤務しており，現在は一緒に暮らしている。兄は近県在住。もともとＦさんとの関係性はよくないため，実家に行っても入れてもらえなかったことがあった。妹は，最近結婚し家を出たが，実家の近くに住んでいるため，普段は家業を手伝っている。Ｆさんが一番信頼している。

今回，Fさんが母親の保険証書や通帳，家の権利証など隠し持っていたこともあり，母親と姉は「自宅には戻ってきてほしくない」「家業はやらなくていい」と思っている。Fさんに家族の気持ちは伝えてある。

## 2 アセスメント

### 1 個々の家族員のアセスメント

#### ❶Fさんのアセスメント
初診から治療開始が遅れた統合失調症。未治療期間が長いため，病感や病識を取得することは容易なことではないと思われる。症状悪化や入退院をくり返すことで，周囲の受け入れやサポートも難しくなるため，Fさんにとっては不利益になる。薬物治療を継続することは，症状安定と再入院の防止のために最も重要なことである。

Fさんは本来優しい性格であり，他者のために働くことを苦にしない。家業において業者の手配や接客などをしていたときもあることから，ある程度の社会性は獲得できていると考えられる。Fさんは就労を希望しており，精神症状が安定すれば就労を目指した支援ができると考えられる。家族が受け入れを拒否していることを「仕方ない」と思っているが，実家に戻りたいとも考えている。Fさんが今後，家族ともかかわりをもちながら社会生活を営み，就労できるようになるためには，今回の入院で薬物治療が継続できるよう支援することが重要であると考える。

#### ❷母親のアセスメント
以前は，Fさんと一緒に家業を行い，Fさんに身の回りのことや食事など面倒をみてもらっており，母親もFさんを頼りにしていた。1度目の入院時には最小限の薬物治療を希望し，病識のないFさんの退院にも協力的であった。Fさんの母親の発言は家族内では絶対的な力があったことにより退院できた。しかし，今回の入院では母親の認知機能面の低下がみられ，姉に促される形で話しているようすが見受けられた。もともと母親は，「薬は害」と思っており，薬に頼って病気を治すことを嫌っていた。そのため，今でも母親は自身の身体疾患の治療薬の内服を渋っている。このことから，Fさんは幼少期から家庭内で薬を必要としない環境で育ってきており，母親の「薬は害」という考えの影響を受けていると思われる。それがFさんの治療のタイミングを逃したり，治療継続につながらなかった要因の1つと思われる。

今回，母親のケアマネジャーとFさんの意見が対立し，それを見た母親がFさんを怖がりかかわりを拒否していると，姉からの情報があった。

母親には軽度の認知機能障害があるものの，母親としてFさんをどのように思っているのか確認する必要がある。母親がFさんの疾患や治療について理解することは難しいかもしれないが，母親が学習する機会をつくることも必要である。そうすることでFさんに対する母親の対応が変わる可能性はある。

### ❸姉（キーパーソン）のアセスメント

現在は母親のこと，Fさんのこと，家業のやり繰りを行っている。幼少期よりFさんとは仲がよいとはいえなかった。Fさんは「姉は家業の手伝いもせずに家をとび出して勝手に東京に行って突然帰ってきた。自分勝手な人」とよい印象をもっておらず，姉がまくし立てるように強い口調で話すため，Fさんと喧嘩になることが多かった。姉は，Fさんの行動が妄想によるものであっても「Fが勝手にやったこと。だから病気とか関係ない」と話し，自宅へ帰ってこなくてよいと思っている。その半面，もし自宅に退院した場合，日中母親と2人で居られるかを考えているような言動もあった。姉は，Fさんの妄想による行動や言動が病気によるものであるという知識や理解が現状ではほとんどなく，Fさんに対して批判的な感情[5]しかもてないでいる。今後もFさんとの関係性を保つために，病気をもつFさんへの理解が得られるようかかわる必要がある。

姉と医療者とのコミュニケーションはよく，困ったことや心配なこと，Fさんの状態など，すぐに相談できている。Fさんの退院支援，家族のサポートにおいて早期に介入・調整するうえで，情報が得やすい状況にあり，姉を中心とした家族支援を今後も多職種連携で行う必要がある。

### ❹兄（近隣県に在住）のアセスメント

Fさんとはほとんど交流がない。幼少時，友達の少ないFさんを不憫に思い一緒に遊びに連れて行ったりしていたが，Fさんが場になじまない発言をするため，それを兄が注意すると逆に兄とFさんで喧嘩になることが何度かあり，兄はFさんを相手にしなくなった。Fさんとの関係は希薄で，Fさんも「兄とは話したくない」と言う。兄はFさん以外の姉妹との関係性は良好であるが，Fさんとの関係性の改善や直接的なかかわりは難しいと思われるため，家族間のサポートができるよう協力を促していく必要がある。

### ❺妹のアセスメント

Fさんが一番信頼をしていた存在である。しばらくはFさんと一緒に家業をしていたこともあり，妹は嫁ぐ際に，家業がFさんにとって今後負担になるのではないかと気にかけていた。

[5] EE-批判的コメント（→p32）

Fさんの服薬管理は妹が行っていた。家族のなかではFさんとかかわる時間が最も多く，Fさんの普段の状態を知っており，妄想による行動がみられたときは医療機関へ相談して対応したり，身体面も気にかけている。妹はFさんが頼る存在であり，Fさんと家族をつなぐ重要な役割を担う存在であると考える。ただし，妹家族の生活もあるため，負担をかけすぎないような配慮あるサポートが必要になる。

#### ❻家族全体のアセスメント

　入院前に，家に代々伝わってきた貴重品を「家相で悪い物」と言われ捨ててしまったことが，家族がFさんを批判的に捉え拒否する原因になった。この行動は病気によるものであることを家族に理解してもらうことが必要である。家族は母親の「薬は害」という考えにもとづいた家庭環境で生活しており，母親も内服を渋る行動をとっていることから，家族に薬の必要性を理解してもらうには時間がかかると思われる。今回の入院で，Fさんの病状などについては前回入院時よりわかっているようだが，さらに薬物治療の理解を深めてもらう必要がある。また，治療によってFさんがどのように変化しているのかを，そのつど伝えていく必要がある。今までの生活のなかで，それぞれの家族がどのような思いを抱えていたのかを確認し，Fさんに対する家族の批判的・拒否的感情の緩和と，Fさんへのかかわり方やサポートなど，家族ができることを見いだしていく必要がある。

　前回の入院時よりも，困ったことがあればすぐに家族から連絡があり，多職種で対応をしていたため，医療者と家族とのかかわりはよくなっている。家族がFさんと直接的なかかわりを拒否しても，医療者がFさんと家族の橋渡し的かかわりをすることで，家族からの協力は得られると考えられる。

### 2　家族の強みに関するアセスメント

#### ❶家族自身の強み❻

❻ ストレングス（☞p58）

　家族全体が，Fさんを強固に拒んでいるわけではない。姉は，まくし立てる話し方ですぐにFさんとトラブルになるが，妹はFさんの身体を心配し状態を看護師に確認してくることがあり，2人のFさんへの対応は異なる印象がある。医療者のかかわりしだいでは，家族の批判的感情は変化する可能性があり，個々の立場にあわせた調整をしていく必要がある。2回目の入院以降，家族内で困ったことがあると，すぐに姉からケースワーカーに連絡があり，相談している。今までのように家族内で何とか解決しようとはせずに，医療機関にSOSが出せるよう変化して

きている。

## ❸ 看護計画

### 1 問題点の抽出

- 家族およびFさんに，疾患に対する正しい知識がないため互いに誤った対応をしており，家族が批判的な気もちや態度になっている。
- 家族がFさんの受け入れを拒み続け，Fさんが孤立してしまう可能性がある。
- 長期間Fさんの問題を家族のなかで抱えていたため，Fさんに対する批判的な気もちが強くある。

### 2 看護目標

#### ❶長期目標
- 薬物治療が継続でき，再入院しない。
- 症状が安定し，社会生活を送ることができる。

#### ❷短期目標
- 今までの生活のなかでの困りごとを整理し，それぞれの家族員が語ることができる。
- 家族員それぞれの立場で疾患の正しい知識を獲得し，適切な方法でFさんとかかわりをもつ方法を学習することができる。
- Fさんが孤立することなく家族に対してSOSが出せて，家族が協力できる。

#### ❸看護計画
- 家族員それぞれと話す機会をつくり，それぞれの思いや意向を確認する。
- Fさんの行動が精神症状であったことを理解する場の提供を多職種で行う。
- 家族とFさんの今までの行動を振り返り，疾患を理解していく場の提供を多職種で行う。
- 家族員の思い，Fさんの思いを確認しながら今後のお互いのかかわり方について助言し行動できるように支える。

## ❹ 具体的なケア内容と展開

### ❶家族に対するケア

家族のなかで主に姉から話を聞いた。きょうだいは幼少期には仲がよ

かったが，度重なるFさんの場になじまない発言で，関係が崩れていったことがわかった。

　今回の入院で問題になっている，母親の保険解約の話や，土地売却の話などは，Fさんが話す内容と姉妹の話には食い違いがあるため，家族・主治医・ケースワーカーを交え面接を行い情報の整理を行った。その結果，Fさんの話は妄想によるものであることがわかった。姉は今後「家に帰ってきて勝手にハンコを持ち出されては困る」と思っており，Fさんのさまざまな行動が家族の安定した生活を崩していたことがわかり，そのためFさんに対して批判的であり自宅に退院することを拒んでいるのであった。Fさんを批判する家族の気もちにも理解を示し，Fさんの病状が安定したなら，勝手に物を持ち出すなどの行動はなくなること，Fさんがいずれ地域で生活することになれば家族が何らかの形で協力をする必要がでてくることをくり返し説明した。家族は入院中からFさんとの直接的なかかわりを拒んでいたため，医療者がFさんとの橋渡し的な役割を担い，家族間の関係修復を図った。

　すると姉が，Fさんに関する心配事があると病院に相談にくるようになったので，Fさんの現在の状態や病棟でのようすを報告し，今後の方針を伝えることを続けた。その結果「Fに買い物の注文をとるようなことはするな」と言っていた姉の強い口調が徐々に変化し，買物の注文を聞いても病棟に苦情を言わなくなり，Fさんに対するまくし立てるような話し方は少なくなっていった。

　**7 家族心理教育**（☞p97）

　心理教育[7]は，姉・妹・母親に対して知識や行動特性を理解し適切な接し方を学ぶ目的で進めた。家族は前回の入院よりも病状が理解できているように見受けられたが，Fさんの行動や発言が疾患によるものとは認識できず，批判的な感情しかもてていなかった。そこで疾患の知識を正しく理解できるための介入として心理教育を行った。疾患教育は基本的に集団で行うことが多いが，今回は未治療期間が長期であり，家族が薬物治療に対して否定的であるため，家族の思いを聞きながら介入することが必要と考え，個別で行うことにした。家族からそれぞれの思いを聞いていくなかで，妹より「ちゃんと病気の話を聞きたい」という申し出があったため，心理士と作業療法士の協力を得て疾患について学ぶ心理教育を企画した。参加は，妹の他に姉も一緒に参加するよう勧めた。病棟看護師は，家族が面会にくるたびにFさんの状態をどのように感じたかをたずね，家族の感じ方を踏まえて現在のFさんの精神状態を伝えた。病気の回復過程の話は看護師と心理士が担当し，症状と症状出現時の対応方法，薬物治療の種類と服薬中断時のリスク，入退院をくり返す

ことのデメリットなどを話した。作業療法士からは，Fさんの入院中の活動内容と，外来でできる作業療法やデイケアでの活動内容など，Fさんの居場所づくりをどのようにしていくか，具体的なかかわりについて説明した。

### ❷Fさんに対するケア

1度目の入院時は，家族もFさんに対して批判的ではなく，特に母親が協力的であったため退院の受け入れもスムーズだった。そのため，医療者のかかわりもほとんどなく退院している。

2度目の入院では，入院当初から家族はFさんに批判的な言動や拒絶的な態度があったため，Fさんと家族から個別に話を聞いた。

入院当初，Fさんの精神状態は悪く，Fさんも険しい表情で家族への不満を話していた。Fさんとかかわるときは，状態が不安定であってもFさんを知る機会であるため，まずは傾聴することに徹した。Fさんの話す内容は幼少期の話や姉妹間の話が多かった。また，一見すると妄想とは思えない話をすることがたびたびあった。入院してFさんの表情が柔らかくなった頃に，母親の介護の話を聞きねぎらうと「初めてそんな風に言われた。皆，私のやっていることは変だ，おかしいとしか言わなかった。そんな風に言われると嬉しいです」と涙ぐむ場面があった。Fさんなりに頑張った事実を認め，周りから見て何が悪かったのか振り返る機会をつくった。Fさんがよかれと思うことと，母親がよいと思うことは異なることを，実際，母親とトラブルになった食事の温度の話で例えて考えた。熱いものが好きな人，嫌いな人がいることをFさんと振り返り，これからはお互いの気もちを声に出して確認しながら，感情的な対応をしないようにすることがよいのではないかと一緒に考える時間をもった。

### ❸学習介入

Fさんへの学習的介入は，幼少期に友達ができにくかったことを考慮し，他者とのかかわりをもつことが成功体験につながると考え，集団で疾患教育を行うことにした。具体的には他患者の体験を聞き情報を共有すること，一緒に考えることなどを行った。当初は1人で過ごしている時間が多かったが，そのうちに他患者と談笑する姿がみられるようになり，もともと世話好きということもあって，年輩の患者に声をかけたり社交的な姿をみせるようになった。これらの変化について，それがなぜできるようになったのか，どうしたらそのような時間をこれからも続けることができるのか，Fさんと振り返る時間をもった。何度か振り返ることで，今の治療環境をFさんなりに理解し受け入れることができるよ

うになった。

　このようなFさんの変化と思いを家族に伝え，単身生活やグループホームへの入所に向けた準備を行い，入所までは自宅で生活すること，アパートの保証人になってもらうこと，今後も何かあれば家族の関与が必要であること，医療者もサポートすることを説明して退院した。

## ❺ まとめ

　Fさんは幻覚・妄想状態の内容が家族に向けた被害的なものであり，安定した生活を脅かされる体験をしている家族は批判的な感情を抱き，それが続くことで患者は家族から受け入れられなくなった。このようなケースでは，家族内で患者が孤立していることが多く，家族が患者の話を十分に聞ける状況にはない。妄想は患者の症状による言動であっても，もしかすると患者が真実を話している可能性もある。

　「妄想を言っているだけ」「あんな妄想を言ってまだ具合が悪い」ではなく，普段の何気ない会話から患者との関係性を築き，客観的に観察をしていくことが大切である。そして，看護師は家族の感情に引っ張られることなく，両者の思っていることをていねいに聞き事実を確認し，批判的感情の原因はどこにあるのかを見いだし，病気による患者の状態の理解と治療による変化，患者と家族の関係において折りあいをつけることができるように介入していくことが必要である。

エコマップ（☞p20）

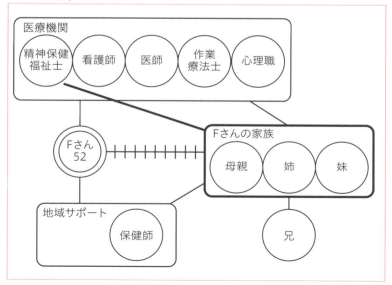

第3章 実践事例

## 07 家族の願望が本人の希望より優先する家族

事例紹介
- Gさん　20歳代女性
- 統合失調症

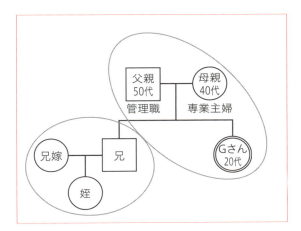

## ❶ 現在までの経緯

### 1　Gさんの情報

#### ❶診断までの経緯

　Gさんは両親との3人暮らし。出生時は特に問題なく，発達・発育の遅れの指摘はなかった。もともと控えめな大人しい性格で，自分の意見を主張することよりも周囲にあわせることが多かった。中学校では，絵を描くことが好きで，美術クラブに所属し部活動もしていた。中学2年生の頃，同じクラスの女子生徒からのいじめにあい登校できない時期もあったが，美術クラブの友人が支えとなり長期の不登校に至ることなく卒業した。

　高校は学区から離れた地域の学校に入学することとなった。そのため知り合いも少なく，新しい環境になかなかなじめず友人もできずにいた。入学して半年ほどした頃から家でも会話が減り，「周囲の人が自分のことを噂している」などと言い，登校できなくなった。高校2年生の冬には勉強についていけなくなり，家族の反対を押し切り自主退学した。

　その後は，ときどき好きな雑誌を買いに本屋に出かけたり，好きな絵

画展があると母を誘い出かけることはあったが、ほとんどの時間を自宅で過ごしていた。19歳頃からは数少ない外出もほとんどしなくなり、夜中に起き出してテレビを見たり、好きな絵を描いたりして過ごし、朝方ようやく眠るという生活が1年半ほど続いた。

21歳頃から、Gさんの部屋で独り言が聞こえてくるようになった。心配した母親が部屋に入ろうとすると声高に「お前らは世界を滅亡させる気だ」と叫び、意味不明な言動が聞かれるようになり家族とのかかわりに拒否的となった。家族が心配して保健所に相談したところ精神科受診を勧められた。

Gさんははじめ受診に拒否的であったが、22歳の頃に、昼夜逆転の生活のつらさを相談するということで精神科を受診することができた。診察の結果、統合失調症と診断され治療が開始となった。

### ❷治療開始から安定まで

初めは、Gさんも病気のことを受け入れられず、治療に拒否的なようすがあった。しかし、主治医が根気強くGさんの話に耳を傾け、服薬することで患者の困りごとが軽減することを伝えていった。そのような主治医の支持もあり、服薬が不規則になることもあったものの、外来通院を継続することができた。外来通院の開始により、幻聴体験や周囲への被害関係念慮が少しずつ軽減していった。

外来通院を始めて1年ほど経過した23歳頃になると、これまで外来通院以外は自宅からほとんど出ることなく過ごすことが多かったGさんが、食事の支度を手伝ったり、近くのスーパーまで母親と買い物に行く機会が増えていった。そのようなようすを聞いた主治医は、Gさんに今後どのような生活を送りたいかをたずねたところ、「同じ歳の友達は社会人となっており、自分も仕事がしたい」との希望が聞かれた。

そこで、主治医とGさんが相談し、まずは自宅から外に出る練習をはじめることを目的に、病院のデイケアに週2回程度参加することとなった。このことに母親は協力的であった。

### ❸父親による干渉とGさんの変化

しかし、父親はGさんが家事の手伝いやスーパーの買い物以外は外出することなく、外来通院だけでなく週2回もデイケアに通うことを聞き、「いつまでそんなダラダラした生活を送るつもりだ」「いい歳をして、いつになったら仕事をするつもりだ」「そんな生活をして恥ずかしくないのか。早く仕事を探しなさい」と、Gさんと顔をあわすたびに厳しく諭すことが増えていった。

Gさんは、初めは父親の話を我慢して聞いていた。しかし、父親との

かかわりに少しずつストレスが高まり、夜間の睡眠が不規則となった。これまで幻聴のことはあまり気にせずに過ごせていたが、イライラすることが増え、家族に対して拒絶的となった。また室内も乱れはじめ、家事を手伝う機会も減っていった。そのような患者のようすを見た父親はますます干渉し、「いつまでそんなだらしない生活をするんだ。周りの友達を見習え」などと叱責し、Gさんとの口論が絶えなくなった。それまで半年ほど週2回通所していたデイケアへの参加もできなくなった。

## 2 家族の情報

　Gさんはきょうだい2名中の第2子。兄がおりすでに結婚して家を出て、近所で世帯をもって暮らしている。両親どちらの祖父母も健在で、地方で暮らしている。

　50歳代の父親は、高校卒業後に地方から上京し、奨学金とアルバイトで生計を立て大学を卒業した。大学卒業後は、大手の建設会社に営業職として就職し、現在は管理職をしている。まじめな仕事ぶりで周囲からの評価も高い反面、自分の思うように事が進まないと周囲にかまわず叱責するような面があった。家族思いで、休みになると家族との時間も大切にしていたが、家族はいつも父親の機嫌をうかがいながらどこか緊張感のある生活していた。

　40歳代の母親は、高校卒業後に就職のため上京した。結婚後は、専業主婦として家族を支えてきた。

　兄は、大学卒業後に就職し会社員をしている。妻と2人の子どもの4人で生活をしている。子どもが小さいこともあり実家に足を運ぶ機会は少ないが、Gさんが高校を中退した頃から、何かとGさんのことを気にかけ、Gさんに電話をしてようすを聞き支持的にかかわり、Gさんにとって唯一安心できる存在であった。

# ② アセスメント

## 1 個々の家族員のアセスメント

### ❶Gさんのアセスメント

　Gさんは、高校中退前後に統合失調症を発症したと考えられる。治療が開始して薬物療法により幻聴や被害関係念慮などが改善し、清潔や金銭管理、活動と休息、人とのかかわりなど、少しずつセルフケアができるようになってきていた。"仕事をしたい"という将来への希望もある反面、意欲の低下や倦怠感もあることから、Gさんは主治医と相談し、

無理のない範囲で活動の機会や人とかかわる機会がもてるようデイケア通所を開始していた。

ところが，父親がGさんに過干渉となり，Gさんに対して「早く仕事をしろ」など批判的なかかわりをすることで，Gさんは自身を否定された気もちになり，そのことがストレスになって症状が増悪し，セルフケアの低下を招いていた。Gさんは元来控え目で，これまで父親の機嫌をそこねないよう立ち回りながら生活をしてきた。

Gさん自身も，同い歳の同級生が社会人となり自分だけ仕事もせず病気を抱え生活していることに，焦りや不安の気もちもあったが，その気もちを自分でなだめながら毎日を過ごしていた。父親に自分の気もちを伝えることができず，ストレスが高まり，そのことで症状が再燃しセルフケアできなくなり，そのようすをみて，また父親が批判的になるという悪循環が生じていた。

### ❷父親のアセスメント

まじめな性格で，若いときから自分で生計を立て学校を卒業し，家族のためにと仕事をしてきた。反面，まじめさゆえに家族が幸せに暮らせるようにという父親自身の思いも強く，<u>父親が思うような家族の暮らしぶりや態度を無意識のうちに家族に求めていた</u>[1]。家族が父親の思うような振る舞いや暮らしぶりでないと父親自身が不安となり，家族各々の問題や課題を自分自身の問題のように感じ，<u>父親自身が状況をコントロールしようと家族に批判的になったり過干渉となっていた</u>[2]。

父親はこれまで一生懸命に家族のために仕事をし，娘であるGさんには学校を卒業し仕事をして結婚するという，年相応の成長を強く期待していた。病気とつきあいながら働けるように，Gさんがデイケアに通所することやGさんの生活のようすに父親が批判的になる背景には，父親自身がGさんの病気を受け入れられていないことも考えられる。

父親はGさんと顔をあわせるたびに自分自身の理想や期待が脅かされ，娘に過度な理想を求めるあまり批判的・過干渉となっていると考えられる。そのような<u>態度や振る舞いに家族はストレスを高め，家族が自分らしく生活できず不適応となり，さらに父親の不安が高まるという悪循環に陥っている</u>[3]と考えられる。

### ❸母親のアセスメント

控え目な性格で，夫が家族のためを思い一生懸命仕事をしている思いをくみ取り，夫を立て専業主婦として2人の子どもを育て上げてきた。まじめな反面自分の思い通りにならないときには叱責することのある夫と，そのことで萎縮する子どもたちの間で，なるべく不協和を起こさな

---

[1] パターナリズム（→p36）

[2] EE-批判的コメント，情緒的巻き込まれすぎ（→p32, 33）

[3] 家族システム論―円環的因果関係（→p11）

いよう振る舞ってきた。そのため，母親は常に自分の希望や思いと考えを表出することが少なく，周囲の人を立てた生活が中心となり，自分自身のための生活を送ることができなくなっていた。唯一の楽しみは絵画を観賞することで，娘の調子がよいときに一緒に出かけることが何よりの息抜きであった。

### ❹ 兄のアセスメント

大学入学後は親の援助を受けて一人暮らしをしながら自分らしく生活し，将来の希望をかなえるべく家族とは一定の距離をとって生活してきた。これまでの生活のなかで両親と同居することのストレスは理解していることから，妹の病気は，妹の自宅での生活をよりしづらくしていると理解している。しかし，自分自身も家族をもっていることから両親のように妹のサポートはできないが，定期的に妹に電話をして支援し，兄として自分が今できる役割を果たしていると考えられる。また両親に対しても，時折食事に一緒に出かけ孫のようすを見せ，両親が安心して過ごせるよう気にかけているようすがうかがえる。

### ❺ 家族全体のアセスメント

もともと父親は家族への思いが強く批判的・過干渉となりやく，母親は父親の意にそうようにと母親自身はもとより，子どもの思いや考えに無関心になりやすい状況にあった。父親は娘が高校を中退し，統合失調症を発症して自宅に引きこもり，精神科で治療を受けていることを受け入れられておらず，病気に関する知識も不十分であった。そのため，父親自身が求める娘のあるべき姿に捉われ父親自身の願望をGさんに押しつけるあまり，Gさんへの批判や過干渉となっている。父親のこれらの行動によってGさんのストレスが増し，症状再燃を引き起こしてセルフケアレベルの低下を招いていた。

そのため，父親の過度な期待や願望はますます満たされず，批判的な態度や過干渉なかかわりが増え，それがGさんのストレスをさらに高めるという悪循環が生じていた。母親は周囲をうかがうばかりとなり，家族内の緊張が高い状態が続いていると考えられる。

## 2 家族の強みに関するアセスメント

### ❶ 家族自身の強み[4]

- 父親・母親の態度の背景には家族が幸せに暮らせるようにという強い思いがある。
- Gさんは自分の病気とつきあいながら"仕事をしたい"という将来への希望に向かって前向きにチャレンジしようという気もちがある。

[4] ストレングス（☞p58）

- 兄は自身の家庭をもちながら，自分の生活を犠牲にすることなく家族と一定の距離を置きながら，両親と妹のことを気にかけ，できる範囲で支援をしている。

### ❷家族が置かれた環境の強み
- 主治医と患者の関係性が築けており，患者は主治医のことを信頼しさまざまな相談をすることができている。
- 父方・母方ともに祖父母は遠方で暮らしているため，支援の必要はない。

## ❸ 看護計画

### ■1 問題点の抽出

父親が自身の希望や願望をGさんに押しつけ過干渉・批判的となる背景には，もともとの家族内のコミュニケーションパターンがあると考える。また，そのようなコミュニケーションパターンの悪循環を強めている要因に，父親自身がGさんの病気を受け入れられていないことがあると考える。父親が病気を受け入れられない原因として，娘の将来への期待や希望，病気に関する知識不足，病気への偏見が考えられる。

### ■2 看護目標

Gさんが自分の病気とつきあいながら，将来の夢である"仕事をすること"に向かって少しずつ取り組めるよう支援する必要がある。そのためには，両親がGさんに批判的・過干渉・無関心となることなく，Gさんの問題を外在化[5]し，Gさんのペースを支持的に見守れるような支援が必要である。

[5] 外在化（→p70）

#### ❶長期目標：1年くらい
- 家族内で批判や過干渉という方法ではなく，少しずつでも各々が自分の思いや考えを伝えられるようなコミュニケーションをとることができ，家族内でのストレスが軽減する。
- Gさんが自宅で安心して過ごすことができ，症状・セルフケアが改善し，週2回のデイケア通所が再開できる。

#### ❷短期目標：3〜6か月
- 父親が医療者にこれまでのGさんへの期待や希望，不安を語ることができる。
- 主治医との面接，外来看護師とのかかわり，心理教育の場などを通して両親が病気について安心して学ぶことができる。

## 3 看護計画

・外来受診時には父親にも声をかけて医療者との関係づくりをし，父親が安心して思いを語れるようにかかわる。父親がGさんの姿を見て，気になる点や困っていることから病気の理解が深まるよう支援する。
・これまで家族だけで抱えていた不安や思いを，同じような状況にある家族とともに学ぶことのできる家族心理教育の場などを案内していく。

## 4 具体的なケア内容と展開

### ❶外来受診時を利用した外来看護師との関係づくり

　患者に批判的・過干渉な家族のなかには，家族の困りごとを医療者に話せず家族が必死に抱え込んでいることもある。いきなり困りごとを話してもらうことは家族の不安を強め防衛的となる可能性もある。そのため，まずはGさんの生活上の困りごとをうかがい，Gさんの困りごとを家族以外も気にかけていることを伝えることで，家族の不安を軽減していくことに努めた。Gさんが困りごとを語るときには，Gさん自身がそのことでどんな苦労をしたり不安な気もちになったりするのか，どのように問題を解決したいか言語化できるよう支援した。

　また，困りごとを抱えるGさんのそばにいる家族が，Gさんのようすをみて感じたり考えたりしていることを言語化できるよう支援した。家族の不安や心配，苦労についてねぎらい[6]，Gさんの困りごとをGさんや家族，医療者とともに考え，Gさんの意思を尊重しながらGさんが自分の力を発揮して生活できるようにするには周囲はどのように支持すればよいのか一緒に考えるようにした。このようなかかわりを継続したことで，Gさんと家族から外来看護師に声をかけてくれたり，相談をしてくれるようになった。

[6] ケアラーズケア（👉p63）

### ❷会話の場を利用して，病気の理解を進めるだけでなく，家族に寄り添い，支援する

　家族から「Gさんが最近は幻聴もあり食事の片づけなどができずに困っている」など語られるときには，「幻聴があるとその症状から逃れることができず，周囲に関心をもったり日常生活行動に集中できないことがあり，できないことが増えることがある」など，症状とセルフケアについて家族が理解できるよう伝えていった。また，陰性症状のひとつに意欲の低下があり，Gさんが怠惰なのではなく"やらねばならぬ"気もちはあってもGさん自身も行動のコントロールができず苦しい状況

にあることを伝えていった。そしてその際には必ず思い通りに生活できないGさんの側にいる家族のもどかしさや不安についても共有し，Gさんの困りごとと家族の気もちを整理し，家族がGさんの問題と距離をとれるよう支援した[7]。

[7] ケアラーズケア—ケアする人をケアするために（☞p65）

はじめは，外来看護師が話をすると「でも，もっと努力すればどうにかなる。本人の気のもちようだ」などと否定的な言動が多かったが，家族とのかかわりを継続し，家族自身の健康や生活についても外来看護師が関心を向け話を聞いていくと「いつも娘の心配ばかりして。自分が娘のやるべきことを先回りしすぎていた」などと語る場面も見られるようになった。家族が自身の子どものことを心配し不安になるあまり，子どもの問題を家族自身の問題のように感じることは，親として生じる当然の感情や心配であることを伝えた。そして，家族が回復を強く望むあまり，結果的に家族の願望を子どもに押しつけ，家族の思うようにならないGさんに対して批判的になったり，過干渉となることもあることを伝えていった。そして，同じような体験をしている家族の気もちを語り，安心して病気について学びあう場として家族心理教育[8]の集いを案内した。

[8] 家族心理教育（☞p97）

家族は偏見から不安や困りごとを抱えこみ孤立していることも多い。医療者だけでなく，同じ悩みをもつ家族とかかわることが家族の支えとなり家族の力となる[9]こともある。家族だけで必死に乗り越えようとするのではなく患者の困りごとを，患者・家族・医療者・患者や家族を取り巻く周囲の人たちとともに乗り越えられるよう，家族自身を支持・支援するつながりを増やしていけるよう支援していった。

[9] 家族同士の支えあいの場の活用（☞p75）

## ❺ まとめ

願望を押しつける家族の背景には患者のことを心配したり，患者のようすから不安が強まっていることが考えられる。問題のある家族ととらえるのではなく，家族が家族の機能を維持したり，それぞれの役割を果たそうとした結果であると理解し支援していくことが必要である。家族の生活や思い，長年の苦労に関心を寄せ，労をねぎらい，家族が多くの支援者とつながりながら，患者の問題を外在化し家族自身も健康に暮らせるよう支援していくことが大切である。

# 08 母子の健全な分離に支援が必要な家族

**事例紹介**
- Hさん　40歳代女性
- 摂食障害

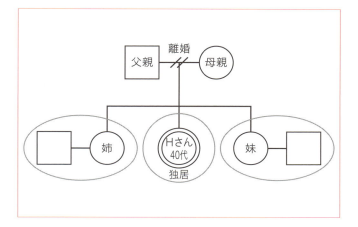

## ❶ Hさんの情報

　Hさんは20歳代の頃に発症。拒食，下剤乱用をくり返し，何度も入退院をくり返している。数年前より週1回の訪問看護を導入し，かかわりをはじめた。すると，金銭面などの生活状況がみえてくるようになった。Hさんは3姉妹の次女。姉と妹は結婚し独立している。両親は離婚しており，父親と連絡はとっていない。母親と2人暮らしだったが，数年前の入院を機に単身での生活をスタートした。母親はHさんが幼い頃から仕事が忙しく，Hさんは母親にあまりかまってもらえていないという思いがある。

## ❷ 家族との関係性

　姉と妹はそれぞれ結婚し家庭があることから，ほとんどHさんとの交流はなく，ときに連絡を取る程度。母親は仕事が忙しく定期的に会いに来るということはないが，時間があればおかずなどを持って来てくれる。母親は旅行が趣味であり，1人で車で出かけたりHさんを誘いツアー

1 甘え理論―屈折した甘え，満たされない甘え（☞p51, 52）

に行くこともあるらしい。Hさんが小さい頃から母親は仕事が忙しく一緒に過ごす時間は少なかったようであり，Hさんは母親にかまってもらいたい思いは強いようだが自ら母親に甘えることはできず，基本的には母親のペースにHさんがあわせている。ときに内職の依頼が母親からあり，体調不良でしんどいときにも断れずに，母親の依頼を優先させている。

Hさんが何度も入退院をくり返していることもあってか，母親はこれ以上Hさんの面倒をみることができないと言い，入院中はほとんど母親の面会はなく，治療を病院に任せている状態であった。それによりHさんは見捨てられ感が強まり，病状に影響し，入院生活を治療的に送れないこともしばしばあったようである。

## 3 訪問導入までの経過

これまで何度も入院歴はあったものの，訪問看護の導入はされていなかった。入退院をくり返すなかで母子の密着が強いことが明らかとなり，母子分離を進めていた経過があったが，数年前の入院をきっかけに母親が本人の面倒をこれ以上みることができないと言い，生活保護を申請し，単身生活をしていくことを本人が決意した。

そのため，単身生活のサポートと病状の観察のため週1回の訪問看護を導入することになった。初めは訪問看護のイメージがわかず，また他者に自分の生活空間に入ってほしくないという思いがありHさんは拒否的だったが，それよりも単身生活への不安が強く，生活に関する相談ができるということで，最終的には訪問看護を受け入れた。

## 4 訪問看護導入直後の訪問でのかかわり

Hさんには，他者に自分のテリトリーに踏み込まれたくないという思いが強かったため，まずは何でも話して大丈夫，という雰囲気づくりに努めた。Hさんが好きなアイドルや日常の些細なことを話題に出しながら，徐々に家族のこと，病気に対するHさんの捉え方，現在や将来に望むことなどを少しずつ聴いていき語ってもらった。また，Hさんは単身生活が初めてであったため，生活するうえでの必要なことやわからないこと，困っていることなどを聴き，細かい対応ができるよう検討するなど，Hさんの望むことを中心にかかわりを深めた。

## ❺ 金銭に関する問題

　金銭面に関しては，単身生活をはじめたことをきっかけに生活保護受給を開始しており，あわせて障害年金を受給していた。初めは生活費について詳しく語ることはなく，とにかく節約しないと生活ができなくなると言い，過剰と思えるほどに電気を使用せず暗いなかで過ごしたり，入浴も湯を使わず入ったりと，光熱費を節約しているようすであった。単身生活が初めてであり，標準的な光熱費の額を知らないための行動かと思われたが，その行動はその後も継続した。

　しばらくして，生活費について改めて問うと，下剤を購入しないために余分なお金は持たないようにと主治医に言われたことから，母親に金銭管理をしてもらっていると話した。月1万円（障害年金が支給される月は2万円）を母親から手渡しでもらい，それで光熱費，日用品代，食事代のほとんどをまかなっていることがわかった。同じく単身生活をしている看護師の月の生活費を提示し，その生活費では少なすぎると思うことを伝えるが，Hさん自身には問題意識がなかったこともあり，伝わりづらかった。家賃や光熱費などの一部は母親がHさんの通帳から支払っており，ときに食料を持ってきてくれているから大丈夫だとの認識のようだったので，ようすを見ながら一般的な生活費について徐々に伝えていくこととした。

## ❻ 入院をきっかけに起きた変化

　訪問看護導入後も下剤乱用による体重減少，身体状態の悪化などにより何度も入退院を繰り返していたため，そのつど病棟看護師や精神保健福祉士と情報交換し，生活のようすを伝えてきた。特に金銭面についての問題があると思われることを伝えていたところ，入院中に母親がHさんの家賃を滞納していることが発覚した。Hさんが実際に受け取っている金銭は単身生活をはじめた頃からずっと月に1～2万円程度であり，それ以外の金銭がどのように使用されているかわからない状況であることから，障害者虐待防止法の経済的虐待❷にあたる可能性があるとして，主治医や担当の精神保健福祉士と検討した結果，通報することになった。Hさん自身も家賃を滞納されていたことにショックを受け，裏切られていたと感じて通報を了承した。

　福祉事務所に介入してもらい，母親の生活状況について直接聞き取りをしてもらうと，Hさんの家賃だけでなく母親自身が住む家の家賃も滞

❷ 虐待へのケア（→p109）

納していること，家賃の支払いをすると言いながらもできていないことがわかった。Hさんの生活保護費や障害年金の使い道がどうなっていたのかについては詳細不明であった。通帳や印鑑は母親が管理している状態であり，Hさんに渡すことを拒否したため，それまで振り込まれていた通帳を凍結し，新たに通帳をつくり，Hさんの自己管理，もしくは金銭管理を福祉事務所に委託するようにした。

Hさんは，今まで母親に金銭の話題を出すと母親の機嫌が悪くなるからと話せずにいたが，入院を機に母親に自身で電話をし，母親に金銭管理をしてもらうことを止めるという決断をすることができた。週1回の訪問場面ではHさん自身がはっきりと決断できなかったり，次の訪問では気もちが変化してしまったりと，短期間で必要な動きを進めることができなかったが，入院して密にかかわることで，Hさんの決断を後押しし，金銭を自己管理にする手続きまで行うことができたと考えられた。

## 7 退院後の支援

退院前のカンファレンスを，入院中の担当看護師，精神保健福祉士，作業療法士，主治医，訪問看護師にて実施。入院中の状況を確認し，退院後にどのような支援が必要なのか，入院前の生活と比べて変化する部分はあるのかを確認した。結局，金銭管理は福祉事務所に委託することに決め，2週間に1度決まった金額が振り込まれて，その範囲のなかでやりくりすることとなった。今までもらっていた金額よりも高額であり，使い方がわからなくなる可能性もあったため，精神保健福祉士と訪問看護師が使い方について相談をしてもらうよう声かけを行うこととした。日中の活動として外来作業療法を週3日取り入れ，週1回の診察と訪問看護はこれまで通りとし，平日は何らかの活動が行えるようにスケジュール調整を行った。

話しあった内容を伝え了承してもらったが，Hさんは退院して1人になることや，毎日の活動を継続することへの不安を表出されていた。

## 8 看護計画と看護実践

[問題1] 母親との関係性の変化により，精神な不調をきたし生活を維持できない可能性がある

看護目標：母親と距離を取りながら単身生活を維持できるようになる

OP（観察項目）
① 日中の活動状況（受診状況，外来作業療法の通所状況等）
② 睡眠状態
③ 食事摂取状況，体重の増減
④ 対人関係（母親との連絡状況，主治医，精神保健福祉士，作業療法士などの病院スタッフ，訪問看護師，福祉事務所職員への相談ができているか等）
⑤ 金銭管理

TP（ケア項目）
① 金銭管理についてHさんの希望を聴きながら，節約や浪費をし過ぎない方法をともに検討する。必要時には金銭管理を委託している機関と情報共有や連携を行う。
② 母親に対する思いを確認し，しんどさを吐き出せる場として活用できるようかかわる。
③ 母親への思いを整理し，Hさん自身の人生を自己決定していけるよう支援する。
④ 主治医，精神保健福祉士，作業療法士などの病院スタッフ，訪問看護師，福祉事務所職員と情報共有しながら，さまざまな方面からHさん，母親への支援を継続する。
⑤ 不調時には短期の入院などの方法も伝えつつ，早めに対処できるようかかわる。

EP（教育および指導項目）
① 一般的な一か月分の生活費について具体的に説明，提示する。

## ❾ 評価

### 1 金銭面

　Hさんは単身生活をはじめて以降これほど高額な金銭を一度にもらったことがなく，どのように使ったらよいかわからないと話し，戸惑いがある。これまでのように節約しなくてよいことは理解しつつも，お金が無くなったらどうしようという不安は続いていた。訪問看護師も一人暮らしであり，光熱費が月にどれくらいの金額になるのかや，おおよその食費を例として伝え，参考にしてもらった。また，具体的にどのような

電気製品をどれだけ使用したらこれだけの光熱費になるのかなど，Hさんが想像しやすいような工夫をして伝えるようにした。

以前に比べて電気を使用することができるようになったり，季節にあった電気製品(扇風機や暖房器具)を使用することが多少できるようになったりはしたが，お金が無くなるのではないかとの不安は続いており，できるだけ節約したいという思いや行動は続いている。一方で好きなアイドルのDVDやCDを購入するなど，以前に比べ自分の好きなものに投資して，楽しみを得ることができるようになっている。2週間に1度決まった額をもらえることになったことで，少しずつ安心感は得られているようである。引き続き細かな面での金銭使用について確認したり，使用しても大丈夫であることを保証しながら安心感が得られるような支援を行っていくこととした。

### 2 食事

食事は今まで母親が買ってきてくれることが多く，Hさんもそれに頼っていたが，退院後は望めなくなったため，Hさん自身で用意することにした。Hさんは自炊は難しいと判断し，出来合いのものを購入することを決めており，外来作業療法に通所したついでに近所のスーパーで買い物をしてくることを自己決定したため，見守ることとした。週1回は診察にあわせて栄養指導も実施されることになっていたため，何を摂取しているかは栄養指導の際に詳しく話しあってもらうこととした。訪問看護では室内にある食品や飲料水をさりげなくチェックし，次回訪問までにそれらが減っているかどうかもあわせて確認した。

外出のついでに買い物を行うというパターンは定着し，Hさんはそのときに食べたいと思う惣菜や弁当を購入して摂取している。太りたくない思いは続いているものの，1日に最低1食は摂取することや野菜を食事に取り入れること，食べたくないときには，これだったら食べられそうだと思うもの(もずくや豆腐等)を食べてみることなど，Hさんなりに工夫して摂取しているようすであった。栄養士による栄養指導も継続しており，そのつど助言は受けているようだが実践することは難しいため，訪問看護ではHさんができる範囲のことを支援しながら支えることを中心に考え，伝えることとした。

最低ラインの体重をHさんと共有して，必要なエネルギーが摂取できているかどうかの目安として活用したが，徐々に体重は減少した。以前「母が持って来てくれるおかずなら食べられる」と話していたことがあり，母親からの差し入れがなくなったことで食への意欲のさらなる低

下が考えられた。

### 3　対人関係

　母親については定期的に話題を出し，連絡の有無などを確認した。母親に見捨てられたのではという不安や，連絡を取ることで怒られるのではないかという恐怖などがあり，それらが表出された際には受容的にかかわり安心感が得られるよう努めた。

　母親と連絡をとることはあるが，すべて母親のタイミングであり，母親が忙しいときには連絡は来ず，寂しいと表出していた。訪問看護ではHさんの思いに傾聴し，共感を示しつつ，Hさんが自身の生活に目を向けられるよう現実的に今何をしなければならないのかを確認しあった。Hさんは母親や支援者以外に他者との交流はほとんどなく，他者との関係で寂しさを埋めるという対処をとることはなかった。寂しい思いを溜め込むため，思いの表出を促すよう支援したが表面的な語りが多く，時間をかけてかかわる必要があった。しかし体重が減少して不調になると，訪問看護をキャンセルするようになり，かかわりを拒むこともあった。他者に頼ることができにくいため，かかわりを継続して母親以外にも頼ってもよい存在があることを示し続ける必要があると考えられた。

　退院して約3か月が経った頃には，単身生活を何とか継続しようという意思はありながらも，行動が伴わず，徐々に体重減少を認めた。それによって血圧低下や眩暈，転倒などの身体症状が出現した。診察は継続可能であったが，外来作業療法には通えない日が増えはじめ，買い物もままならない状態となった。訪問場面でも身体症状が強くなるにつれて生活面や対人面について語ることが困難となり，入院せずに過ごすために最低限しなければいけないことは何かの確認が主となっていった。訪問看護のキャンセルが増えてきている状況もあったため，入院により一度リセットし，生活を立て直すことも方法の1つとしてくり返し伝え，最終的にはHさん自身が入院することを決断し，入院となった。

## 10　まとめ

　今回の事例では，Hさんは母親に対して愛されたい，かまってほしいという思いがありながらも，忙しい母親にそれを伝えることができず，母親からの要求や提示に応えるのみとなっていた。また，月の生活費を1～2万円でやりくりしていたことを問題と感じず，誰かに強く訴えることなく生活を継続していた。

そのようななか訪問看護師がかかわることで，生活の実態を語ってもらい，把握し，訪問時にはその状況を変えることはできなくても，入院時にその情報を病棟に伝え，入院中に病院の担当看護師が密にかかわることで，変化をもたらすことができた。訪問看護だけで何とかしようと考えるのではなく，病院スタッフや行政機関と連携し，どうすればよりよいかかわりができ，その人にとってよい変化をもたらすことができるのかを考えながらかかわることが，よい結果となることがわかった。

入院では短い期間で密にかかわり，訪問看護では長い時間をかけてゆっくり寄り添い変化を待つという特徴の違いがあると思われる。そのよい点を活かしながら，両者で情報共有しながらかかわりを続けていくことが効果的だと考えられる。今回の事例では，母親がHさんへのかかわりに拒否的であったため，連絡を取ったり会いに来てもらうことが困難で，訪問時も会う機会はなかったが，入院を利用して連絡を取ることや，Hさんが普段向きあいたくないと思っていた金銭面の話題について直接話しができたことが，大きな変化につながったのではないだろうか。それによってHさんと母親との間に距離ができるというつらい結果になったとしても，自身の自立に向けての一歩であるという認識はできたのではないかと考えられる。

今後もHさんが入退院を繰り返す可能性は高いと考えられ，同時に母親との関係性についての問題も再度出てくる可能性も高いと考えられるが，入院機関と協力しあい，それぞれの役割を分担しながらかかわりを継続できたらと考えている。また入院機関だけでなく，金銭管理など行政機関とのかかわりもあるため，状況に応じてはそれらの機関とも協働しながら，訪問看護だけでになおうとしないことも大切なのではないだろうか。さまざまな職種がさまざまな角度から多角的に見ることで，Hさん本人や母親，その他の家族に対するかかわりの幅が広がるのではないかと思われる。

# 第3章 実践事例

## 09 患者が発言できない家族

**事例紹介**
- Iさん　32歳男性
- 統合失調症

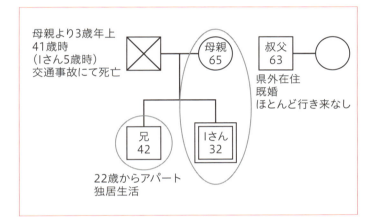

### 1 訪問看護開始前の状況

#### 1 精神科通院までの経緯

　Iさんには10歳ちがいの兄がいる。父親はIさんが5歳の時に交通事故にて急逝しており，以後は持ち家で母親と兄の3人暮らしをしていた。兄は大学卒業後，地元の企業に就職したのを機に家を出たため，以後は母親との2人暮らしになった。母親は65歳。夫死亡後は夫の遺族年金と複数のパート職で家計を支えていたが，60歳で仕事を辞めてIさんの世話をしている。

　Iさんは幼少時は優しくて怒ったことがない，いわゆるよい子だが友人は少なかったらしい。兄弟の仲はよかったが，Iさんが12歳の時に兄が車で2時間ほど離れたアパートで1人暮らしをはじめたため，母親と2人での生活になった。その頃よりIさんは排便後の手洗い時間が長くなるなどの強迫的な行動[1]が出現しはじめた。母親は家計を支えるのに忙しく夜間も働くようになり，Iさんは昼夜逆転で朝が起きられず，学校に遅刻することが多くなっていた。中学2年の時には完全な不登校状態で，口数が極端に減少し，食事時にもボーッとして食べることに集中

**[1] 強迫行動**
自分では不合理なことだとわかっていても，ある一定の行為に駆り立てられ，やらないと不安で仕方ないので繰り返してしまう，日常生活に支障を及ぼす行動のこと。

できず，やせも目立つようになった。心配した母親がIさんを近所の診療所に連れて行ったが，精神的な病名への示唆や処方された抗精神病薬に対する母親の拒否があり，すぐに通院中断となった。

不登校のまま中学校を卒業するが，高校進学への母親の希望が強く，Iさんは渋々受験している。結果は不合格だったが，兄も高校は卒業した方がよいだろうというため，週に2日ほどの通学でよい単位制の高校に行くこととなった。それでもほとんど通学できなかったが，あきらめきれない母親の提案で通学しては休学することを繰り返し，結局，入学して6年目のIさん21歳のときに自主退学した。

退学後はさらに家で引きこもるようになった。昼夜逆転の生活のなか，目の前で誰かと戦っているような行動や，何かに聞き入りぶつぶつと1人で話をするという奇異な言動が目立ちはじめ，退学して半年後に母親同伴にて初めて精神科を受診，通院を開始した。

## 2　初回入院までの経緯

主治医からは病名の告知（統合失調症）があり，抗精神病薬が処方されて服薬開始となった。しかし，母親の薬への拒否感から薬が効くまで待つことができず，インターネット情報から副作用のほうが気になり，母親の判断で服薬の調整をしていた。診察時にはIさんが何も言わないからという理由で必ず母親が同席し，Iさんが口を開くのを待てずに母親だけが話すという状態であった。服薬は不規則ながらも，通院だけは母親がIさんを無理やり連れてくる形で継続していた。

そうするうちに，Iさんは家で亜昏迷状態❷となり，救急搬送先で精神科への入院を勧められた。母親が決心できず一旦帰宅しようとしたところ，突然走り出して道路に飛び出すという行動があり，23歳で精神科に初めて入院（医療保護入院）することとなった。

## 3　入院後のようす

入院直後は服薬に対する拒否があったが，主治医や看護師らの説明により徐々に理解を示して服薬するようになった。それに伴って病状も軽快し，3か月後に退院した。しかし，家では母親の薬への拒否感が影響して，服薬不規則となり，病状が悪化することを繰り返して30歳までに合計5回の入院（すべて医療保護入院）をした。入院当初から，主治医は母親に対して家族グループ（心理教育）への参加を，Iさんには疾患理解のためのグループへの参加と訪問看護を勧めたが，母親が拒否し，Iさんもそれに追随して拒否し続けていた。

---

❷ 亜昏迷状態
昏迷（意識障害はないが自発的な身体的・精神的表出を欠いた状態）より反応が量的に少ない状態。例えば首を振る，一語二語の発語がある程度の状態をいう。

## 2 訪問看護導入の経過

　5回目の入院時に，母親は「心底この子と付きあうのは疲れました。また突然走り出すのではないかと片時も落ち着かず，心臓がドキドキして。この前も救急車を呼んでしまいました。でも不思議なことに病院に着くと何も異常がないと言われるんです。そんなことが続くから，近所の人からは変な目で見られているような気がして。この子がいる限り私は落ち着いて外出もできません」と涙ながらに話した。これまで母親はIさんの言動に怒り，医療スタッフに対しても期待が高く居丈高に話をすることが多かったが，自分の弱みを見せるようになった。Iさんの突発的な行動がいわばトラウマになっており，Iさん1人での外出を禁じたため，母親自身，自由に行動できなくなっていた。

　退院時，主治医は母親に再び家族グループと訪問看護を勧めた。グループへの参加は拒否したが，今回は母親への心理支援を主にした訪問看護を提案したところ興味を示したため，訪問看護ステーションからIさんと母親にオリエンテーションを行い，訪問看護の利用が決まった。

　訪問看護を利用するにあたっての困りごとについて，Iさんは「特にない」，母親は「Iがおかしな行動をすること」をあげた。訪問看護に対して母親の方が積極的ではあるが，Iさんも特に拒否はないため，母親とIさんにそれぞれ別の担当訪問看護師が週1回の訪問看護を実施することとなった。

## 3 導入前のアセスメント

　Iさんの初回入院時のウェスクラー知能検査[3]は，全検査IQ72であり，言語性，動作性IQ間の差は小さく，発達障害の可能性は低いとされていた。発語が少ないのは，母親の過干渉によるものなのかははっきりしなかった。訪問看護を受けることは定期的に家族以外の人と会うことであり，自分の思いや考えを言語として表出する機会となる。対話や一緒に行う経験を積み重ねることで，自分の思いを必要時に表出できるようになると思われる。

　母親は障害への拒否感がありながらも，入退院をくり返す息子を何とかしたいという気もちがある。障害を認めず障害者手帳も申請していないが，障害年金は障害確定後すぐに母親代筆により申請して受給している。家族グループには拒否があるが，訪問看護を利用することにより，まずは1人で悩まずに人に相談できること，うまく支援を使うことにな

[3] ウェスクラー知能検査
WAIS-Ⅲ。日本で最もよく使われる知能検査の1つ。個人の得意不得意を測定し，全検査IQ:90〜109が平均とされている。

れてもらえたらよいと考えた。

　兄は遠くに住んでいるが，必要時に協力が得られるよう母親を通じて訪問看護のことを伝えてもらい，電話にて挨拶をした。Iさんのことを気にはしているが仕事が忙しいことを理由にあまりかかわっていなかったことの心苦しさを述べ，母親にはそれとなく過干渉のことを注意しているがなかなか聞かないので，今回訪問看護を利用することになったことはよかったと思うと話した。訪問看護を実施して今後予測される展開を伝え，何かのときには協力してもらえることを確認した。

## 4 導入後のアセスメント

### 1 初回訪問のようす

　初回訪問は，Iさんと母親を担当する2人の訪問看護師(A・B)が訪問をした。Iさんと母親それぞれに，どんな看護師が訪問をするのか知ってもらうためと，母親と一緒にいるときのIさんの状態を知るためである。Iさんは母親からの声かけで部屋から出てきたがTシャツとジャージ姿で，髪が肩までの長さで脂ぎっており，顔も眼脂があり無精ひげのままであった。また手の爪は2センチほど伸びた状態で，整容に対する関心は低いと思われた。母親はIさんの前でも平気で，Iさんが身の回りのことができないことを長々と話すため，その間をぬって担当訪問看護師がIさんに話しかけるが，不自然な笑顔のまま何も発言しなかった。

　当初，導入時に確認した短期目標・長期目標を踏まえ具体的な計画を立てる予定だったが，母親がいる場ではIさんの気もちを確認するのは難しいと判断し，次回からの訪問で行うこととした。また，訪問時は洗髪，洗顔，ひげ剃り，爪を切って会ってほしいことを本人に伝えたが，首を横に曲げるだけで言葉での返事はなかった。

### 2 2回目以降の訪問のようす

　2回目からはそれぞれの担当訪問看護師が訪問をし，情報交換をしながら訪問に臨んだ。

#### ❶Iさんへの訪問

　Iさんは保清面では洗顔，ひげ剃りはほぼできているが，洗髪と爪切りはできていなかった。できていること，頑張ったことは評価し，Iさんにも言葉で表現してもらった。「言われたから」と小さい声ではあったが話してくれた。

　まず，目標設定・計画作成のためにこれから何をしたいか，どうなり

たいかを聞いたが「うーん」と考え込むだけで，言葉にはならなかった。いくつか具体的な選択肢をA訪問看護師が出してもIさんが考えるのは難しい状況だったため，目標は徐々に考えていこうと伝え保留にした。

途中，母親が部屋に入ってきたため訪問中は入らないようにA訪問看護師がやんわりと伝えると，すぐに退室した。そのときIさんの顔を見ると発汗が多く過緊張と思われた。そのことを伝え，母親が入ってきたことと関係あるのかと聞くが，首を横に曲げるだけであった。その後訪問を早めに終わってよいことを伝えると，Iさんはほっとしたようにうなずいた。今は言語的なやり取りは難しいと判断し，次回からはアクティビティ[4]を用いてやり取りをするなかで考えることにした。

### ❷母親への訪問

一方，母親への訪問看護では，まずB訪問看護師が母親の語りを聞くことからはじめた。最初はIさんに対して批判する言葉[5]が多かった。「何度言っても顔を洗わない」「風呂も1週間に1回しか入らない」「普通じゃないですよ」というように，Iさんができないことをあげ，最後には必ず病院に通いはじめてから余計におかしくなった，精神科の薬を飲むからだと病院への不満を長々と話した。そして話したあとはハッとしたように，「すみません，せっかくきてくれているのに病院の悪口を言って」と謝ることをくり返していた。また，Iさんの担当のA訪問看護師に対して，聞いても何も言ってくれないとこぼすこともあった。B訪問看護師は母親の語りを聞いた後，毎回大変な状況に対する母親の頑張りをねぎらった。

そうするうちに，母親は実は腹立ちまぎれに「あんたなんかいない方がよかったのに」「何でこれぐらいのことができないの」と怒鳴りつけ[6]たり，物を投げたりすることがある[7]，そうした後では必ず後悔し，ごめんねと泣きながら謝るという話をするようになった。そんなとき，Iさんは何も言わずに母親の頭をなでてくれるとも話した。Iさん（のすべて）が心配で日常生活全般に気を配っていること，病院を受診して薬を飲みはじめたことでもっと悪くなったとしたら，病院に無理やり入院させた自分が悪くしたのではないか，結局自分の育て方が悪かったのではないか，また悪くなったらどうしたらよいのか，将来どうなっていくのかなど，母親の思いがあふれ出た。そして涙を流しながら話した後は「すみません」とくり返した。

B訪問看護師は母親が夫の思いもかけない死から1人で抱えて頑張ってきたことを認め，これからIさんと母親がどういう生活をしていきたいのか，どうしていったらよいか一緒に考えていきたい[8]ことを伝えた。

[4] アクティビティ
「活動」のこと。例えばスポーツ・絵をかく・物作りなどの活動を通して身体的に必要な動作の維持・向上を図り，精神的な安定や生活していくための自信をつけることを意義とする。

[5] EE-批判的コメント（☞p32）

[6] EE-敵意（☞p33）

[7] 虐待へのケア（☞p109）

[8] ケアラーズケア―ケアする人をケアするために（☞p65）

「私も今のやり方がよいとは思ってないが，どうやったらいいかわからなくて……」と同意した。

以上のことから，本来Iさんが行うべき役割を不安が高い母親が奪っていると思われたため，母親が変化することでIさんを回復につなげられる可能性があると考えた。

## ❺ 看護計画

[問題1]母親の過干渉が互いに悪影響を及ぼしている

看護目標：障害をもちながらも，将来に希望をもちI氏と母親が意思決定していくことができる

---

OP（観察項目）
①母子関係（兄弟含む）
②生活状況（食事・睡眠・排泄・活動と休息のバランス・対人交流など）
③精神症状
④治療状況

TP（ケア項目）
①現状（精神面・生活面・治療など）についてIさんと家族の言語化を促す
②家庭内の常識だけでなく，一般的・客観的な情報を伝えることで，互いに情緒的にまき込まれず生活していけるよう支援する
③他の家族員に必要時に支援してもらえるように，日頃から連絡を取りあう

EP（教育および指導項目）
①治療について，理解できるように支援する（診察同席含む）
②I氏と母親の苦しさ（共依存関係）がどこからきているのか，どうしたらよいのかを折りに触れて説明し，理解につなげて行動変容できるように支援する

---

## ❻ 看護ケアの展開

Iさんは言語表現が少なく具体的な目標を考えることが難しかったた

め，まずは家族以外の人になれることを目標に，定期訪問を続けた．

母親はIさんへの訪問終了後，何をしていたのか，どう言っていたのかなど事細かに知ろうとするため，A訪問看護師は，必要時には母親にも話をするのでそっとしておいてほしいと伝えた．

## 1 訪問開始時の母親への看護ケア

B訪問看護師は母親に，Iさんとの関係をどうしたいのか，どうなってほしいのかを聞き，一緒に計画を立てるようにした．最初は「もとのIに戻ってほしい」としか言わないため，実現可能なことを考えようと伝え，さらに考えてもらった．

考えている間に，ふと母親が笑うことがあり聞くと，テレビで川柳をやっていて面白かったことを話してくれた．一緒に大笑いをしたあと，こうやって笑うのは何年振りだろうとつぶやくため，この苦労を笑いにしてみませんかと提案した．瞬間「私の苦労は笑いごとじゃないですよ！」と感情的に言ったが，その後黙り込み，「そうね，笑いにしてもいいかもね」「あぁ，疲れた，楽になりたい」と力なく笑った．

今後取り組んでいく目標は，母親の希望を聞き，Iさんとは分離した母親の生活を意識できるよう，「私がしたい生活」として以下のように作成した[9]．

[9] ストレングスモデルとリカバリー──家族のストレングスを活かしたリカバリーを促進する支援（☞p61）

---

母親の希望（目標）確認

- 私がしたい生活（年単位）：楽になる
- 私が将来やってみたいこと：土いじり（野菜を栽培したい）
- 私が今やってみたいこと：ぐっすり寝たい（いろいろと気になって眠れないことが多い）
- 実現に向けてやってみたいこと：寝る部屋をIと離す（ふすまがあるがあけっぱなし）
- 困っていること（＝こうなったらいいなと思っていること）：Iが普通でないこと

---

最初はなかなかやってみたいことが出なかったが，生活のなかや過去の話からB訪問看護師が聞いているうちに，土いじりが好きということがわかった．庭はあるが荒れており，気になりながらもIさんのことに集中していたためそこまでは気が向かなかったことがわかる．

「楽になる」「普通でない」という表現は具体的ではないが，今は母親の気もちをそのまま「私がしたい生活」シートに記載し，徐々に現実的

な目標になるよう一緒に考えていくこととした。母親が長年だれにも助けを求められなかったことを考えると、「一緒に考える」ことを通してどんな気もちでも話してよいことを知ってもらうだけでも安心感につながると思われた。母親が「楽になる」ためには生活のなかでIさんができることを増やすということだが、それは同時に母親が手を離していくことでもある。母親は楽になりたいと言いつつも、Iさんの世話をすること、何もかも知っていることが自分の安心・生きがいにもなっており、そのアンビバレンツには気づきたくない気もちもある。母親がIさんへの訪問内容を知ろうとすることはIさんへの侵害であること、Iさんと母親とは違う人間であり、担当訪問看護師が分かれている理由はそこにあるとIさんと母親にアピールすることで、互いに境界線を自覚してもらうことになると考えた。安心して気もちを話すなかで、いつか母親が何かを変えられる準備ができた、そのときを見計らうこととした。

### 2　10か月後の看護ケア

その10か月後、母親からIさんが1人で外出したいと言って困っていると相談があった。何に困っているのかを聞くと、身なりがおかしい、風呂に入ってないから臭い、変な人と思われると、いつものように困っていることをあげた。風呂に入り、身なりを整えるように伝えたらよいのではないかと話すと、言っても聞かないという。このときのやりとりで母親がIさんの行動に批判的なことを言い、できていることには全く注目していないこと、そして本当の心配は身なりのことではなく、1人で外出することになったら最初の入院時のようにどこで何をするかわからないことを恐れていることが、母親と訪問看護師で共有することができた。

その恐れは受けとめつつも、Iさんが自分のしたいことがあることは自然なことで、よい徴候であり、これをよい機会にしてはどうかと伝えた。また、母親が最近B訪問看護師に対してするようになった「よい評価を伝える」ことをIさんにもしてはどうかと話した。母親は確かにIにはいつもできてないことばかり言っていると認めつつも、1人での外出を認めることは今は無理と言う。「今は」ということに着目し、少しずつ母親が変わろうとしていることを認めながら、Iさんのよいところ、できていることは言葉や態度で伝えてほしいと話した。

### 3　兄との連携

兄にはときどき両担当訪問看護師から訪問看護時の状況を連絡した。

---

10 アンビバレンツ
両価感情のこと。同一の対象に対して、愛と憎しみのように相反する感情を同時にもつこと。

徐々にではあるが，訪問看護師との信頼関係も進み，自身のことを話すようになっていった。兄は「今から思えば，3人で暮らしているときは苦しかったのだと思う。特に母親と一緒にいることが苦しく，そんな自分がおかしいのではないかと思ってさらに苦しかった。弟のことは気になっていたが母親と対峙するのが嫌で，避けていたと思う。弟はそんな僕の犠牲者かもしれない……」と話をした後，兄からも母親に話をしてくれることになった。また，兄が休みの日には，Iさんと一緒に外出するようにもなった。

### 7 訪問看護利用後の変化

　母親は，少しずつIさんのできていることやできることに目を向けるようになった。Iさんは徐々に自分の言葉で母親に意思を伝えるようになった。母親はまだ1人での外出を認めることはできないままであったが，あるときIさんは，自らの意思で入院をした。初めての任意入院であった。入院中は本人の希望である1人での外出をするべく，スタッフ同伴の外出から始め，1人での外出もできるようになった。今まで公共交通機関を使うことがなかったため，その練習もスタッフと実施した。入院中，毎日見舞いにくる母親に対してきてほしくないと言い，それは母親にとって相当なショックだったが，母親も徐々に受け入れた。

　退院後は外来作業療法に通うようになった。精神障害者保健福祉手帳も取得した。母親は最初，これでもう障害者ということが確実になったという気もちだったが，今ではよかったと思っていると言う。そして，母親はこの入院中に再度勧められた家族心理教室[11]に参加するようにもなった。自分と同じような気もちの人たちがいること，自分が思っていることは皆もそうなのだということがわかり，仲間ができた[12]ことで少しIさんと距離が置けるようになった。兄とは，短い文ではあるが携帯電話のメールでのやりとりをしたり，数か月に一度ぐらいは母親と3人で会ったりするようになっている。

### 8 まとめ（評価）

　「障害」，特に「精神障害」をもっていることを二重のスティグマ[13]と捉える家族は少なくない。家族は周りに知られないよう，他の家族に迷惑にならないようにと苦心するため疲弊する。怒り，悲しみ，後悔などが渦巻くが，それは障害をもった当人にだけではなく家族自身に向かうこ

[11] 家族心理教育（☞p97）

[12] 家族同士の支えあいの場の活用（☞p75）

[13] 二重のスティグマ（☞p81）
ここでいう「二重の」とは，「障害は恥である，ましてや精神障害は」というもの。

とも多い。本人のためと思ってしていることが実はそうではないと知ることは，さらなる自責感にもなるため，それを感じないように周囲に対して怒りをぶつけることもある。

　事例の母親は夫亡きあと2人の子どもを抱え，相談相手もなく生活していた。「普通」とは違う息子を何とか「普通」にするための努力をしたが，ますますその基準から離れていったことを認めることができず，それでも懸命にやってきていた。疲れが頂点に達したとき，やっと怒りではなく弱っている気もちを解放し，それを契機に外（訪問看護・家族会・長男ら）とつながる生き方を開始できたと思われる。

　訪問看護は自分の話すことを否定せず十分に聴いてもらうことが保証された場であり，それをくり返すなか母親はどんな気もちでも話してよいとわかり，本音で話せるようになった。息子に対してもってはいけない気もちだと思っていたことでも，話をしたら楽になることができた。そして同じ障害をもつ家族の会に参加したことも影響し，障害があることを認めることは自分を否定することだと思っていたがそうではないと思えるようにもなってきた。今でも母親の心配は果てしないが，もしかしてデイケアに行くことができるようになるかもしれないなど，希望をもつことができるようになっている。何かあっても相談する相手がいると思えることでの安心感もある。自分の気もちを否定されずその「ままに」聴いてくれる人たちとつながることで喪失感から回復していく，それらはグリーフワーク[14]のプロセスとしても大切なことであったと思われる。こうした母親の変化に従って，Iさん自身も少しずつ変わりつつある。

[14] グリーフワーク
喪失に伴うショックや怒り，哀しみなどの感情を経験しながら，時間をかけて喪失を乗り越えていくプロセスのこと。

# 10 服薬（治療）の必要性を受け入れられない家族

第3章 実践事例

**事例紹介**
- Jさん　23歳男性
- 統合失調症

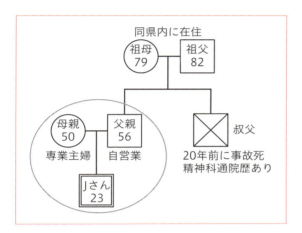

## 1 事例の概要

### 1 出生から大学中退までの経緯

　Jさんは両親との3人暮らしである。出生時は特に問題なく，始歩や始語の遅れはなかった。幼稚園，小学校，中学校と普通に通い，友だちも比較的多かった。成績もよく，中学校時代は部活動の卓球に打ち込み，県大会で準優勝するほどだった。周囲からの勧めで高校は県内でも有数の進学校に入学した。しかし，高校に進学すると友だちと遊ぶことはなくなり，部活動にも所属しなかった。高校2年生の頃からはしだいに成績も下がりはじめていた。高校卒業後の進路として，両親は地元の大学への進学を勧めたが，Jさん本人の希望で，県外の大学に進学した。このとき，大学を卒業した後は実家に戻り，家業を継ぐことを父親と約束していた。

　大学では数人の友だちはできたが，1人で過ごすことが多かった。そんな生活が続き，3年生のある日，アパートでテレビゲームをしていると壁の向こうから何か物音が聞こえてくるようになった。はじめは気にしないようにしていたが，段々と人の声のように聞こえ，自分をバカに

するような声が聞こえるようになってきた。学校に行っても始終誰かに見張られているように感じ、そのうち大学にも行かずにアパートで引きこもるようになった。そのような状況のなか、突然、隣家に押し入り、「うるさい！うるさい！いつも僕の悪口を言うな！！」と怒鳴り込み、警察に保護されるという出来事があった。警察から両親に連絡があり、両親がJさんを実家に連れ帰った。大学は中退し、以後、実家の自室で引きこもった生活が続いている。

### 2　精神科への受診を勧められるまで

　実家に戻って1年が経過した。相変わらずJさんは自室に引きこもっており、排泄のときくらいしか出てくることはなかった。母親が自室に食事を運ぶことで食べてはいたが、家族の前で食事をとることはほとんどなく、放っておくと何も食べない状態だった。父親は毎日のように「早く部屋から出てこい。ずっと引きこもっていたらまともな人間にはなれないぞ」とさとしていた。

　ここ最近、Jさんの部屋から大きな怒声や、壁を蹴ったり叩いたりする音が頻回に聞かれるようになり、父親が思い切って部屋のなかに入った。するとJさんは真夏だというのに、部屋の隅で布団を頭からかぶり、こわばった表情で何やらブツブツと独語しており、「みんなが僕を陥れようとする」と訴えた。Jさんは熱もあるようで、母親が懇願して、隣町にある総合病院の内科を両親付きそいのもと、受診することになった。Jさんは診察を拒否することはなかったが、医師の問診中も硬い表情でブツブツと独語をしているため、担当した内科医が精神科の受診を勧めた。しかし、父親は断固として精神科の受診を拒否し、「うちの子が精神病だというのか！そんなはずはない！！」と激怒していた。母親は狼狽するばかりで、話は進まない状態であった。その後の治療にも拒否的で、医師が抗精神病薬について説明しようとしても、「そんなもの効くか！余計に悪くなる！そんな毒を息子には飲ませません。私は精神科というところには信頼が置けないのですよ」と言っていた。

## ２　家族の情報

　Jさんは1人っ子できょうだいはいない。父親は、一代で運送会社を立ち上げた人で、プライドが高く、ゆくゆくは1人息子のJさんに家業を継いでほしいとも思っていた。そのためか、父親はJさんに対してとても厳しく、時折、しつけと称してJさんに暴力を振るうこともあった。

いつも「勉強だけはちゃんとしろ。偉くなれ。誰にも負けるな」と口癖のように言っていた。Jさんが引きこもり生活に入ってからも、父親はJさんの部屋にたびたび訪れ、「いい加減に出てこい。こんなことではダメ人間になるぞ」と呼びかけていた。母親は専業主婦でJさんに対しては優しい人であったが、父親にさからうことはなく、自分の意見を主張するタイプではなかった。Jさんが父親から暴力や叱責を受けていても、その場では止めることができずにいた。

父方の叔父は統合失調症で長く精神科への入退院を繰り返していたが、20年前に交通事故で亡くなっている。事故の詳しい原因はわかっておらず、自殺だったのではないかという話もあった。病状が不安定なときには家族にも暴力を振るい、隣近所の家に押し入ることもあったため、Jさんの父親や祖父母は大変な苦労をしたらしい。

Jさんの祖父母は同県内で別世帯に暮らしている。小さい頃からJさんのことをかわいがっており、Jさんも祖父母にはとてもなついていた。大学に進学してからは一度も会っておらず、Jさんの現在の状況については、祖父母には伝えられていないようであった。

## 3 アセスメント

### 1 個々の家族員のアセスメント

#### ❶ Jさんのアセスメント

Jさんには自分をバカにするような声として幻聴が出現しており、周囲の人が自分を陥れようとする、という妄想による被害的な発言があることからも、統合失調症であることが考えられる。大学生の頃には徐々に症状が出現しており、現在まで治療は行われておらず、未治療期間が長くなっているため早急な対応が求められる。症状として現れている幻聴や妄想には被害的なものや自分を卑下するような内容が多く含まれており、自己肯定感の低下や自信のなさが感じられる。父親からJさんに対して毎日のように向けられる言葉は、Jさんの劣等感を助長するものであったとも考えられる。

大学時代には実際に隣家に押し入っており、現実的に物事を判断する力や欲動をコントロールする力が低下しているものと考えられる。現在は自室に引きこもった生活を続けており、自発性の低下もみられ、陰性症状の出現も疑われる。排泄以外は部屋から出てこず、食事は母親が運んでこないと食べないということから、セルフケアレベルも低下していることが予測される。

治療に対して積極的ではないものの，Jさん自身から診察に対して拒否的な言動はみられておらず内科の診察には応じていることから，自身の不調をどこかでは感じており，医療者との今後のかかわりしだいでは治療につながる可能性はある。

### ❷父親のアセスメント

一家のなかで発言力が強く，大黒柱的存在。発言から，医療に対する不信感が根強いことが推察される。自身の兄が統合失調症を患い入院加療を受けていたこともあり，兄の不安定な病状とそれに左右され苦労しながら生きてきたこと，治療の効果なく自殺の疑いを残したまま兄が亡くなったことから，医療に対する不信感へとつながっているものと考えられる。また，「精神疾患の患者＝他者に迷惑をかける」というイメージが先行しているようすもあり，内科への受診でさえ，わざわざ隣町の病院を受診させていることからも世間体を気にしているようすがうかがえる。精神疾患をもつ兄との生活から，精神障害に対して父親自身が大きなスティグマをもっていることが考えられ，これが障害受容を阻む要因となっているとも言える。父親はJさんの精神科への受診を拒んでいること，病気であることをかたくなに信じようとしないようすから，否認の防衛機制[1]を用いて対処しようとしているものと考えられる。

父親は一代で運送業を立ち上げており，これに対する自負もあったものと考えられ，Jさんに会社を継いでほしいという期待を抱いていたことが考えられる。Jさんが自室に引きこもるようになってからも，部屋から出てくることを強制し，"まともな人間"になることを期待した発言をくり返しており，Jさんにとってはこれがプレッシャーとなっているとも考えられる。

### ❸母親のアセスメント

家族のなかでは自己主張もなく，父親の影に隠れた位置にあり，家族の勢力関係での，母親の位置は下位の存在となっているようすがうかがえる。父親がいないところでは，Jさんにとって保護的な存在であるのに，父親がJさんに暴力を振るう場面ではそれを止めることができずに傍観者として存在せざるを得なくなっている。このことが，Jさんにとっては守ってくれるはずの対象が実際には自分を守ってはくれないという体験につながり，この体験は他者に対する不信感へとつながることも考えられる。

しかし，今回，母親が受診を懇願したことで総合病院への受診が実現しており，Jさんの不安定な病状に危機感をもち，医療の必要性を感じていたことがうかがえるため，家族のなかでは一番，医療につながりや

---

**[1] 否認の防衛機制**
苦痛な体験や認めたくない現実，欲求を無意識的になかったことにすること，自覚しないようにすることでそれらの体験に対処し，心理的な葛藤を緩和しようとする防衛機制の一種。

すい位置にいることが考えられる。父親がいる前では，本音で語ることができない可能性があり，個別に話を聞く場を設けて自由に語れる状況や関係性をつくり，母親の真意を確認する必要がある。

#### ❹祖父母のアセスメント

祖父母はJさんが大学に入学してから会っていないため，Jさんの状態については情報を得ていない。自身の息子（Jさんの叔父）も精神疾患にて精神科に入退院を繰り返していた経過があり，Jさんの発症は祖父母にとっても大きな打撃となり，自責の念に捉われるものと考えられ，情報の提示は慎重に検討する必要がある。

### 2 家族全体のアセスメント

Jさんの精神疾患発症を受け入れることに対して，抵抗が強い家族である。Jさんの精神疾患発症という状況的危機に直面し，家族は揺れ動いている。家族のなかで父親の勢力が強く❷，また父親の医療に対する不信感が強いために，医療をはじめとした社会資源へのつながりにくさをもっており，外部に対して閉鎖された家族となっている。一方で，父親以外の家族員は医療の必要性を感じていることや，拒否的ではない側面もみられ，父親自身もJさんには少なからずよくなることを期待していることも考えられる。

❷ パターナリズム（☞p36）

現時点で医療に無理につなぐことは父親の不信感をあおることになりかねないが，まずは家族員それぞれが生活のなかでどのような不都合さを抱えているのかを確認し，医療とつながるきっかけをつくることが必要である。また，治療につなげることができた場合には，治療に関する細やかな説明を行うとともに，Jさんが治療によってどのように変化しているのかをそのつど伝え，治療の方向性を具体的に示すなど，医療に対する不信感を払拭するための継続した支援が必要である。

### 3 家族の強みに関するアセスメント

#### ❶家族自身の強み

- 父親は医療に対する不信感はあるものの，息子（Jさん）の回復を望んでいる。Jさん自身も，精神症状による不快さや不都合さを体験しており，診察に対する拒否的な反応は見られなかったことから，根底にはこの状況を何とかしたいという切実な思いが垣間見え，きっかけさえあれば医療につながる可能性は残している。
- 父親はJさんに対する期待ももっており，また母親は父親の影響が強く出ていない場ではJさんに対して保護的な姿勢を示しており，家族

員相互の関係において敵意とみられる否定的な感情は表出されていない。

#### ❷家族がおかれた環境の強み
- 親族に関する情報は少ないが，祖父母は精神疾患を抱える息子（Jさんの叔父）を支援してきた経験をもっている。この経験がJさんの精神疾患発症により，動揺を招くことも考えられるが，一方でJさんへの理解を示し，協力関係を築ける可能性もある。

## 4 看護計画

### 1 問題点の抽出

- 父親の医療に対する根強い不信感や家族自身の精神疾患に対するスティグマから，医療を含む社会資源につながることが困難であり，精神症状の増悪を招く恐れがある。
- 家族で問題を抱え込むことにより，家族員が疲弊し，家族が機能不全を起こしている。
- 勢力の強い父親の意向に従う形で医療を拒絶しており，それぞれの家族員の意向が，家族全体の意思決定に反映されていない。

### 2 看護目標

#### ❶長期目標
- 家族が医療を受け入れることができ，服薬行動が継続することにより，精神症状が安定し，日常生活を送ることができる。

#### ❷短期目標
①疾患の話題ではなく，家族が日常生活のなかでどのような困りごとや気がかりを抱えながら暮らしてきたのかを，主治医や担当看護師に語ることができる。
②家族員それぞれの思いを表出する機会をもつことができる（怒りや苦しみといった負の感情も含めて）。
③家族が今後の生活や病気の経過に対するイメージをもち，治療や支援を受け入れることや新たな生活に踏み出すことに対して前向きな姿勢でのぞめるようになる。

### 3 看護計画

- 医療への不信感や怒りの感情が強いため，直接疾患のことは話題に出さず，家族の日常生活について確認をし，これまでの苦労や努力に対

してねぎらいの言葉をかける。
- 個々の家族員と個別に話せる場を確保し，家族員の希望や本音を確認する。
- 家族がもつ医療への不信感に対し，家族なりの捉えを確認するとともに，家族が治療の効果を確認でき，治療の必要性に納得がいくように，受診時の，客観的にみたJさんのようすや看護師のアセスメントを説明する。
- 家族とともに，今後の治療方針を決定するプロセスを踏む。

## 5 具体的なケア内容と展開

**1** 家族の真のニーズを捉えるために，疾患や治療といった話題からいったん離れ，日常生活での家族の思いに耳を傾け，家族との関係性を構築する

家族のなかでも特に父親はJさんの精神疾患発症という予期しなかった事実を受容できない状況にあり，それまでの医療に対する不信感や精神疾患に対するスティグマから，否認という対処行動（防衛機制）をとっているものと考えられた。また，怒りを表出し，医療者を遠ざけており，"精神疾患"や"治療"といったキーワードに対して，過剰に反応しているようすがうかがえた。

そこで，現時点ではそれらのキーワードをあえて前面には出さず，これまでの生活のなかでどのようなことが気がかりだったのか，困っていることはどのようなことなのか，家族自身の体調がどうなのかといったことを中心に問いかけ，家族の苦労をねぎらうことからはじめ，少しずつ医療者との間にある壁を溶かしていくかかわり[4]を中心に行った。医療に対する不信感が強い状況のなかで，直接的に障害や治療の話題に切り込むことは，家族と医療者との関係性を破綻させてしまう危険性があったため，日常の困りごとや家族の気がかりを聞き取る対応を行った。

はじめに声をかけた時点では父親は口を閉ざし押し黙ったままでいたが，看護師が「お父様は休まれていますか？食事もとれていますか？息子さんのこともお仕事のことも一手に引き受けられていて，とても疲れていらっしゃるように見受けられるのですが…」と投げかけると「なぜこんなことになったのか。私の育て方が悪かったのか。そんなことを考えていると寝るに寝られない。食事も喉を通りませんよ…」と力なく語った。父親は医療を受け入れることに対して積極的な姿勢を示すにはいたらなかったが，これをきっかけに，父親が体験した苦悩を少しずつ語るようになった。

[4] ケアラーズケア―ケアする人をケアするために（☞p65）

## 2　家族全体の意向として治療に向かう意思決定を支えるために，家族員がそれぞれの思いを語れる機会をつくる

　内科での受診の段階では，父親の意向（精神科受診への拒否）は前面に出ているものの，Jさんや母親の意向は明らかになっていない。父親はJさん家族のなかで発言力が強く，中心的存在であり，一方母親は父親の影に隠れ，自身の思いを言語化できない状況にある。

　父親は治療を拒否しているものの母親は内科への受診を懇願していること，Jさん自身も治療を拒否しているわけではないことから，Jさん・父親・母親という3者関係のなかで，その意向は一致していない可能性があった。そのため，それぞれの思いを個別に確認すること，それぞれの思いをすりあわせることや代弁することにより，家族内のコミュニケーションを調整し父親主体の意思決定ではなく，家族全体としての意思決定を支援することが必要と考え，Jさん，父親，母親のそれぞれに個別に話を聞く機会を設けた。

　家族員への個別面談のなかで，父親も内心では今後の生活やJさんの行く末に対して不安や心配を抱えていることがわかった。しかし，父親として家族の前で弱音を吐きにくい状況があり，怒りや攻撃を前面に出すことによってそれらの不安や心配を抑圧し，怒りという形で医療者に向けていたことがうかがえた。

　母親との面談では終始母親は泣き続け，「息子はよくなるのでしょうか。私たちはこれからどうしたらよいのでしょうか」と動揺を示していた。そのなかで，「必要な治療を受けて以前のような優しいJに戻って欲しい」という切実な思いが語られた。

　父親も母親も今後の生活に不安をもっており，Jさんの回復を望んでいることでは一致した考えをもっていることがうかがわれた。看護師は両親の了解を得て，夫婦のそれぞれの気もちを代弁し，Jさんの回復を望む気もちはお互いに共通していることであり，治療を受けることが夫婦の共通の望みでもあり，Jさんの回復に向けて必要不可欠であることを伝えた。このかかわりをきっかけに，父親も精神科医の説明を一度聞いてみることに同意し，Jさんは精神科外来にて診察を受けることとなった。

## 3　家族の治療に対する動機づけを維持するために，治療による変化や具体的な見通しを家族に伝え，家族の認識を確認しながら治療の方向性をともに組み立てていく

　数日後，Jさんは家族とともに改めて同病院の精神科外来を受診した。

診察の結果，Jさんは統合失調症の診断を受けた。Jさんの母親は泣き崩れ，父親は硬い表情で立ちつくしていた。Jさん自身は時折，何もない方向に向かってブツブツと独語をしていることはあったが，比較的落ち着いているようすであった。

　診察後，外来にある看護相談室にて面談を行った。このときはJさん，父親，母親の3者が同席した。Jさんの両親は今後の治療方針について質問をしてきた。父親は入院だけはさせたくないという強い意向であったが，内科を受診した際のような精神科の治療を完全に拒否する発言は聞かれなかった。これを受け，看護師は，家族のなかでJさんによくなって欲しいという共通した思いがあることを再度確認したうえで，治療の流れや回復の過程を含めた今後の見通しについて説明を行った。その際に，家族が説明を聞いて抱いたイメージや家族の希望をその都度確認し，家族と医療者との間で認識のズレが生じていないかの確認を行った。また，家族と医療者との間で共通の目標設定[5]ができるように留意した。さらに，父親はもともと，抗精神病薬に対する不信感をもっていたため，抗精神病薬の作用だけでなく副作用についても包み隠さず正確に説明するとともに，どのような徴候がみられた場合にどのような対応をするのかという対処方法についても具体的に説明した。

　家族の面談後，父親から個別の面談の申し入れがあった。父親は，「精神科というところを完全に信用することはまだできていないのかもしれない。でも，このまま何もしないわけにはいかない。Jにはやはりよくなって欲しいと思っているし，自分の兄のようにはなってほしくない」と，Jさんへの思いを語るとともに，はじめて実の兄の話題に触れた。「兄は精神科に入院し，薬も飲んでいたが一向によくならず，薬の副作用か手も震えてよだれも醜く，何を言っても話にならなかった。精神病になったらもう終わりだと思っていた」と語った。看護師は，父親の話を制することなく一通り聞き，語ってくれたことに対して感謝の言葉を返した後に，抗精神病薬も時代とともに改良されており，ずいぶんよくなったこと，めざましい変化が現れることを望むだけでなく，日々の生活のなかで小さな変化を積み重ねていくことを支援していくこと，そしてご家族やJさん本人が望む生活を支えていくことを保証する投げかけを行った。父親は「よろしくお願いします」と一言残し，家族とともにこの日は帰宅していった。

[5] ストレングスモデルとリカバリー──家族のストレングスを活かしたリカバリーを促進する支援（☞p61）

## 6 まとめ

　治療や服薬を拒む家族は，患者に対してあきらめの感情をもっているわけではない。むしろ患者の回復を期待し，自分の家族は病気ではないというかすかな希望をもち続けているからこそ，障害を受け入れられない場合も多い。そしてこれらの消化しきれない思いが医療者への怒りや拒否として表現されることがある。看護師はこうした家族の怒りや拒否の感情を受け，困惑することがある。しかし，家族の言動に左右されるばかりではなく，家族の反応の背景には何があるのかを丹念にひも解き，個々の家族員の思いや大切にしてきた家族としての多様な価値観に触れ，中立的な立場から家族を理解しようとする姿勢を示し続けることが必要である。

　また，拒否を示す家族においても，日常生活を送るうえではさまざまな困難さや他には語られていない不安や孤独感，恐れ，焦り，戸惑いなど，さまざまな感情を抱えていることが推察される。同じ医療者でも，看護師は医師とは異なり，患者や家族の生活にかかわる場面も多い。病気そのものにアプローチするだけでなく，こうした生活という視点に立ち，生活上の困難さへの対処をともに考えるという，家族の身近な相談者となることによって，治療につなぐ橋渡しとしての役割をになうことができるものと考える。

# 第3章 実践事例

## 11 患者が家族の病理を症状で示す家族

> **事例紹介**
> - Kさん　40歳代男性
> - 統合失調症の急性増悪期

## 1 事例の概要

### 1　Kさん一家の概要

　Kさんは，母親（70歳代）と妹（40歳代）の3人家族。父親は，10年前に自死した。一家は父親の残した遺産で生計を立ててきたが，現在はKさん本人と母親の年金で暮らしている。妹は20歳代で統合失調症を発症し，現在は障害者枠で商社に勤務し，実家近くのマンションで1人暮らしをしている。

#### ❶Kさん本人

　子どもの頃のKさんは，明るく活発で勉強もスポーツもよくできたという。高校を卒業するまで成績は常にトップクラスであり，反抗期も特に目立たずに有名大学に進学した。

　中学校の教員だった父親は厳格であり，特に子どもたちの勉強には厳しかった。専業主婦だった母親は，子どもたちの成績を気にするなど，近所でも評判の教育ママだった。このような家庭のなかで育ってきたKさんは，両親の勧めに応じて塾に通い，有名大学への進学を目指して頑張ってきた。

　Kさんは，大学に進学した頃から友人ができないと母親にこぼすようになった。当初母親は，大学に馴染みさえすればすぐに解消されるだろうと思っていた。母親は当時，妹の受験のことで頭がいっぱいで，それほどKさんの悩みを重大なこととしては受け止めていなかったという。しかし，入学して半年もすると，Kさんは大学には通学せず，自室に引きこもるようになってしまい，ときどき奇声をあげたり，意味のわからないことを言ったりするようになった。そのようすを心配した両親がKさんに声をかけると，ひどく怒り，物を投げつけることもあったという。また，すっかり様変わりしてしまった兄に恐怖を抱いた妹は，一緒に生活することができず，予備校の寮に入寮し，受験勉強をせざるを得ない状況になってしまった。

その年の年末になると、大声や奇声はさらにひどくなり、自分は天皇の息子であり、本当の皇太子は自分だと話すようになった。そして、警察に「偽者の皇太子は生きていてはいけない。本物は自分だ」と手紙を送りつけたうえに、皇居の前で騒ぎ、警察が介入する事態へと進展した。結局、Kさんは警察と両親に連れられて精神科病院を受診し、そのまま措置入院[1]することになった。

1年間の入院生活を経て大学に復学したが、Kさんは自分が周りから取り残されてしまったと思い、強い焦燥感を覚えたという。大学を卒業するまでに7年を要したが、その間に将来を悲観して自殺を図って精神科病院に再入院することもあった。それでもKさんは何とか大学を卒業することはできたが、就職活動はうまくいかず、卒業後はアルバイトを転々とする生活を続けた。

> [1] 措置入院
> 措置入院とは、精神保健福祉法29条に定める、精神障害者の入院形態の1つであり、当該精神障害者を入院させなければ、自傷他害の恐れがある場合、都道府県知事(または政令指定都市市長)の権限と責任において強制入院させることをいう。

### ❷Kさんの妹

妹は有名大学を卒業し、外資系の保険会社に就職した。社会人3年目の頃、大きなプロジェクトを任されることになり、両親も喜んでいた。しかし、その頃から、「自分のせいでクビになってしまった人がいる」と家族にもらすようになり、仕事に行くことがしんどいと訴えるようになった。その年度末には、残業も多く疲弊しきってしまい、妹は「自分のことを恨んでいる人が自分のパソコンを勝手に開き、ファイルを変更する」「社内メールで私のことを無能な担当者だと流されている」など被害妄想にさいなまれ、職場に行くことができなくなってしまった。兄と同じA病院で統合失調症と診断されて入院し、治療を受けた結果、精神症状はおおむね改善した。そして、就労支援事業所への通所を経て、現在の商社に障害者雇用枠で勤務できるまで回復した。現在は、残業なしのフルタイムで勤務しているが、定期的にA病院に通院して実家近くで一人暮らしをしている。

### ❸Kさんの父親

父親は、定年まで学校教員として勤めた後、突然うつ状態を呈した。2人の子どもがこんなことになってしまったのは、自分がきちんと子育てに参加しなかったからではないかと自責的になり、特にKさんの具合が悪い時期になると、父親のうつ状態はひどくなっていた。Kさんの4回目の入院中(A病院)に、父親は家族の将来を悲観し、突然この世から去ってしまった。

### ❹Kさんの母親

母親は短大を卒業して、一般企業に就職した後、結婚した。結婚後は専業主婦として生活し、特に子どもたちの教育には熱心にかかわってき

た。教師である夫は子どもたちの勉学に対しては厳しく、子どもの成績のことで母親が父親に叱責されることもあった。子どもたちが夫の期待通りの成績を収められないのは自分の責任だと思っており、夫に責められることについて違和感を覚えることはなかったという。子どもたちの成績がよいことは、夫から母親として認められるためには必要なことであり、子どもたちがよい成績を取れるようにかかわってきた。そのため、子どもたちが大学に入学してから相次いで発病してしまったことに強い罪悪感を覚え、抑うつ的になることもあった。特に、長男であるKさんとは衝突することがたびたびあり、いつも疲弊している状態だった。しかし、自分が頑張らなければ子どもたちは自立しないと思い、なんとか踏ん張って生活してきた。

### 2 B病院への入院

　Kさんは長らくA病院に通院・入退院を続けてきたが、主治医の変更を契機にA病院からB病院に転医した。しばらくは、週1回の外来と週3回のデイケアに通院していた。しかし、しだいに自宅に引きこもっては就職活動をするようになり、昼夜逆転の生活になった。同居する母親に対して怒りっぽくなったり、一流企業に就職したら返すからお金を貸して欲しいと要求したりするようになり、疲弊した母親に連れられB病院を受診した。

　外来で診察を受けた後、Kさんは閉鎖病棟に任意入院することになった。入院時のオリエンテーションでは、看護師の説明を落ち着いて聞いていることができず、イライラしたり、席を離れたりする状態だった。目はギラギラしており、言葉もきつく、母親が「洗濯は自分でやってほしい、お小遣いは週3000円にしてほしい」などと言うと、「そんなことは勝手に決めるなよ」と声を荒げる場面もあった。母親は目に涙を浮かべ、憔悴しきっており、覇気のない感じだった。

## 2 情報収集

　看護師は入院時のKさんとその母親のようすから、家族へのサポートの必要性を感じた。そこで、Kさんの情報は『MSE[2]』および『オレム－アンダーウッド理論（精神力動的セルフケア看護モデル）[3]』を活用して整理し、Kさん家族の情報は、『家族看護エンパワメントモデル[4]』を活用して整理することにした。

---

**[2] MSE (Mental Status Examination)**
精神症状を評価するための枠組みである。外見・印象、知覚、気分、感情、思考、記憶、意識、認知、意欲と欲動（自我）の状態について、情報を系統的に整理し、対象理解を深めるために用いる。

**[3] オレム－アンダーウッド理論（精神力動的セルフケア看護モデル）**
D.E.オレムによって開発されたセルフケア看護論に、P.アンダーウッドが精神力動的視点を加えて理論を修正したセルフケア看護モデルのことをいう。オレム－アンダーウッド理論は、精神力動的視点にもとづく対象理解をベースとし、セルフケアニーズの充足度について情報を整理し、それを看護ケアに活用することができる。

**[4] 家族看護エンパワメントモデル（→p28）**
家族が病気や障害に向きあいながら、さまざまな課題に対処し、健康的な生活を送ることができるよう開発された看護モデルのことをいう。家族看護エンパワメントモデルは、「家族の病気体験の理解」「家族との援助関係の形成」「家族アセスメント」「看護介入の選択と実践」というステップを踏みながら家族ケアを展開していくが、その流れは一方向のものではなく、行きつ戻りつ進展していくものである。

## 1 統合失調症の急性増悪状態にあるKさん

入院時のKさんは，統合失調症の急性増悪状態を呈していた。以下に，MSE（表3-4）とセルフケア能力（表3-5）に関する情報を提示する。

表3-4 KさんのMSE

| 項目 | 情報 |
|---|---|
| 外見・印象 | ●年齢よりも若そう（20歳代後半から30歳代前半）に見える。<br>●目はギラギラしている。<br>●医療者に対する礼節は保てているが，話をじっくり聞くことができず，じっと座っていられない。 |
| 知覚 | ●幻覚を認めるようなデータはない。 |
| 気分 | ●気分は高揚しており，誇大的・高圧的で，自分でも調子が高い（躁的である）という自覚はある。しかし，自分で抑えることには限界があるとも感じている。 |
| 感情 | ●せっかちな感じで，話の内容によって感情がコロコロ変わる。<br>●母親に対しては怒りっぽく，話を聞く耳をもたない。<br>●イライラしやすく，話が長くなるとその傾向は顕著である。 |
| 思考 | ●「自分は何でもできる，大学時代の同級生のように一流企業に就職できるのに，母親がそれを邪魔しようとするのが許せない。周りの人たちが自分の能力をねたんで，自分が自立しようとするのを邪魔する。母親もグルになっているに違いないし，信用できない」と思っている。 |
| 知能 | ●有名大学を卒業しており，もともとの知的水準は高かったと推察される。 |
| 記憶 | ●さまざまなことに気が移ってしまい，入院直近の記憶はあいまいである。<br>●器質性障害を疑うような短期記憶や長期記憶の障害はみられない。 |
| 意欲と欲動 | ●気分は高揚しており，意欲も亢進している状態である。<br>●自分のしようとしていることを推し進めようと必死であり，周囲の状況を冷静にながめられる状態ではない。母親とは衝突しやすく，そのたびに感情的になる。<br>●同年代の人と自分とを比較し，自分も一流企業に勤めて自立しなければならないという切迫した思いを抱えている。 |

表3-5 Kさんのセルフケアの状態

| 項目 | 情報 |
|---|---|
| 空気・水・栄養 | ●身長：167cm 体重：67kg BMI：24.02<br>●呼吸器疾患はなく，喫煙歴もない。<br>●食事は3食しっかり摂取しているが，食事の準備はすべて母親が行っている。<br>●ペットボトル飲料を常に持ち歩き，炭酸系飲料や加糖コーヒーを摂取していることが多い。お小遣いのほとんどが飲料代に消えてしまう。<br>●アルコールはほとんど摂取しない。<br>●入院時の血液検査<br>WBC：6,800/μL　RBC：489×$10^4$/μL　Hb：14.8g/dL<br>TP：7.4 g/dL　ALB：4.7 g/dL　TC：232mg/dL<br>AST：18U/L　ALT：19 U/L　BS：98mg/dL　HbA1C：6.2<br>Na：135mEq/L　K：3.8 mEq/L　CL：99 mEq/L |

(表3-2つづき)

| | |
|---|---|
| 排泄 | ●覚醒時は自立している。排尿障害はなく，センナ（アローゼン）1gで毎日排便はみられる。<br>●熟睡時に尿失禁することがあり。尿失禁することに対する恥ずかしさは示すものの，自分1人では片づけられなかった。 |
| 個人衛生 | ●自宅では毎日入浴していた。<br>●洗濯は母親が行っていた。<br>●外来受診時の身なりも整っているが，入院時に持参したカバンの中は乱雑で，入院に必要のないものまで混在していた。 |
| 活動と休息 | ●毎日床に就くのは深夜1時過ぎで，朝10時くらいに覚醒する。<br>●デイケアに通院できていた時期は，22時には床についており，朝もしっかり起きることができていた。<br>●最近は，携帯電話で大学時代の同級生に電話をかけては，どんな仕事をしているのかを聞いて回ったり，実際に自分を雇ってもらえそうなところはないかどうか調べたり，インターネットを活用して就職活動をしていた。<br>●デイケアに通院しているときとは異なり，自宅に引きこもりがちであり，必要な買い物などはすべて母親に任せている状態だった。 |
| 孤独と付きあい | ●デイケアには話をできる友人が数人いるが，病院外での付きあいはほとんどない。大学時代の同級生も電話のやり取り以上の付きあいはなく，母親や妹とのかかわりが多い。<br>●彼女がほしい，結婚したいと思っているが，40歳を過ぎても自立できない自分を相手にしてくれる人はいないと思っている。いずれは，同級生たちのように，幸せな生活をしたいと思っている。 |
| 安全を保つ力 | ●近親者（父親）に自殺企図歴のあるものはいるが，そのことについて自分から話すことはない。<br>●Kさん自身から自殺念慮に関する表出はない。 |
| 正常性の促進 | ●大企業に勤めて，幸せな結婚・家庭生活を送りたいと思っている。<br>●いつまでも母親に頼りきっていてはいけないと思っている。 |
| 病気との付き合い | ●定期的な通院はできており，服薬もほとんど忘れることなくできていた。<br>●「薬を飲まなくなると眠れなくなる」ということは自覚しており，「薬は自分にとって必要なもの」と認識している。<br>●入院前の内服薬<br>　クエチアピンフマル酸塩（セロクエル）400mg（200-0-0-200）<br>　バルプロ酸ナトリウム（バレリン）600mg（200-200-0-200）<br>　ロラゼパム（ワイパックス）1.5mg（0.5-0.5-0-0.5）<br>　ブロチゾラム（レンドルミン）0.25mg（就前）<br>●入院時の内服薬（下線；増量・加薬などの変更分）<br>　クエチアピンフマル酸塩（セロクエル）400mg（200-0-0-200）<br>　バルプロ酸ナトリウム（バレリン）800mg（200-200-0-400）<br>　ロラゼパム（ワイパックス）1.5mg（0.5-0.5-0-0.5）<br>　ブロチゾラム（レンドルミン）0.25mg（就前）<br>　ゾテピン（ロドピン）100mg（25-25-0-50） |

## 2　Kさん家族の状況（家族の病気体験の理解）

　Kさん一家は，同居する母親とKさん本人，そして近所で単身生活を送る妹の3人家族である。他の近親者との付きあいはほとんどなく，家

族のなかで生じる課題や問題は自分たちで解決しなければならない状況だった。家族の健康-病気ステージは，家族看護エンパワーメントモデルの『リハビリテーション段階』にあり，妹が自立して生計を立てられるようになってきた現在は，Ｋさんが病気とうまくつきあいながら自立していくことが課題であると感じている。

母親はＫさんの病状が不安定になり，なかなか自立できないことへの焦りから，これで本当によいのかという迷いや，うまくいかないことへの怒りや罪悪感を感じ，抑うつ的な状態を呈していた。加えて，Ｋさんに対して過度な期待を寄せ，叱咤激励することもあり，いわゆる高EE[5]の状態だった。一方，Ｋさん本人は，自立を迫られていることは自覚しているが思うように進まないことで，現実から逃避したり，母親に対して怒りを示したりすることがたびたび続き，躁的防衛[6]を示していた。そのような状況のなかで，妹は母親とＫさんの間に挟まれ，自分がどのような役割をになったらよいのか悩んでいた。

看護師は，Ｋさん家族との対話を通して，家族には，①患者の役に立ちたい，②家族の希望を満たしたい，③どのように対応したらよいのか知りたい，④自分たちの気もちを受け止めてほしい，⑤先々生じる経済的な不安を緩和してほしい，というニーズがあると捉えた。

> [5] EE（→p31）
>
> [6] 躁的防衛
> 躁的防衛とは，不安や不快な現実を否認し，無意識のうちに躁的に振る舞うことでその局面を乗り越えようとするこころの動き（防衛機制）の1つである。

### 3 「家族看護エンパワメントモデルにもとづく」Ｋさん一家をアセスメントする視点

#### ❶家族構成

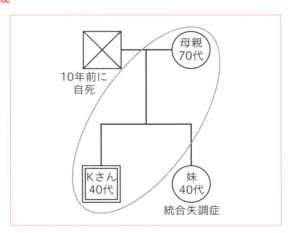

#### ❷家族の発達段階

排出期（子離れ・親離れが並行してうまく達成されることが期待され，子どもが最終的に自律していく時期）

### ❸家族の役割関係

老年期の母親は，いまだに家事役割だけではなく，Ｋさん本人を扶養し養育する役割もになっている。Ｋさん本人は母親に自立を迫られ，自分自身も自立したいと思っているが，子ども役割から離れることができず，役割葛藤をきたしている状態である。妹は家族を心配しつつ，自ら安定した生活を送ることで母親に余計な負担をかけないよう生活している。

### ❹家族の力関係

家族内の意思決定は，母親の考えに委ねられている。Ｋさん本人は，それに対抗する姿勢を示すが，これまでのところ，Ｋさんの意見が通ることはほとんどなかった。

### ❺家族の人間関係や情緒的関係

母親は，Ｋさんに自立してほしいという期待を投げかける一方，自らの考えとは異なることをしようとすることを認められず，枠のなかにおし込めようとしてきた。Ｋさんは，母親から投げかけられるダブルバインドメッセージ[7]に苦悩しながら，それに従わざるを得ない関係だった。

### ❻家族内コミュニケーション

Ｋさんの病状や行動によって，家族内のコミュニケーションは強い葛藤状況を呈してきた。母親のメッセージが強いとＫさんの反発する力は強くなり，躁的反応や退行反応を示してきた。互いを認めあうような円滑なコミュニケーションは難しい状況だった。

### ❼家族の対処行動や対処能力

高齢になってきた母親は，自身の健康管理に気を配りながら，Ｋさんの病状管理をになってきた。Ｋさんは自分で自分のことを決定し，任される経験をしていない。そのため，意思決定を伴うような場面では，自身の対応能力を超えるような高い目標を設定してしまい，混沌とした状況に陥りやすい。また，家族の外にサポートを求めていても，そのサポートを十分に活用できない状態だった。

### ❽家族の適応力，問題解決能力

Ｋさんと母親の関係性は，Ｋさんの発病の時期から進展しておらず，当時のＫさんへの期待の高さがそのまま残存している状態である。しかし，このままでよいとは思っておらず何らかの変化を期待している。第三者を活用することができれば，適応力や問題解決能力は向上する可能性をもっている。

### ❾親族や地域社会との関係，家族の資源

親族とのつながりは希薄であり，病院以外のサポートを活用すること

---

**[7] ダブルバインドメッセージ（☞p54）**

ダブルバインドメッセージとは，2つの矛盾したメッセージを受け取った者が，その矛盾を指摘することができず，かつ応答しなければならないような状態のことをいう。「自立しなさい」と投げかけながら「勝手なことはしないで」，のようなメッセージを投げかけられることで，メッセージの受け手は身動きが取れなくなってしまう。

患者が家族の病理を症状で示す家族

ができていない状態である。
### ❿家族の価値観
　この家族にとって，何事もうまくできること，失敗しないことが重要であり，それによって家族の平穏さが決定する。
### ⓫家族の期待・希望
　家族は，Kさんが自立し，世代交代することを期待している。
### ⓬家族のセルフケア力
　母親はKさんの病状の変化に一喜一憂し，それによって活動と休息のバランスや病気との付きあいに関するセルフケア能力が変化する。高齢になってきたことで，自身の健康不安を強く感じている。妹はおおむね自立した状態を保持している。

## ❸ アセスメント

　以上の情報から看護師は，Kさんは"気分変動を主体とした統合失調症の急性増悪期"にあり，Kさんの病状の不安定さは"自立してほしいという家族の願いと自立したいけどうまくいかないもどかしさとの間に生じる家族内の葛藤"が影響していると考えた。

　家族はKさんの自立がうまく進まないことに思い悩んでいた。"焦りを感じる母親"と"どうにかしたいと思っているがうまくはいかないKさん"との間には，お互いの期待が不満や怒り，不安へと変わり，Kさんの病状に影響を与えていた。今回の入院では，Kさんを含む家族が，第三者のサポートを得ながらこの局面を乗り越えていきたいと思っていた。医師や看護師をはじめこの家族の援助者（精神保健福祉士・薬剤師などの専門職だけではなく地域生活サポートする支援員も含む）は，家族のコミュニケーションを促進し，それぞれの生活を整え，きたるべきKさんの自立に向かって支えていくことが必要である。

　この家族の看護の視点として，①情緒的な支援の提供と援助関係の構築，②家族員1人ひとりの日常生活やセルフケア能力の強化，③家族の対処行動や対処能力の強化，④家族間のコミュニケーションの活性化，⑤家族の役割調整を行い，⑥地域社会資源の活用をすすめながら，⑦家族の発達課題の達成に向けて支えていくことが重要であると考えた。

## ❹ 看護計画

①家族をねぎらい，家族員がどのような思いを抱えているのか，じっく

り話に耳を傾ける。
② 1人ひとりの家族員の日常生活状況を確認し，健康的な生活を取り戻せるように働きかける。
③ Kさんの入院各期における家族の役割を調整し，Kさんがになう役割と母親がになう役割とを明確にする。
④ 家族員が情緒的な葛藤にさらされているときは，看護師がコミュニケーションの媒介となり，お互いの思いを共有できるように働きかける。
⑤ Kさん本人だけではなく，母親に対しても疾病教育に参加するよう勧め，Kさんとのやりとりのなかで工夫できることを提案し，支える。
⑥ 活用できそうな地域社会資源について情報提供を行い，退院後実際に活用できるように支援の橋渡しを行う。

## ⑤ 看護ケア

### 1 入院初期からKさんの病状が安定するまで

入院当初のKさんは，気分変動も激しく，思考もまとまらない状態だった。内在する葛藤や怒りを言語化することは難しく，他者と円滑な関係を結ぶことは難しかった。そのため，個室の静穏な環境下で生活することを勧め，まずは病状の安定化を図り，本来のセルフケア能力の回復へと向かうよう支援を行った。

この時期，母親は疲弊しきったようすだったが，Kさんから電話があると病院に駆けつけ，Kさんと口論になることがたびたび続いていた。看護師は家族に対して，看護計画①～④を中心に展開した。高齢になり，体調面でも不安を抱えている母親は，自分1人でKさんを自立させなければならないという強い思いを抱いていた。看護師は家族の思いに耳を傾けながら，家族をねぎらい，母親1人で抱え込まなくてもよいこと[8]を伝えると，「今まで自分で何とかしなければならないと思っていた。そう言ってもらえるだけで気もちが救われた」と話していた。また，母親は高血圧や喘息など持病を抱えており，Kさんの入院に際して自身の健康管理がおろそかになっていたため，まずはしっかり休養して体調を整えることを提案した。Kさんに対しては，母親の状況を説明し理解を求め，母親が次に面会に訪れるまでは，医療者が母親に替わって対応できることを行うことを約束した。

[8] ケアラーズケア─ケアする人をケアするために（☞p65）

## 2　Kさんの病状が安定し，退院支援カンファレンスを実施するまで

　Kさんの気分変動も落ち着き，夜間の睡眠も十分にとれるようになった頃には，母親の疲労も回復してきた。この時期，看護師は家族に対して，看護計画②～⑥を中心に展開した。Kさんは，自ら疾病教育プログラムに参加し，自身の退院後の生活を見据えて現実的に考えるようになってきた。いずれは，就労したいというKさんの思いをくみ取り，看護師は精神保健福祉士に相談し，就労支援プログラムを提供している作業所の見学を行うことにした。また，看護師は母親に家族心理教育プログラムに参加することを勧めた。

　家族心理教育プログラム[9]に参加した母親は，単に知識を得ただけではなく，同じような疾患をもつ家族同士のやりとりを通して，孤立感も和らぎ[10]，継続的に参加するようになった。そして，Kさんとのやりとりにおいても，Kさんの言い分を頭ごなしに否定するようなことが少なくなり，家族は将来に向かって，現実的に今できそうなことから準備していくようになっていった。

[9] 家族心理教育（→p97）

[10] 家族同士の支えあいの場の活用（→p75）

## 3　Kさん一家が退院に向かって準備を進め，自宅に退院するまで

　退院支援カンファレンスでは，退院後の生活展望について話しあいがもたれた。Kさんは，いずれは1人暮らしをするためにグループホームに入居したいと思っていること，就労できるようになるために就労支援プログラムを提供している作業所への通所を希望していた。母親はKさんや妹さんの居住地域に近い老人ホームにいずれは入居したいと思っていることをKさんに伝えていた。そのため，外泊を数回繰り返し，作業所への試験通所を行うなかで，病状悪化をきたさなければ一旦自宅に退院し，作業所の通所や外来受診を継続していくなかで，グループホーム探しを行うことになり，退院に至った。

## 6　評価（まとめ）

　家族の葛藤が強く，それが患者の病状として現れている場合，医療者は家族のことはさておき，患者に焦点をあてて介入しがちである。入院し，病状の安定を図るうえでは，そういう時期も必要かもしれないが，患者が地域に戻り，家族と歩んでいくことを考慮すると，患者を含む家族を1つの単位として支援することは重要である。

　このケースでは，患者の病状安定を図りながら，同居家族である母親

を心理的に支えることに重点をおきながら支援を行った。その結果，家族員1人ひとりの思いを把握し，家族内のコミュニケーションが円滑にすすむよう支援できたものと考える。

# 12 退院を受け入れない家族

**事例紹介**
- Lさん　26歳男性
- 統合失調症
- 初回入院

## 1 事例の概要

### 1 家族構成

父は会社経営56歳，母は専業主婦50歳，弟は23歳で単身で生活している。

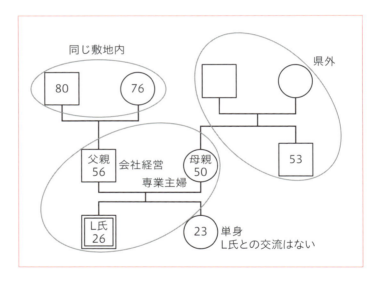

### 2 入院までの経過

中学3年のとき，Lさんは部活（柔道）でいじめにあったようで，腹痛や嘔吐をくり返すようになり，リストカットをしていると学校から連絡があった。以後，中学校は不登校となったが，部活で仲のよかった友だちが家に遊びにきており，修学旅行だけは行った。その後，高校に進学して3年間きちんと通い，地元の大学に進学した。大学では1年とちょっとで不登校になり，20歳から自宅での引きこもりがはじまった。部屋には常に鍵をかけ，両親が入ることもできなかった。食事はドアの前に置いていると，食べることはできていた。トイレは行けるが，ドアの前

で便失禁をすることもあった。一度，復学をしたものの半年もたずに中退した。23歳のときに発熱で近医を受診し，精神科受診を勧められたが，両親の気が進まず受診にはいたらなかった。その後，飲み物に砂糖を多量に入れるなど砂糖を中心とした過食が出現し，体重は半年で20kg増量した。ダイエット目的で母親と一緒に体操をしたりしていたが，いきなり「家族じゃない」と叫び，コップや茶碗を母親に投げつけることがあった。25歳頃から拒食となり，ある日，一点を凝視して動かず話しかけても反応がなくなった。発熱，嘔吐もあり，内科病棟に入院となった。感情鈍麻，拒絶，意欲低下など陰性症状が強く，精神科での入院治療が必要であると説明され，医療保護入院となった。

## ❷ 入院してからの看護

### 1 入院時のようす

#### ❶Lさんのようす

　無表情で汚れたマスクをずっと着用していた。歩行はできるがトイレには行かず，オムツに排泄していた。食事，服薬は拒絶しており，両手指は廃用が進み拘縮し，箸を使いこなすことはできなかった。風呂も入っていなかったために，全身がネトネトとしていた。脱水があり点滴をしたが，自己抜去することはなかった。飲水は購入したペットボトルのお茶や水であれば，飲むことはできた。しかし，他者が見ていると飲水や食事はできないために，刺激が少ない個室を使用することになった。

#### ❷両親のようす

　入院に付きそったのは母親のみで，病棟に入ると母親は，周りをキョロキョロと見ていた。アナムネを聴取すると「精神科にはどうしても抵抗があって受診させることができなかった」と淡々とした口調で話し，面会には「毎日くるつもりです。足らないものがあれば，いつでも言ってください」と協力的なようすをみせた。

#### ❸L氏のアセスメント

・陰性症状が強くADLが低下している状態。
・セルフケア不足への積極的な介入が必要な状態。
・内的な世界に閉じこもり，外界への恐怖を感じやすい状態。
・両親が精神科受診を拒んだのは，偏見と世間体からだと考えられる。

### ❷ Lさんの看護計画

[問題1] 陰性症状によるセルフケア能力の低下

看護目標：症状が軽減し病棟の日課にそってセルフケアが実践できる

> OP（観察項目）
> ①セルフケア能力
> 　摂食・保清・更衣・排泄・安全保持
> ②コミュニケーション能力
> ③無為，自閉の有無と程度
> ④内服状況
>
> TP（ケア項目）
> ①基本的な信頼関係の構築に努める
> ②批判は避け，安全感のもてる環境を提供する
> ③1日の生活活動計画と援助方法を明確にしてL氏と共有する

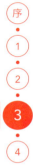

**1 無為**
何もやる気が起きなくなる状態。

## 2 入院2週間

### ❶ Lさんのようす

個室にこもった状態で，発語はなく臥床して過ごしている。食事や服薬については，介助して口元にもっていくが，拒絶行動は続いていた。その他の保清，更衣，排泄も全介助が必要であった。ただ，点滴は拒否することはなく，母親が購入してきた飲み物だけは飲用していた。

### ❷ 両親のようす

毎日，母親だけが夕食の時間帯に来院している。病室では特に本人に声をかけるわけでもなく，本人が臥床している姿を見ているだけであった。面会時間は10分程度で，夕食が終わるとすぐに帰っていた。父親の面会は一度もなかった。

### ❸ 治療の方向性

診療会議で治療の方向性が検討され，薬物療法が困難な状況であるために修正型電気けいれん療法（m-ECT）を行い，病状の緩和に期待することになった。

**2 修正型電気けいれん療法（m-ECT）**
頭部に電気を流し，けいれんを起こすことで，脳の機能を改善する治療法。

## 3 入院1か月

### ❶ Lさんのようす

m-ECTを実施し，状態は徐々に変化が見えてきた。発語はないものの，問いかけにうなずいて意思表示をするようになった。トイレ誘導の声か

けをしても首を振り，行かなくていいとの意思を示し，オムツ内への失禁もなくなり，自らトイレで排泄ができるようになった。食事もセッティングすると，スプーンで自ら摂取することができるようになった。両手指については拘縮改善に向け，専門的なリハビリテーションを受ける必要があった。しかし，リハビリテーション室が違う建物にあり，一度建物の外に出る必要があった。閉鎖病棟の空間と看護師にも慣れはじめたところであったため，どのような反応が出るか不安はあったが，病棟看護師が送り迎えを毎回することを説明したところ，うなずいて同意が得られ，毎日1時間程度のリハビリテーションを行うことになった。この頃より個室以外の空間で過ごすことが可能になりはじめた。

❷**両親のようす**

　Lさんの状態は徐々に回復してきた半面，母親の面会は週2回程に減っていた。面会時のようすは，本人に話しかけることはなく，Lさんが食事をとっている姿を見つからないように遠目で見ていた。看護師が母親に話しかけても「忙しいので今日は帰ります」と言い，明らかに避けている感じがあった。

❸**両親へのはたらきかけ**

　病棟カンファレンス（看護師のみ）を行い，母親の面会時のようすを共有することにした。面会時の母親の態度を非難せずに，Lさんの状態が回復してきたにもかかわらず距離をとっている母親の気もちを理解していくこととした。すると，入院前の長期間の引きこもり[3]を支えてきた家族，ときに暴力を受けてきた母親[4]，夫からの協力を受けられない母親像がみえてきた。

　暴力を受けるかもしれない，入院させたことをLさんが恨んでいるという恐怖心があるのではないか，Lさんが精神疾患を患ったことで母親自身が自責の念をもっているのではないか，身内の協力を得られない，得ようとしていないことで孤立しているのではないか，という意見があがった。

・家族面談を実施して，母親の思いを傾聴する。
・母親との関係性の構築に努める。

〈**第1回目の家族面談**〉

　担当看護師が母親に面談依頼の電話をし，日中に来院してもらうことになった。面会室で担当看護師と母親の，二者面談を行った。まず，母親の方から「相談があります」と切り出され，「言いにくい話ですが，Lを家には連れて帰りたくありません。どこかの施設とか，あの子が行けるとこ

[3] 引きこもりのケア（☞p90）

[4] 虐待へのケア（☞p109）

ろはないでしょうか」との内容であった。理由をたずねると，「息子がいない生活の方が，落ち着いた生活を送ることができます」と淡々とした口調で言った。

入院時には自宅への退院を希望していたので，予想していなかった言葉に驚きを隠せなかった。

「そうですか……入院前は大変でしたよね」と言うと，間髪入れず「息子がよくなっていることは嬉しいです。けれど，家に帰ってきたらまた暴力とか受けると思います。そう思うと，怖くって話もできなくなっています。帰ってきてほしくないという思いにたどり着きました。勝手で申し訳ございませんが，その方がLのためにもよいことではないでしょうか」と強い口調で話した。

病気の理解はできているのかという疑問をもち，「病気については，お母さんはどのように感じていますか？」と投げかけてみた。「先生からの説明で統合失調症と聞いています。私の育て方が悪かったと思います。引きこもりになったときも精神科への受診を勧められたのに連れていかなかった。私の責任だと思っています」と話した。

また，家族の協力体制については「夫は仕事で忙しいので，子どものことは私に任せっきりであまり相談もしていません。夫からは精神科に入院していることを親戚にも言うなと言われています」と，母親が孤軍奮闘していたのだということがわかり，「お母さん1人でよく頑張ってこられましたね」と返すと，泣きながら「そんなことを言われたのははじめてです」と言う。次回の面談を約束し，第1回目の面談を終えた。

### ❹両親のアセスメント

- 母親が孤立し疲弊している状態。
- 疾患の理解ができていない。
- 家族との治療共同が結べていない状態。

### ❺両親の看護計画

[問題1] 母親が孤立し治療共同体として機能できていない

看護目標：母親が気もちを表出できる

相談できるようになれば母親が治療に参加できるようになる

> OP（観察項目）
> ①面会の頻度とようす
> ・話の有無，内容
> ・家族の表情

TP（ケア項目）
①基本的な信頼関係の構築に努める
- 面会時には，看護師からLさんの状態やできていることを伝える
- Lさんの変化を伝え感想を聞く
- 批判は避け，肯定的なフィードバックを意識する[5]
- 話しやすい場所を配慮する
- 面談を定期的に行う

②家族相談会への参加を促す

[5] ケアラーズケア―ケアする人をケアするために（👉p65）

図3-1　病院で行われている家族相談会の一例[6]

[6] 家族心理教育（👉p97）

〈家族相談会の構成〉
- 1回／月　　6回／1クール
- 形式：講義（30分）＋グループワーク（2時間）
- スタッフ：多職種からなるチーム
　　　　　　看護師，作業療法士，栄養士，ソーシャルワーカー
- 対象家族：統合失調症の家族（6～7家族）

〈講義（知識・情報）〉
第1回　統合失調症について……医師
第2回　薬について……薬剤師
　　　　栄養・食事について……管理栄養士
第3回　リハビリテーションについて……作業療法士
　　　　かかわりについて……病棟看護師
第4回　社会資源について……ソーシャルワーカー
　　　　訪問看護について……訪問看護師
第5回　家族相談会OB体験談（OBとの座談会）
第6回　リクエスト（バーチャルハルシネーション）

〈グループワーク（対処技能）〉
1. 毎回，生活のなかで自分ができるようになりたいこと，工夫したいことなどを参加者から出していただきます
2. 話し合う内容を全員で1つに決めます
3. 相談する家族からみんながわかるように状況を語っていただきます
4. みんなで体験を比べながら状況を整理していきます
5. お互いに経験や思ったことを出し合います
6. その中で，現実可能な対処方法を考えていきます

- 特徴としては知識・情報と対処技能という2本柱の方法論であり，単なる知識伝達のみを目的とした教育ではないということである。さらにこれらのプログラムが継続され，その結果，家族の自己効力感とエンパワメントの向上を目指している。家族と患者，専門家のパートナーシップを重視するが，その前提として，家族・患者が病気への対処の主役であり，その力があると考える。それらを基礎として，専門家はその精神疾患に関する知識を提供し，問題対処を実行しはじめる機会を準備する。
- 家族相談会は6回/1クールで終結となるが，継続を希望する家族はフォローアップグループや自助グループに参加することができる。
フォローアップグループとは，スタッフと家族がいっしょに運営していくグループで，構成自体は家族相談会と同じだが，どのような講義を聞きたいか，どのような講師を呼ぶかなどプログラムを家族とともに考えていく。また，家族のみで運営する自助グループもあり近くの公民館などで開催されている。家族相談会の第5回目のOB体験談では交流会を行い，家族同士の協力の輪が広がっている。

〈第2回目の家族面談〉

　母親は約束していた時間より早く来院した。担当看護師を見ると笑顔をみせて挨拶し，担当看護師は面談に来たことに「お忙しいところ，ありがとうございます」と感謝の気もちを伝えた。今回は，家族相談会の説明をして参加を促した。説明には，家族相談会の案内資料（図3-1）を渡し，「いっしょに疾患の勉強ができる場，相談しあえる場，解決できる場」として役立ててもらいたいことを伝えた。「どんな方がいますか？何人ぐらい参加するのですか？」と質問され，同じ疾患を抱えた家族で7家族の参加予定があることを伝えた。「そしたら，勉強したいと思います」と参加することになった。

〈第1回目の家族相談会〉

　当日，母親は緊張した面もちで会場に入ってきた。名前がわかるように，それぞれの家族，スタッフもネームプレートに名前を書くのだが，母親からは「名前を伏せてほしい」との要望があった。理由は「誰かに気づかれたら夫の仕事に影響がでるかもしれないので」とのことであった。「ルールとして，ここで話しあった内容などは，他に漏らさないことなどを説明するので安心してください」と説明した。

　7家族の参加で，内2家族が両親での参加であった。それぞれの家族も初回の会であり緊張していた。講義では，医師による統合失調症の原因や経過を聞いて熱心に資料に書き込んでいるようすが見られた。グループワークでは，他の家族から相談ごとが出されるなか，母親は「息子は入院中で，今すぐに困っていることはありません」とうつむいて答えていた。

　話しあわれる内容は，他の家族から出された「調子がよいときは問題ないのですが，幻聴が出てきたら薬を飲まなくなるので，そんなときにどのように対処したらいいか」に決まった。その家族は両親で参加していて，発病するまでの経過や発病後に感じた思い，現在のようすなどを語った。その父親は，「今日の講義で先生が，子どもが病気になっても監視する必要はないと言っていた。今まで，病気が再発しないように，何か腫れ物に触れるような感じだったから，気もちが楽になりました」と言うと，他の家族からも「私も同じような感覚でした」との意見が飛び交った。Lさんの母親も「私も同じで，何年間も腫れ物扱いを息子にしていたように思います」と発言した。

　グループワークのあとでは，子どもとのコミュニケーションを図っていきながら，たまにいっしょに病気のことについて話しあってみる，子

どもに幻聴があるときにどうしてほしいか聞いてみる，相談できるところを準備する，子どもを褒めてみる，親が困っていることを子どもにも伝えてみるなどの解決策が活発に出された。

最後に今日の感想を求められた場面で，A氏の母親から「私だけではないということがわかったことと，帰って主人にいっしょに参加してほしいことを言ってみます」という言葉が聞かれた。帰り際スタッフに「ありがとうございました。また，来月楽しみにしています」と言って帰っていった。

### 4　入院2か月

#### ❶Lさんのようす

リハビリテーションの効果もあり，食事の時間になると自ら配膳することができ，お箸を使って食事ができるようになった。他者との交流においても，リハビリテーションの際には「行ってきます」，リハビリテーション開始前には「よろしくお願いします」，終了時には「ありがとうございました」と自発語も出てきた。また，1人でホールに出てテレビを視聴する姿も見られるようになった。スタッフが冗談を言った際には笑顔も見せ，表情にも変化が見えはじめた。

作業療法では他者との交流が必要となる集団活動は難しいものの，個人で取り組む課題には時間通り参加することができるまでに回復していった。

#### ❷両親のようす

母親の面会時には，Lさんの状態の変化や1人でできることが増えてきていることを伝えていた。家族相談会の感想を聞くと「同じように悩まれている方と病気の話ができて，安心しました。私だけではないと思うと楽になれた感じです。夫にも話をしたら次回はいっしょに行くと言ってくれました」と，表情が和らいでいる[7]印象であった。

[7] 家族同士の支えあいの場の活用（→p75）

退院について問うと表情が変わり「家で見ていく自信はないです。施設にでもお願いしたいと思います」と自宅退院の受け入れは拒否していた。面会のようすにも変化はなく，夕食時に遠目に見ている感じは変わってはいなかった。

〈第2回目の家族相談会〉

今回は夫婦での参加で，はじめて父親が病院に訪れた。父親はスタッフに「いつも息子がお世話になっています」と言い，他の家族らにも声をかけていた。母親も開始までの時間，他の家族らと会話をしていた。

講義は薬剤師による薬についてであった。それぞれの家族に服用している薬の内容と効果，副作用の一覧表を手渡し，説明が行われた。

　グループワークが始まると，Lさんの母親が挙手し「今日は，夫を連れてくることに成功しました」と言うと，父親も「今日は連れ出されました。よろしくお願いします」と冗談も交え挨拶した。相談ごとでは，母親より「前回，話させてもらいましたように息子は現在も入院中です。少しずつ，回復していますが将来のことを思うと不安です。再発の可能性もあるでしょうし，私どもがいなくなった後を考えると息子には自立しておいてほしいと思いますが，皆さんはどう考えておられますか？」と，相談というより他の家族の考えを聞いてみたいといった内容の言葉があった。

　スタッフが，「これまで自立に対して取り組んだことはなかったですか？」と問うと「洗濯の取り込みや風呂掃除をしてほしいと声をかけていました。それと，外に出て行くことがなかったので運動をさせようと体操をいっしょにしていました。たまに，買い物をかねてドライブに連れ出したこともありました」と答えた。他の家族やスタッフから「よく頑張ってこられたのですね」「いっしょに買い物や体操するということは仲がよいのですね」「洗濯や風呂掃除をやってくれると助かりますよね」と肯定的な意見が出され，恐縮したようすで恥ずかしそうにうなずいた。デイケアに通所している女性の家族から「私も同じように将来を悲観していました。発病後，私自身が仕事を辞めてつきっ切りになりました。けど，子どもが自分で髪の毛を切って坊主にしたことや全裸で近くの川に入ったことがあり，私自身がふさぎ込んでしまった時期がありました。先生にお母さんにはお母さんの人生があるって言われて，私だけで何とかしようという考えがなくなりました」と発言した。他の家族からは「病院や周りの人に協力してもらいながらやっています」「診察には同席して先生に話を聞いてもらっています」「訪問看護を活用しています」との意見が出た。

　本日の感想の際に母親は「自分のことを責めてばかりで，そこから逃げたくなっていたように思います。私のやってきたことを褒めていただいて勇気が湧いてきたような，そんな気もちになりました」と言い，父親は「私は子どものことは妻に任せきりで，相当負担をかけていたことに気づきました。今度，息子をドライブやキャンプに連れ出してみたいです」と言い，2回目の会は終了した。

〈第3回目の家族面談〉

　両親で来院され，主治医と担当看護師が同席し面談を行った。自宅への退院は家族の反対が強いために，転院するかグループホームにするか検討をしなければならないと考えていたが，父親が「こんなに回復するとは思ってもいませんでした。妻とも話しあいましたが，家に連れて帰ろうと思います」と言った。主治医より退院後の生活を考え，訪問看護1回/週，個人作業療法2回/週の導入をしたほうがよいと提案され，「ぜひお願いします」と快く承諾した。

　担当看護師はどうして退院を受け入れることになったのか心境の変化を両親にたずねた。すると，母親は「不安はあります。けど，なんとかなると思えるようになりました。今まで私の責任で病気になったと考え，負い目を感じていました。夫に対しても申し訳ない気もちでいっぱいで，子どもと心中しようかと思ったこともありました。しかし，家族相談会に参加させていただいて気もちが楽になりました。私の焦りやかかわり方で子どもはストレスになっていたと思います。再発はしてほしくないけど，恐れて監視しても逆効果で私自身が生活を楽しむこともできないと思いました。いっしょに病気と向きあいながら，ゆっくり見守って行こうと思います」と話した。

## 5　入院3か月

### ❶ Lさんのようす

　活動性は広がり，声かけがなくても服薬や食事，入浴など病棟生活においての日課は単独で行え，家族との外出もできるようになった。発語の乏しさはあるが，表情に硬さはなくなり，担当看護師との会話のなかで「早く家に帰りたい」と話していた。退院に向けて自宅外泊を繰り返し，3回目の外泊では家族全員でキャンプに行ったそうである。

## ❸ まとめ

　今回，Lさんの母親は入院時には自宅への退院を希望しながら，Lさんの状態が回復してくると自宅への退院を拒むようになってきた。母親は自責の念が強く，協力者もいない状況で将来を悲観していた。家族相談会を利用してエンパワメントを行い，自己肯定感が得られたことや疾患の理解ができたことで対処の幅も広がり，協力体制もでき，ゆとりがもて，自宅への退院への運びとなった。

　病棟看護師は家族が面会にきた際に，声かけは行うが家族の気もちに

寄りそう場面は多くはない。家族から不安の訴えがあればよいのだが，何も言わずに帰る家族も多くいる。スタッフに気を遣っている場合も多いであろう。Lさんの場合も入院当初に面会の頻度が多い家族はよき理解者だと決めつけていたことや患者に対する看護を中心に行っていたので，家族の抱える問題に気づくことが遅くなった。

　家族を治療の共同体として考え，入院時からいっしょに抱えている悩みや問題に取り組み，治療共同体になりうる関係づくりが必要であると考える。

# 第 4 章

## Q&A

# 01 治療に協力的でない家族にどうしたら受け入れてもらえる?

**Q** 外出や外泊について何度依頼しても受け入れてもらえません。治療に協力的でない家族に対してどのように説得すればいいでしょうか?

**A** 家族の気もちを受け入れ,安心感を提供することが必要です。

　外出や外泊は,退院に向けて病院以外の環境に慣れるための準備だが,入院前に何らかのエピソード(家族に対する暴力行為や迷惑行為)があった場合,家族は患者に対し陰性感情を抱いているケースがある。そのような場合,外出や外泊は家族に対し脅威となってしまう。では,実際にどのようにかかわっていけばよいのだろうか。

### ■「なぜ」をアセスメントすることが重要

　私たち医療者は,退院の準備のための外出・外泊の必要性を理解していても,家族がどのように理解しているか,また認識しているかを正しく把握しているとは限らない。そこで,家族が患者を迎え入れることをどう感じているか,また患者本人が自宅へ行くことをどのように認識しているかを知ることが重要である。何度依頼しても受けて入れてもらえないというのは,その「受け入れられない」という背景に何かがあるのだろう。入院前の患者と家族の関係性,入院前にその患者と家族との間にどのようなエピソードがあったのか,また,入院期間も関係するであろう。患者の受け入れを難しくする家族内の問題があったり,患者と家族の関係性など,その背景にあるものをアセスメントする必要がある。「外出・外泊を断られた」ではなく,その背景にある「なぜ受け入れられないのか?」の「なぜ」についてアセスメントし,アプローチする必要性が重要である。

### ■患者とともに過ごせる安心感を与えていく

　家族が外出や外泊に不安や恐怖などの陰性感情を抱えているならば,面会の回数を増やしてもらったり,患者が回復している過程を医療者から家族に伝えることが効果的である。そして家族の不安や恐怖を表出する場をつくり,家族にもねぎらいの言葉をかけていくことも,家族を支援する重要なアプローチである。外出や外泊に付きそう家族にとってどのようなことが不安なのか,また恐怖を感じる場面はどこかなど,1つひとつていねいに話しあうことが重要である。患者に関するすべてを家族がになうような説明をするのではなく,家族もケアの対象者だということを医療者自身も認識する必要性があり,家族会などの活用も効果的である。

### ■ 小さな目標を立て少しずつステップアップしていく

　外出や外泊は，患者が病院から外に出るため，家族にも患者本人にも非常に大きな不安やストレスを与えることになる。いきなりの外出や外泊ではなく，前述のように面会回数を増やし，面会時間を延ばしていく計画を立てたり，可能であれば数時間の外出に担当の看護師が付きそうのも効果的ではないだろうか。また，そのときの困ったことなどを話しあう機会をもつことが重要である。そういった小さな積み重ねが家族に対して安心感を与えることにつながることになる。外出や外泊を受け入れられない「なぜ？」をアセスメントし，その原因に対していねいにアプローチすること，また，話しあう場を提供し，不安や困ったことを解決できる安心感を与えていくことが必要である。

### ■ 自宅以外の場所も視野に入れてみる

　前述した「なぜ」をアセスメントした際に，家族構成など，いわゆる家族の世代交代による影響が原因と考えられる場合（キーパーソンが配偶者・両親からきょうだいや親族に変わるケース）は，退院後や外泊の受け入れが非常に困難になるケースが多い。そのため，社会資源の活用や，自宅以外の場所を検討することも必要になってくる。
　生活訓練施設[1]，グループホーム[2]などの社会資源の活用も検討する必要がある。

#### 参考文献
- 仲地珖明，岩切真砂子他編：精神科リハビリテーションと家族への看護ケア．精神看護 QUESTION BOX 4．中山書店，2008．
- 仲地珖明，岩切真砂子他編：薬物療法・身体合併症の理解と看護ケア．精神看護 QUESTION BOX 3．中山書店，2008．
- 坂田三允編：精神看護と家族ケア．精神看護エクスペール11．中山書店，2005．

---

[1] 生活訓練施設
単身生活に向けての生活訓練をする場所

[2] グループホーム
共同住宅，世話人がいて必要に応じたアドバイス・サポートが受けられる

# 02 家族に面会にきてもらうには?

第4章 Q&A

**Q** 入院が長期にわたっていることもあり，患者と疎遠になっている家族がいます。面会の依頼をしても全く応じてもらえません。どうすればよいでしょうか?

**A** 面会にくることができない家族の事情を考慮し，患者とつながりをもてる方法を探していきましょう。

入院が長期化してくると，親の高齢化や患者を支える家族の世代交代などもあり，患者とのつながりが希薄になる傾向がある。面会に訪れる回数も入院が長期に及ぶにつれ減少し，しだいに間隔もあくようになる。なかには，担当看護師ですら患者の家族に直接会ったことがなく，電話でのやり取りに終始してしまっているというケースも多いのではないだろうか。そのような家族に対し，私たちは「面会にこない家族」というレッテルを貼りがちになる。

### ■ 家族の協力を引き出すために

精神疾患患者の場合，患者の自己管理能力や同意能力などの問題から退院支援に関しては家族の協力が非常に重要となってくる。長期入院患者の退院促進が進められているなかで，患者がさまざまな社会資源を活用しながら地域で生活していくことを見越し，入院中から家族の協力を引き出せるよう家族に働きかけていくことが病棟看護師には求められている。若年で発症し入院に至るようなケースでは，発症初期の段階では両親やきょうだいはストレスへの耐性も高く体力的にも，また経済的にも十分な力をもちあわせているであろう。しかし，慢性の経過をたどり長期化していくなかで，患者をサポートする家族の高齢化や関係性の変化などが大きな問題となってくる。経済的にも家計の中心がきょうだいへと世代交代し，家族員や家族システムとしての力は変化，弱体化していくようになる。このような家族背景から，家族のなかの患者の存在が薄れていくことも長期入院患者をもつ家族には生じやすい問題である。

### ■ 家族の思いを考慮する

長期入院患者をもつ家族のなかには，本人の病状が安定していても，家族の健康状態や経済状態など家族が抱える問題から，退院に向けた協力が困難となり患者の退院の可能性について現実的に考えていくことが難しい場合もある。退院を受け入れてあげることができないという負い目を感じ，面会にくることから足が遠のいてしまう家族もいるということを看護師は理解する必要がある。一方で，退院後の受け皿として自宅を考えることは難しいが，患者のために何かしてあげたいと思っている家族もいる。このような家族の思いを考慮し，家族に無理を強いるのではな

く，家族が可能な範囲で患者とつながりをもつことができ，患者を支援することができるような方法を家族と一緒に考えていく姿勢が求められる。

　なかなか面会にくることができない家族に対し，一方的に面会依頼の要望を出すだけでは家族自身も負担を感じ，足が遠のいてしまうことがあるかもしれない。家族がなぜ面会にくることができないのか，その家族が抱える問題を考慮しつつ，面会にこられないのには家族の事情があるのだと考え，「あそこの家族は全然面会にきてくれない」などと家族を批判することは避けたい。

　なぜ家族は面会にくることができないのか，今あの家族はどのような状況に置かれているのかなど，面会にくることができない理由や家族の状況や心情をくみ取りながら，まずは患者のようすを伝えていくことからはじめてみることも必要であろう。また，患者を支援していく共同体として家族を捉えるという視点をもちつつ，患者同様家族も支援の対象者であるということも忘れてはならない。

# 第4章 Q&A

## 03 家族の問題にどこまでかかわればよい？

 **Q** 家族に情報収集をしていると，両親の関係がよくなくて離婚話が出ていることがわかりました。家族の関係性など家庭内の問題について，どこまで聞いてよいのでしょうか？

 **A** 家族が抱える問題なども含め，家族背景を十分に理解することが患者理解を深めることにもつながります。

### 患者理解を深めるために家族背景を知る

　一般的に家族歴の聴取は入院時の情報収集のなかで行われる。しかし，そのときには確認することができなかった家庭内の不和や両親の不仲など，その家族が抱える問題が入院治療の経過のなかで表面化してくることがある。児童・思春期の患者の入院などでは，家庭内の葛藤や病理など，その家族が抱える問題を患者が肩代わりし，症状として表現してくることも少なくない。そのため，患者の全体像を把握し理解を深めていくためにも，家族に関する情報収集は非常に重要である。

　患者がどのような両親のもとに生まれ，育てられてきたのか，両親の関係性の悪化が患者の病状に影響していないかなども必要な情報となる。また，精神疾患患者は自立した生活を営むことが困難になることも少なくない。そのような場合，家族のサポートを必要とすることがほとんどである。そこで，家族状況を把握するために患者を取り巻く家族の情報収集を行っておくことが求められる。

　家族は，患者が精神疾患を発症したことで人生設計が大きく変わることになる。子どもが，思春期・青年期に精神疾患を発症したとすれば，親にとっては子育てが一段落し，自分の生き方を見つめなおす時期と重なる。さらに，長い経過のなかで患者と家族の関係だけでなく，両親やきょうだいなど家族全員の関係性が変化していくことにもなる。そのような関係性の変化が，患者が精神疾患を患ったことによって生じたのか，以前から家庭内の雰囲気が悪かったのかなど，患者が精神疾患を発症したこととの関係性について，さらには患者が精神疾患を発症したことが家族にどのような影響を及ぼしているのかを知るための手がかりとなる。

### 家族との信頼関係を築きながら

　しかし，家族のなかにはそのような家族に関する情報収集を行われることで，「患者が精神疾患を発症してしまったのは自分たちのせいではないだろうか」「家庭内に問題があったのではない

か」または,「自分たちの育て方が悪かったのではないか」などと自責的になり,看護師のかかわりが発病の原因が自分たちにあると言われているように感じさせてしまう可能性があるということも,念頭に置いておかなければならない。また,そのような思いが家族の罪悪感や孤立感をより一層強めてしまうことも十分に理解し,配慮しながらかかわっていく必要がある。看護師は家族が抱えている自責感や罪悪感などを受け止め,親の育て方や家庭環境に問題があるのではないということを繰り返し説明しながら,安心感を与えられるようなかかわりが求められるのである。

　近年では家族意識の多様化により家族内の凝集性は弱まる傾向にあり,離婚率の増加,あるいは家族がそれぞれの自己実現に向けて家族役割を無視して活動する傾向がみられる。そのような社会的背景も念頭に置きながら,看護師は家族と協働していくために,患者の支援者としての家族の捉え方を見直し,それぞれの家族の生活を尊重し,家族の多様性を認めて家族を支え,看護師自らが,家族への態度を意識的に変えていく必要がある。そのような意識的なかかわりによって家族との信頼関係の構築を図り,家族が抱えている葛藤や家庭内の問題などを含めた家族背景を十分に理解することで患者の理解をより深められるということを説明し,家族が納得したうえで情報収集を行っていく必要がある。

第4章
Q&A

## 04 家族に病棟の規則や持ち込み制限を理解してもらうには？

**Q** 面会時に患者に頼まれて，持ち込み禁止の物（ライター等）やお菓子など（食事制限がある場合）を何度も渡してしまう家族に対して，どのように説明すればよいですか？面会時に手荷物検査を厳しくすると，「疑われているみたい」と家族に言われます。効果的な方法はあるでしょうか？

**A** 患者，家族がどの程度，病棟の規則や持ち込み禁止物を理解しているのでしょうか？　また，納得できる説明を受けているでしょうか？

　患者や家族は，持ち込み禁止物として，「なぜ，ライターを持ち込んではいけないか。なぜ，食事制限をされているか」をきちんと理解されているであろうか。「禁止されているから持ち込まないでください」と対応する前に，その患者や家族が持ち込み制限や，食事制限をどの程度理解しているかを判断する必要がある。

### ■ 病棟内の持ち込み制限について

　病院や病棟は，精神科救急病棟・精神科急性期治療病棟・認知症治療病棟などのさまざまな機能に分かれている。入院に関する注意事項は病院のホームページに掲載されていたり，病棟内の掲示板などに貼られたりしているが，病院や病棟の機能によって，持ち込み禁止物の内容は異なっている。

　そもそも精神科は，その特性から一般病院とは異なる部分がある。一般病院ではあたり前のように許可されているものが，精神科では持ち込み禁止物にあたることが多く，そのため「なぜ持ち込み禁止となっているか」をきちんと説明する必要がある。

　このようなケースの場合は「なぜ，持ち込み禁止になっているか」を理解していないだけでなく，禁止されているものが手元にないために，不便を感じていることがほとんどである。だからといってすべてを許可することはできないのが現状である。このQuestionでは何度も渡してしまうとあるが，「何度も」ということは持ち込み禁止の物を発見したときに，どのように説明したのかが問題となる。

　手元にないこと（持ち込み制限されているもの）で不安や不満を感じるため，内緒で家族に依頼をする。それを家族は断れず本人に渡してしまう。いわゆる悪循環が生じている状況なのではないだろうか。

　私が急性期治療病棟で勤務していたときのことだが，内服薬はすべてナースステーションで管

理することになっていたにもかかわらず，ある患者が家族にベンゾジアゼピン系の薬剤を依頼し，内緒で受け取っていた。ある日，自室で内服しているところを発見されアクシデントとして対処したことがあった。

このときは，患者に対して「持ち込み禁止物なので預かります」と説明していただけで，「なぜ，持ち込み禁止物として扱っているか」を説明しなかった。この場合，なぜ，内服薬を預かる必要があるのか，疾患と症状をアセスメントして関連づけて説明することが必要であった。また，食事制限のある患者が，面会中に色々なものを摂取しているケースに遭遇することも多々あると思う。

### ■ 患者・家族・看護師が納得できるように

持ち込み禁止の規則に理解が得られず，病棟内で困っている場合は，その家族と面談の場を調整し，持ち込み制限の範囲内でお互いに納得できるところを話しあってみてはどうだろうか？

例えば，ライターを何度も渡してしまう家族に対しては，家族と一緒に喫煙に行くときに渡すようにすることや，食事制限のある患者の間食については，1日の総カロリーを考え，その中で少しは好きなものが食べられるように検討するなど，話しあう場をもつ必要がある。規則で決まっているからとすべてを制限や禁止として扱うのではなく，それぞれが納得できるところ（落としどころ）を検討することも必要である。

#### 参考文献
- 仲地珖明，岩切真砂子他編：精神科リハビリテーションと家族への看護ケア．精神看護 QUESTION BOX 4．中山書店，2008．
- 仲地珖明，岩切真砂子他編：薬物療法・身体合併症の理解と看護ケア．精神看護 QUESTION BOX 3．中山書店，2008．
- 坂田三允編：精神看護と家族ケア．精神看護エスペール11．中山書店，2005．

# 05 面会後に症状が悪化する患者の家族への介入は？

**Q** 家族の面会があると，必ず患者の症状が不安定になってしまいます。面会中にどのような話をしているのか家族にたずねても教えてもらえない場合，患者の症状が不安定になる原因として何が考えられますか？　家族にどのように介入すればよいでしょうか？

**A** 患者には，いろいろなことが刺激となります。

### ■ 患者に与える刺激について

　患者は疾患の症状や病状により，いろいろなことが刺激となる場合がある。いわゆるストレスに対して脆弱な状態であると考えられる。家族との面会によって患者自身の「家に帰りたい」という気もちや，医療保護入院だったとしたら，もしかして「家族に入院させられた」などの感情がわき，その刺激が患者の情動の変化に影響を及ぼしている可能性もある。家族側の視点で見てみると，早くよくなって退院させたいという気もちや，入院中のようすについて知りたいために，細かく患者に声をかけてしまっている場合もある。その思いを患者は受け止められず，不調の原因になっているとしたら，本人の病状や状況を家族にも知ってもらう必要がある。

　また，医療者は「面会があると必ず調子を崩すから面会を控えてもらう。または制限してしまえばいいのではないか？」と検討する場合もあるとは思うが，安易な面会制限は行わないほうがよい。大切なのは面会の刺激を遮断するのではなく，よりよい面会ができるように環境を整えることである。

　患者との面会時のようすを家族が教えてくれない，または聞いても濁すような場合は，家族内で何らかの感情のやり取りがあることが考えられる。

　患者と家族の間に起こる感情の表出を調べるのにはCFI（Camberwell Family Interview：キャンバーウェル家族評価尺度）といった家族面接の手法を使用するとよい。これは，患者に対する批判や敵意，感情的巻き込まれ，温かみや肯定的な言動といった家族の感情表出（EE：Expressed Emotion）の程度を評価するものである。

　患者と家族の間で，敵意や批判が含まれた会話をしている場合や，過剰な心配や干渉がされている場合は，EEが高い状態であり，逆にそれらがない場合はEEが低い状態とされる。EEは疾患の再発率に関係し，EEが高い傾向の家族の場合は，患者の疾患の再発率が高いと統計上でも示されている。

■ 患者の現在の状態を情報提供する

　家族に面会時のようすをたずねても返答がないようなら，逆に「何か困っていることはないですか？　何かあれば看護師に何でも話してください」など，医療者側から声をかけてみることも効果的である。家族も患者にどのように接すればよいのか，どのように声をかけたらよいのかなどの迷いや不安をもっていることが少なからずあるからである。

　例えば，以下のような状況が起きることがある。面会時に，家族は患者に「入院したのに少しもよくなっていない」と状態を判断したとする。それが患者に伝わると，患者は家族に対して「何もわかっていない。辛さをわかってもらえない」などとストレスを感じ，調子を崩す原因になることがある。このような状況に陥ってしまった場合には，家族に対して患者の現在の病状・状況，それに関連する情報を提供する必要がある。患者の現在の病状を正しく知ることで患者に対する見方が変化し，かかわりかたに変化が生じるかもしれないからである。

　「家族の面会後に調子を崩す」「家族の対応が悪い」と非難せずに，患者を不調にする刺激はどこにあるのか，患者の病状にあわせてどのような面会方法がよいのかなど，家族とともに考えられる関係性を築いていくことが必要である。

■ 心理的なアプローチの重要性

　家族の視点で考えてみると，患者との問題を抱えているが相談できる相手がいない，また，誰に相談してよいのかわからないなどの不安や疑問を感じていることがあるだろう。こういった場合，家族教室や家族心理教育が効果的である。

　家族教室・家族心理教育は，精神障害者をもつ家族に対し，病気についての知識，症状への対処法などの情報を提供する場である。もし，院内で家族教室・家族心理教育を活用できない場合は，市や保健所で開催される情報をPSW（Psychiatric Social Worker：精神保健福祉士）に問いあわせてみてはどうだろう？看護師のみで対応しようとせずに，多職種でかかわっていくことが重要であるといえる。

#### 参考文献
- 仲地珖明，岩切真砂子他編：精神科リハビリテーションと家族への看護ケア．精神看護 QUESTION BOX 4．中山書店，2008．
- 仲地珖明，岩切真砂子他編：薬物療法・身体合併症の理解と看護ケア．精神看護 QUESTION BOX 3．中山書店，2008．
- 坂田三允編：精神看護と家族ケア．精神看護エスクペール11．中山書店，2005．

第4章 Q&A

# 06 患者への対応方法についての理解が不足している家族への指導法は？

**Q** 家族の疾患に対する理解が不十分で，リハビリのためだと言って叱咤激励したり，「いつまでも薬に頼っていてはダメだ」と患者に言っており，病状悪化の原因になっています。どのように指導すればよいでしょうか？

**A** 家族が示す対応の背景にある家族の思いをくみつつ，教育的な視点で支援を行っていきましょう。

## ■家族が抱える罪悪感と責任

　入院治療が進み，症状が安定してきた患者に対し「甘えていてはダメだ」「薬に頼っていてはダメだ」などと，叱責するような声かけを行い，患者の症状を揺さぶるような対応をとってしまう家族にときどき出会うことがある。

　家族は，患者が精神疾患を発症して入院したことによるショックや苦しい思いを抱いたり，患者の病状や言動の変化に一喜一憂する。また，家族によっては長期にわたる介護の負担を強いられることになり，さまざまな心身の負担を感じる。多くの家族が患者が入院したことを，自分のせいではないだろうかと罪悪感や責任を感じたり，自分が何とかしなければという強い思いを抱く。このような家族が抱く気もちは，他の病気を発症した家族でも抱くことだが，特に精神疾患では過剰に責任を感じることが多い。家族が抱える過剰な責任感は，患者に少しでも入院前と同じ状態に戻ってほしいという思いとともに，自立した生活を送ることができるようにと，患者に対するかかわりの中に現れることになる。そして，患者の疾患に対して正しい知識をもっていなければ，患者に対して不適切な対応をとってしまうことにもなりかねず，容易に患者の病状の悪化を招いてしまうことにもなる。患者に対して，家族としての責任を果たそうとする思いが「患者に対して理解のない対応をとる家族」というようにならないように，看護師は家族が疾患や患者に対する知識が得られるよう，教育的なかかわりをもつことが必要となる。

## ■家族に対する教育的な支援

　家族の多くは，退院後の生活や患者の将来に対する不安を感じており，患者が少しでも自立した生活が送れるようになることを願っている。精神疾患患者の場合，対象者の自己管理能力の問題等から家族の責任が問われることが多い一方で，家族を継続して支える支援の手は薄く，「親が何とかしなければ」と，さらに家族を追い込み，過剰に患者を叱咤激励してしまうような状況をつくり出してしまっているのである。そのような家族のかかわりは決して治療上効果的である

とはいえず，病気から回復させようと必死になる家族の思いが患者の病状の悪化を招くという悪循環を生み出してしまう結果になる。家族が病気や薬についての知識を得ることで，患者の状態や病気についての見通しが理解できれば，家族の批判的な気もちも抑えられ，このような悪循環を阻止することができるのである。

　入院中から家族に対しても，疾患や治療に関して教育的な支援ができれば，必要以上に家族が心配をしたり，不安にかられたりすることが少なくなる。家族教室や家族相談など，それぞれの病院で家族を対象にした教育プログラムの取り組みが行われているのであれば有効に活用し，疾患や治療に関する情報提供や患者とのかかわり方などについて学ぶ機会を設けることも効果的である。疾患や治療に対する理解を深め，疾患に関連したさまざまな問題に対処する方法を学ぶことで，家族が抱える負担も軽減することが期待できる。また，患者の状態や病気についての見通しが理解できることで余裕と気づきが生まれ，今後どうすればよいか考えることも可能となり，患者に対しても理解のあるかかわりができるようになる。

第4章 Q&A

## 07 患者とのかかわりを回避する家族への対応は？

**Q** 入院後に，「患者の声を聞くと具合が悪くなるから，患者の面倒はもう見たくない」，「電話もかけさせないでほしい」などと言っている家族に対して，どのようにかかわればよいでしょうか？

**A** まずは家族の心情を受け止め，ねぎらいの言葉をかけましょう。家族の苦労を理解したうえで，今後予想される患者の経過を説明することが重要です。

### ■家族の障害受容のプロセスをアセスメントすることが必要

　患者の激しい精神症状や病的体験に左右された行動を目のあたりにして，家族はその事実を受け入れられないことが多く，衝撃・否認・怒りといった情動的反応を呈するといわれている。家族も患者と同様に「障害受容のプロセス」を経験するのである。そのプロセスを経験し，家族も患者の疾患を理解することで，入院時の激しい症状や病的体験に左右された行動が疾患の症状によるものであったと認識できていく。

　看護師は，家族の「もう面倒は見たくない。連絡もさせないでくれ」といった発言に対し，「あの家族はひどい。家族なんだから面倒を見るのは当然だ」などと過剰に反応してしまうことがある。看護師は，患者が入院してくる過程において，どんなエピソードがあって，患者と家族がどのようにかかわりあい，生活をともにしてきたかを知ることが重要である。私たち看護師は，患者の疾患に対する認識や捉え方に関しては事細かく情報を取るが，家族に対しても，患者の疾患を家族がどのように受け止めているかを知る必要がある。そのうえで家族の「障害受容のプロセス」をアセスメントし，段階に応じたかかわり方・支援の方法を検討していかなければならない。

### ■段階に応じた情報を提供していく

　入院時であれば当然，衝撃や否認の段階なので，家族の苦労をねぎらい，「大変でしたね」「患者さんもこのような状態で大変だったんでしょうが，ご家族も本当にお疲れ様です」などの声かけを行う必要がある。入院前の患者の対応に疲弊している家族も多く，「もう面倒は見たくない，連絡もさせないでくれ」というのは，一種の心理的な反応であるとも捉えることができる。そのため，これが敵意となり看護師に向けられる可能性もある。

　障害受容のプロセスの段階に応じ，家族が何を必要としているのか，何に対して不安を抱いているのかを共感的に接して情報収集し，その段階において家族がどのような支援を必要としてい

るのかを検討し提供することが必要である。

### ■ 看護師は患者の家族との良好な援助関係の構築に努める

　良好な援助関係を構築するには，「障害受容のプロセス」を検討したうえで，医療者が行う患者へのケアについて，家族にも知ってもらう必要がある．具体的には，現在行っている治療や，内服している薬物療法の効果について説明し，精神症状や病的体験に対してどのように作用しているのかをわかりやすく説明していく．

　患者の現在の状態を説明したうえで，予想される今後の経過を家族に説明するのも重要であり，家族が患者に対する不安を軽減していくために，家族が病院にきた際に現在までの経過を説明したり，医師との面談の場をつくることも効果的である．

　また，家族会への参加を促し，同じ経験をもった家族の話を聞いてもらうことも必要である．家族間での体験を共有することで，同じ苦労をもった仲間がいるといった意識をもってもらうことも重要である．

#### 参考文献
- 仲地珖明，岩切真砂子他編：精神科リハビリテーションと家族への看護ケア．精神看護 QUESTION BOX 4．中山書店，2008．
- 仲地珖明，岩切真砂子他編：薬物療法・身体合併症の理解と看護ケア．精神看護 QUESTION BOX 3．中山書店，2008．
- 坂田三允編：精神看護と家族ケア．精神看護エクスペール11．中山書店，2005．

第 4 章
Q & A

# 08 患者の疾患に対する理解や治療への同意が得られない家族への対応は？

**Q** 家族が認知症や精神疾患に罹患しており，患者の疾患の理解や治療の同意が得られない場合，どのようにすればよいでしょうか？

**A** 患者の意思を尊重した治療が行われることが重要です。親以外の家族へ治療上の協力を働きかけていくことも必要となります。

## ■精神科治療における家族の役割

　精神科病院では一般病院に比べ，家族の存在が大きく取り扱われる傾向がある。それは，精神疾患を発症したことにより病気の症状から患者自身が非常に混乱していたり，病識の乏しさから治療を受けることに拒否的であるなど，さまざまな理由があるからである。そのため，疾患に関する説明も患者よりも家族に対して優先的に行われ，家族の同意により治療が展開されていくケースが少なくない。また，患者に関連するほとんどの情報を家族から聴取し，家族から得られた情報をもとに診断の見立てが行われ看護を展開していくうえでの基礎資料とされることからも，家族は非常に重要な立場にあるといえる。

　その背景には，精神保健福祉法に定められている保護者制度によって，精神障害者の家族は法的に家族としての義務が定められており，その結果として家族には過重な役割がもたせられていたという時代があったのである。このように，精神科では本人よりも明らかに家族が優先された文化をもち続けてきたのである。

## ■家族に課せられる負担

　平成26年度までは精神保健福祉法によって定められていた保護者制度では，任意入院を含めてどの入院形態でも共通して，家族には患者の財産の管理や医師の指示に従って協力して治療を受けさせることなどの役割が課せられていた。しかし，この保護者制度が家族の高齢化などに伴い，負担が大きくなっているなどの理由から，精神保健福祉法の改正（平成25年）により廃止され保護者に関する規定が削除されたのである。

　しかし，今でもなお精神疾患患者の入院治療では，家族に対して治療に対する同意や患者に治療を受けさせるために協力するという過重な役割が存在している。そこには，自己決定能力を欠いている，自立できる可能性が低いなどという，医療者側の患者に対する偏見が存在しているということも否定できない。

### ■家族の抱える問題にも配慮して

　精神疾患患者をもつ家族のなかには，主となって患者を支えている家族が知的もしくは精神的な問題を抱えていたり，患者が慢性の経過をたどるなかで，家族形態や家族機能が変化する。また患者を支える家族が高齢となり認知症など加齢に伴う認知や記憶に関係した機能が障害されてしまうなど，それぞれの家族自身が抱える問題によって患者を支えていきたいという気もちをもっていながらも，それを実行することが難しい家族も存在する。

　看護師は，そのような家族が抱えている問題にも目を向け，気もちをくみながら，家族がもっている能力や機能をアセスメントし，その家族にあった方法で家族が患者に対してできることや，協働が必要なことを判断し，支援を行っていく姿勢が求められる。また，保護者制度によって親ばかりに課されていたさまざまな治療上の協力を，親以外の他の家族にも役割を委譲していけるような働きかけが必要である。何よりも，患者本人の意思を一番に尊重した治療や看護を提供していくことが望まれる。

# 09 長時間の面会を続ける家族への対応は？

**Q** 患者が寂しがるからといって，毎日面会にきて患者と長時間過ごす家族の疲労が心配です。どのように声かけすればよいでしょうか？　また，面会にこられないときは電話で病状を聞かれることもありますが，どのように対応すればよいでしょうか？

**A** 家族の思いに共感しつつ，理解を促す教育的なかかわりも必要です。

## ■ 長時間の面会が与える負担を家族に説明

毎日の長時間の面会は，患者と家族双方の心身の負担を考えると心配であることを率直に伝えるべきである。しかし，家族は心配で面会にきていることが多く，面会は患者にとってよいことだと思っている面もある。その気もちに配慮しながらも，毎日の長時間の面会が患者と家族にとってデメリットもあり，また治療上もよい効果は得られないことをていねいに説明し，面会の曜日や面会時間を決めるなどの枠組みを整備することが必要である。その際はチームでの十分な検討，主治医への報告・相談を行い主治医の指示が必要となる。ただ制限するのではなく，患者の状態が落ち着いてくると，長時間の面会や外出，外泊もできるようになるなど，大まかな見通しを伝えるだけでも家族にとって安心となり，退院後を見据えた家族との関係調整にもつながると考えられる。

## ■ 家族の行動の背景にある「思い」に目を向ける

家族が疲労していないかどうかの確認は，家族に直接確認することも重要である。これにより，「看護師は家族のことも心配している」というサインを送ることができる。しかし，特に子どもが入院している親であった場合，「自分の育て方が悪かったから，入院せざるを得なくなった」といった感情に悩まされ，自身の疲労感よりも患者との時間の共有を選択するケースがある。家族のこういった行動の背景にある「思い」に目を向け，家族の思いを確認していくことも必要となる場合がある。また，その行為が患者の自立の妨げになり患者の疲弊を招いているようであれば，そのことを説明し，理解を求めることも必要である。その場合，精神疾患患者とかかわる際の，高い感情表出(高EE)家族と低EE家族について，家族に心理教育を行うことも有効な手段である。

EEとは，家族が患者本人に接する際の感情表現の仕方のことで，EEが高い家族は情緒的に巻

き込まれ，敵意，批判的コメントが多く表出されるのが特徴である。患者の状態に一喜一憂し，そんなことをしたらダメ，こうだからダメと口うるさく注意したり叱ったりする。そのため患者は慢性的なストレスとなり，症状悪化や再燃の原因となる。患者にとって不利益をもたらす家族にならないためにも，家族もEEの特徴を理解したほうがよい。そこで，家族教育を試みるのもよい方法である。

家族が患者に無関心もよくないが，過干渉もよくないことを看護師は理解しておくべきである。

## 電話での対応について

電話で病状を聞かれた場合は，電話では相手の顔が見えず，家族なのか確認できないため安易に話すべきではない。主治医への面談を希望する場合は，主治医と話せる場のセッティングを行う必要がある。

しかも，家族は心配して電話をかけているので，ルールだからと一方的に断るのではなく，家族の気もちにも配慮しながら，できないことを伝えるほうがよい。対応によっては家族との関係が悪化することも考えられるため，慎重な対応が必要である。看護師として生活面やセルフケアの状況を伝えることで，家族は安心する場合もあるだろう。

家族かどうかの確認には，カルテに控えている電話番号に看護師から折り返し電話をかけるという対応がある。

# 10 身体拘束中の患者に家族が面会に来たときの対応は？

**Q** 身体拘束の患者に家族が面会を希望した場合，どう対処すればよいでしょうか？家族がショックを受けるといけないので，面会させないほうがいいですか？

**A** 身体拘束が行われることによって生じる家族の不安に配慮しながら，面会について多職種で検討し対処していきましょう。

## 隔離や身体拘束による行動制限

　患者の混乱が強い場合や自傷・他害などの危険な行為が切迫している場合は，やむを得ず患者の安全を確保することを目的として隔離や身体拘束による行動制限が行われる。なかでも身体拘束は，自傷行為や自殺企図が著しく切迫している場合や多動または不穏が著明である場合，それ以外の精神症状のために，そのまま放置すれば患者の生命にまで危険が及ぶ恐れがある場合で，身体拘束以外に代替方法がない場合に行われる。身体拘束が行われている患者の家族が面会を希望してきた場合，それぞれの患者の状態や身体拘束が行われている理由によって対応は異なってくるがここでは標準的な対応方法を説明する。

## 家族が面会を希望した場合の対応

　身体拘束が行われている患者の家族が患者への面会を希望してきた場合，面会を許可するか否かは主治医を中心とした多職種で，面会を許可することによって生じるメリットやデメリットについてよく話しあう必要がある。その際には，面会による外的な刺激が患者の病状に直接的な影響を及ぼす可能性があることや，精神症状によって生命の危機に直結しそうな行動が切迫している状況を回避するために身体拘束が行われているということを忘れてはならない。

　また，家族の多くは精神科で行われている治療内容について知識が乏しく，「暴れたから縛られた」「手に負えないから縛られた」などの誤解が生じてしまうことが往々にしてある。そのため，身体拘束中の患者に面会を希望した家族には，看護師を含めた医療者は，治療上患者の興奮が激しいときには，患者の安全を確保するために身体の動きを制限することは必要な手段であること，また，決して懲罰的な意味あいで実施するものではないということを説明する必要がある。また，このような行動制限が行われる場合には，精神保健指定医の診察を受け，医師の指示によって実施されていること，どのような状態になれば解除されるのかということも可能な限り具体的に説明し，患者の状態に応じて隔離や身体拘束は必ず解除されることを保障していくなど，家族が抱

く疑問を一つひとつ解消していけるよう支援し，見通しがもてないことから生じる家族の不安を軽減できるよう，ていねいな対応を心がける必要がある。

　さらに家族は，「患者が隔離や身体拘束をされるほど状態が悪いのか」「不自由な思いを強いられてるのではないか」などと心を痛め，患者の状態を冷静に受け止めることが困難となることもあるため，この時期の治療を遅れることなくしっかりと行っていくことが，その後の回復への重要な鍵となるということも併せて説明し，身体拘束によって患者に対して家族が抱くさまざまな気もちを考えながら，患者の状態や良好な変化を懇切ていねいに伝え，家族と一緒に患者の回復を待つという姿勢が看護師には求められる。

10 身体拘束中の患者に家族が面会に来たときの対応は？

# 11 インシデント・アクシデント発生時の家族への報告はどうする？

**Q** 患者同士のトラブルが起きた場合（暴力など），家族にどのように報告すればよいですか？

**A** 事実を伝えることが重要です。訴訟になる多くの理由は「事実を知りたいから」と言われています。

　精神科の臨床における暴力行為は「激しい精神症状」によって引き起こされることが多く，医療者が予想もしない事態に発展することがある。

　そのため，暴力行為によるインシデント・アクシデントが発生した場合は，家族に事実を伝えることが何よりも重要になってくる。また，発生した事実を看護記録に残し，記録の開示を希望されたときに対応できるようにしておくことも重要である。

　事故発生後の対応として，医療者は「なぜ暴力行為が発生したのか」「どのような背景があったのか」「どのように対応する必要があったのか」など，事故事象に関する詳細分析を行い，改善策を明確にしたうえで，家族に病院としての今後の方針を明確に提示することが必要である。

　また，医療安全管理は「組織」として取り組むことが求められる。そのため，自施設で暴力対策マニュアルや家族への対応方法を整備し，スタッフに周知しておくことも重要である。

## ■入院時に事故（インシデント・アクシデント）の可能性があることを提示しておく

　家族にとって病院は「安全な場所」という意識が強いといわれているが，実際には大きな事故にまで至らずとも，小さなミス（ヒヤリハット）などが発生していることも事実である。そのため，入院時には「精神症状によって引き起こされる可能性のある事故」について，入院時に行うべき説明を文書などで家族に提示し，理解を求めることが重要になってくる。

## ■暴力対策について

　精神科における暴力行為（ここでは，身体的暴力を指す）は，精神疾患による症状によって引き起こされることが多く，医療者の予想もしない事態となることが多い。

　たしかに，暴力発生を予測することは困難であり，未然に食い止めることは難しい。では，どのような暴力対策があるのだろうか。

　精神科医療では精神保健福祉法の遵守が求められる。そのため，臨床現場ではどうしても書類の管理や整理する業務が多い。さらに，電子カルテに移行している施設も増えており，電子化が

進めば効率的に業務が遂行できる部分も多々あるが，入力業務が増えていくというデメリットもある．そのため，今まで患者と話したり，触れあったりしていた時間が少なくなっているように感じる．

筆者の経験上，暴力発生のときには医療者がいない場合が多い．

多忙な看護業務を抱えながら，ゆっくりと患者の情報収集をすることは難しい現状もあるが，「現在の妄想の対象は誰なのか？」「表情や顔つきは？」「誰とコミュニケーションを取っているのか？」「誰と問題をかかえているのか？」という患者の「今」に関する情報収集を行う業務時間をつくることが，暴力行為の未然防止策の1つなのだと思う．

## ■双方の橋渡し的な役割が大切

病院には「安全配慮義務」が求められている．しかし，精神症状の悪化によって暴力行為等が起こった場合，まず，「双方（かかわっている者）の患者，家族に事実説明を行うこと」が必要である．

そのうえで，家族に対応してもらいたい内容を明確に提示していくことが重要になる．家族によっては，医療者側に責任を求めてくることもあり，その際には，医療者として「最大限の対応」を行っていることを誠実に説明し，納得してもらうよう努めることが求められる．場合によっては，病院責任者などに同席してもらい，組織として対応していると提示することも必要である．

また，家族によっては，相手側を一方的に攻撃する場合もある．その際には，家族の思いをくみ取ったうえで，対応してもらいたい内容を説明していくことが必要である．

### 参考文献
- 仲地瑛明，岩切真砂子他編：精神科リハビリテーションと家族への看護ケア．精神看護 QUESTION BOX 4．中山書店，2008．
- 仲地瑛明，岩切真砂子他編：薬物療法・身体合併症の理解と看護ケア．精神看護 QUESTION BOX 3．中山書店，2008．
- 坂田三允編：精神看護と家族ケア．精神看護エスクペール 11 中山書店，2005．
- 鈴木啓子，吉浜文洋：暴力事故防止ケア，患者・看護者の安全を守るために．精神看護出版，2005．

# 12 制度の活用に同意しない家族へはどうかかわる？

第4章 Q&A

**Q** 自立支援医療や精神保健福祉手帳などの制度の活用について、家族が拒否する場合は、どのように説明すればよいでしょうか？

**A** 自己決定を支えるため、傾聴と十分な説明が重要です。

## ■ 制度の活用のメリットを伝える

　制度の活用に関しては、医療者側がその制度を利用することで患者や家族にメリットがあると考えるから利用を勧めているので、制度を利用することで生じるメリットについてわかりやすく説明することが必要である。精神疾患の場合、患者、家族ともに疾患に対する偏見（セルフスティグマ）をもっている場合があり、「制度が便利だとはわかっているけど、制度を利用することで自分（家族）が障害者だと認めたことになる」といった発言を聞くこともある。そういった患者や家族に配慮しながら、説明を行う必要がある。

　看護師が十分な説明ができるのであればよいが、十分な理解がないまま情報を提供すると、家族はかえって混乱してしまう。その場合は詳細な制度や利用に関する説明ができる精神保健福祉士などの専門職から説明してもらうとよい。そのための調整やセッティングも大切な援助だといえる。

## ■ 家族が同意し自己決定してもらうために

　ここで注意したいのは、説得しようとすればするほどうまくいかないことがある、ということである。同意し自己決定してもらうため、メリットを正しく伝えて活用を促し、何に同意していないのかを明らかにすることが重要であり、インフォームド・コンセントの視点が大切である。例えば、初めての入院の場合、説明されることすべてが初めてのことであり、内容の理解より先に不安が強くなり、説明も入っていかないこともよくある。まず、家族の話を聞き不安解消に努めることが重要になってくる。

　さらに、この質問の「同意しない」は、制度理解とは別に医療者に対しての不満などの表れの場合も考えられる。そうであれば、いくら制度を理解しても同意できないのではないだろうか。であれば家族が何に同意していないかを時間をかけてていねいに聞く必要があるだろう。もちろんできることとできないことはある。家族の感情的な言動に左右されずに論点はぶれないほうがよい。家族から話を聞いていくなかで本当の問題が見えてくることもある。

### 家族が制度の利用を希望しないとき

　患者や家族が制度の利用を希望しない場合は，その選択を尊重しながら，実際に考えられる不利益を具体的に提示し，そのうえでどうしたらよいかを話しあっていく。十分な話しあいがなされたにもかかわらず，制度を利用しない場合は，患者と家族に生じる不利益が最小限ですむような新たな手段を検討していく姿勢が重要である。

　家族はさまざまな価値観や価値判断をもっている。そこにプロとして専門的な知識や情報，今後の見通しを伝え，患者と家族にとって有益な検討ができるような判断材料を示す必要がある。

　看護師は患者や家族にとって，何が最善かを一緒に考え支えていくことが重要であることを意識してかかわっていく必要がある。

# 13 「患者には内緒で」と家族から相談をもちかけられたときの対応は？

**Q** 患者に内緒で主治医や看護師に聞いてほしいと何度も相談してくる家族がいます。患者がいるところで話を聞いたほうがよいでしょうか？

**A** 患者に知られたくないことは「何か」をアセスメントする必要があると思います。

　このようなケースの場合は，患者に知られたくない「何か」があるはずで，患者が同席するべきであるとは一概にいえない。「何か」が患者に不利益を及ぼすような場合は，その後の患者と家族の関係性に大きく影響すると考えられるため，まずは，なぜ内緒にしてもらいたいのかを確認する必要がある。

　家族より，「本人には知られずに話しあいの場をつくってほしい」と希望が出されることがある。このような場合，家族間でどのようなことが起こっているのだろうか？家族が医療者に患者の病状を心配しているケース，また，患者がいると家族が医療者に聞きたいことを聞けないケース，患者に恐怖を感じていることを医療者に伝えたいケースなど，さまざまなことが考えられる。そこで，安心して話ができるような環境をつくり，患者に知られたくない「何か」を明確にする必要性がある。

## ■「何か」を明確にするために

　「何か」を明確にするために，まずは家族に確認しなければいけない。しかし，「なぜ，本人が一緒だと駄目なんですか？」とは聞きづらい感じもする。場合によってはかかわりの多い担当看護師，または関係性のよいスタッフなどで対応することも必要になってくる。

　家族に安心感を提供したうえで，「本人に知られたくない『何か』は何なのか？」をじっくり引き出していく必要がある。ていねいに共感的に接することで，家族は思いを話しやすくなる。

## ■家族の話を聞いた後，本人に同席してもらう

　家族と医療者との話しあいの後に患者に同席してもらうこともある。そのときに注意したいのが，必ず医師などから「ご家族とは〜という話をさせてもらいました」と患者に説明してもらうことである。医療者と家族でどのようなことを話したのかがわからない患者は不安が増強し，その後の関係性にも大きく影響することがある。また，患者には伝えにくいから医療者から伝えてほしいという要望に対しては，家族が患者に伝えるための伝え方を検討し，その方法を練習することも効果的である。

### ■家族教室，家族心理教室を活用する

　家族教室とは標準的なプログラムがあり，患者の家族が精神疾患の正しい知識を学び，対応ができるように学ぶ場である。また，家族同士がコミュニケーションを取り，悩みを打ち明けていくことができる場でもあり，家族の安らぎの場としての役割をもつと考えられる。

　現在，家族への支援として家族教室・家族心理教室など多様な場がある。そこには同じ悩みをもった家族が参加していることが多い。実際の声を当事者から聞くことは家族にとっても学びが多い場になる。その場で悩みを打ち明けたり，困りごとを話すこと，他の家族からのアドバイスを受けることが，家族が患者と向きあえるきっかけづくりにもつながると思う。そのため，このような場があることを伝えることも支援のひとつである。

#### 参考文献
- 仲地珖明，岩切真砂子他編：精神科リハビリテーションと家族への看護ケア．精神看護 QUESTION BOX 4．中山書店，2008．
- 仲地珖明，岩切真砂子他編：薬物療法・身体合併症の理解と看護ケア．精神看護 QUESTION BOX 3．中山書店，2008．
- 坂田三允編：精神看護と家族ケア．精神看護エスクペール11．中山書店，2005．

# 14 患者の要望を，看護師から断ってほしいと家族に頼まれたら？

**Q** 面会時に，「患者の希望通りに退院できるようにする」「患者がほしいものを買ってくる」など，患者が喜ぶようなことを言って，後で看護師に「訂正しておいてほしい」と言ってくる家族には，どのように対応すればよいでしょうか？

**A** 家族の行動の背景にある思いを理解し，家族が患者に向きあい適切な対応ができるよう支援していきましょう。

　患者と家族の面会や電話でのやり取りのなかで，患者から出されるさまざまな要望に対して家族が二つ返事で承諾してしまい，後になって対応に困り看護師に助けを求めてきたり，訂正しておいてほしいと依頼されることがある。また，そのような患者に対する不適切な対応をとる家族によくみられるのが，目に見える形のものを利用して患者を喜ばせようとする姿であるという点が共通しているように感じられるのである。

### ■ 患者と家族，それぞれの思いにある背景を探る

　患者が入院してくるまでの経過はケースによって異なるが，患者が入院の必要性について適正な判断ができず入院の同意が得られなかった場合には，医療保護入院となる。その場合，患者は「家族に無理やり入院させられた」「家族のせいで自分は病気になった」などと思い込み，家族に対して不信感や敵意を抱いてしまうことがある。

　精神保健福祉法の改正（平成25年）により現在の入院制度では医療保護入院の保護者制度が廃止され，新たに家族等同意の創設がなされた。その背景には，これまでの保護者の義務が家族にとっては重い負担となっていたことがあげられ，入院治療の必要性を理解できない患者の入院に同意することで，患者から恨まれるなど，家族がつらい状況に立たされ精神的な負担を強いられていたという事実がある。このように以前の保護者制度があった時には医療保護入院に際して家族に責任が課され，容易に患者との関係性を悪化させてしまうような状況がつくり出されていたのである。

　一方，家族のほうも「精神科病院に入院させてしまった」「自分たちのせいで病気になってしまったのではないか」などと，罪悪感や自責の念に駆られてしまうことが多く見受けられる。さらに患者と家族との関係が悪くなってしまった状態で入院となった場合には，患者との関係を修復させようと「患者のために自分たちにできることはないか」「自分たちが何とかしなければ」と家族も自分たちにできる精一杯の支援を行おうとする傾向にある。そのため「患者が希望しているこ

とは何か」「患者がいま必要としているものは何か」などと，患者が望むことに常にアンテナを張りめぐらせ，患者が望むことに対しては決して「ノー」とは言わず，患者が希望することであれば，たいていのことなら何でも承諾してしまうのである。

このように，家族が二つ返事で患者が喜ぶようなことを言ってしまうのには，患者と家族との関係性や家族が抱える罪悪感や自責感，不安感などが影響しているということを理解する必要がある。また，家族がなぜそのような対応をとらなければならなかったのか，入院に至るまでの患者と家族の関係性はどうだったのか？家庭内の力関係はどのようなものだったのか？など，家族が患者に対して抱く思いなども含め，家族がとっている不適切な対応の背景にあるものの意味を理解しようという姿勢が重要である。

### ▌患者と家族の関係修復を図るための支援

看護師は入院治療を展開していくなかで，家族が患者にきちんと向きあって適切に対応することができるように支援する。家族が抱える不安や罪悪感などを受け止めつつ，ときには励まし，目に見える形のものでのやり取りではなく患者と家族が情緒的な交流がもてることが望ましいことを伝えながら，家族が患者との関係を見つめなおし，悪化してしまった関係の修復を図ることができるよう援助していくことが求められる。

# 15 患者にとって都合のいい話しか しない家族への対応は？

**Q** 患者には都合のいいように話し，その後看護師に「訂正をしておいてほしい」と，すべてを任せる家族に困っています。

**A** 「なぜ，訂正を依頼するのか」を明確にする必要があります。その「なぜ」に家族と患者との関係性が関連しているのではないかと考えられるからです。面会時のようすなど，患者が家族とどのように接しているかをアセスメントする視点が大切です。

### ■なぜを明確にする必要性

　都合のよい話の内容にもよるとは思うが，まずは，「看護師に，なぜ訂正を依頼するのか？」を明確にする必要がある。まず，入院中の家族と患者との関係性と，患者と家族の生育歴についてアセスメントする必要がある。家族内には，家族背景や生育歴などさまざまなことがある。現在の家族の患者へのかかわりのみに視点を置くと，「患者の都合のいいように話す」となってしまうが，なぜそのようなかかわりをもつのかについて，全体的にみる視点が必要になるだろう。その部分にのみ焦点をあてるとそれが問題点にみえてしまい，そうなると，「Aさんの家族がまた発言を訂正してほしいって希望してきたの。迷惑ですよね」と家族に批判的な見方になってしまう。

### ■家族内の関係性をアセスメントする

　看護師は，家族が「患者に都合のいいように話をする」ということは，そこには患者には言えない何かが存在するのではないかと思うだろう。おそらく患者の病状を思うあまり過保護になっていることや，以前に患者に都合の悪いことを話して険悪になったなどのさまざまな要因が考えられる。よって，これらの背景をアセスメントしながらかかわっていく必要があるのだろう。そうすることで「なぜ看護師に訂正を依頼するのか？」が明確になり，介入の糸口になると思う。

### ■患者に対し，話をする練習を行う

　家族が何らかの訂正を依頼する場合，患者にとって都合のいいことは，患者のためにはよくないと思っているということではないだろうか。家族がそのように認識しているのであれば介入の必要性があるだろう。そのためには，まず家族が患者に話しやすい環境をつくる必要性がある。患者にどんなことを話すのかを明確にしたうえで，練習してもいい。私がこのような家族の対応

をしたときには，まず「こういう風に伝えてみてはどうですか？」と提案をしたうえで，言い方や伝え方のポイントを説明している。家族が患者の前になると言いたいことが言えなかったり，患者の言いなりになってしまう場合は，患者と安心して話ができる環境を調整する必要があると思う。

## 家族をアセスメントする際に注意したいこと

筆者自身の経験からも，どうしてもquestionのような家族の家族関係をアセスメントをする際に「ややこしい家族，難しい家族」と先入観を抱いてしまうことがある。しかし，先述したように，そこには「なぜ」が存在することを忘れてはならない。その際に注意したいことがある。まずは先入観をもたずに多角的なアセスメントが必要ということである。それは生活歴であったり，社会的・経済的な面も含まれるだろう。これらを怠るとどうしてもものの見方に偏りが生じ，全体を捉えることができない。そのため，病棟内でカンファレンスを開いたり，いろいろな意見・見方をすることがアセスメントを深めることにつながると考える。

### 参考文献

- 仲地珖明，岩切真砂子他編：精神科リハビリテーションと家族への看護ケア．精神看護 QUESTION BOX 4．中山書店，2008．
- 仲地珖明，岩切真砂子他編：薬物療法・身体合併症の理解と看護ケア．精神看護 QUESTION BOX 3．中山書店，2008．
- 坂田三允編：精神看護と家族ケア．精神看護エスクペール11．中山書店，2005．

第4章
Q&A

# 16 退院に消極的な家族への対応は？

**Q** 「入院前と同じくらいにならないと家に引き取ることはできない」と，完全な回復を強く望む家族にどのように働きかければよいでしょうか？

**A** 家族の障害受容の程度を考慮し，入院治療に対する希望や期待を確認しながら退院支援を行っていきましょう。

患者の病状が回復期に入り退院の見通しが立ってくると，退院後の受け皿となる家族から「このままの状態では自宅に退院させることは難しい」「病気になる前の状態に戻っていない」などと，治療に対する高い効果を期待し，患者が自宅へ退院することに抵抗を示すことが精神疾患ではしばしばみられる。そのような家族を私たちは，「疾患や患者に対して理解が得られない困った家族」として対応しがちになってしまう。しかし，なぜ理解を得ることが難しいのか，家族は患者の疾患に対してどの程度の知識をもっているのかという視点で家族を見たときに，家族の障害受容の程度を知ることができ，支援の糸口となるのである。

### 家族の障害受容の段階を考慮した対応を考える

初回発症のケースでは，家族に対して病名告知をして入院治療を進めても，なかには「入院してゆっくり休み，薬を飲んでいれば病気が治る」「病気が治れば以前と同じように生活することができるようになる」などと，誤った捉え方をしてしまう家族も存在する。入院治療が進められていくなかで，確定診断がつけられ家族にも病名の告知が行われるが，普段の生活では精神科の病名を耳にすることなどほとんどなく，もちろんそのような疾患に対する知識ももちあわせていない。

現代では，インターネットなどを媒介にして疾患や治療に関して簡単に知識を得ることができるようになったことから，そのような媒体を利用して知識を得ようとする家族も多くなった。そのような疾患や治療に対する知識を得る経過のなかで，家族は患者の病気の重大さを知ることに直面することになり，障害受容にも大きな影響を与えることとなる。病名の告知を受け疾患に対する知識をもっていながらも，患者の障害を受け入れることができず葛藤を抱えている家族も存在するということを理解し，家族が患者の障害をどの程度受容できているかアセスメントをしたうえで，受容の段階を考慮しながら個別的な対応を行っていく必要がある。

### 退院支援は入院時から始まっている

患者の病状が安定し回復期に入った時期に退院支援が開始されると認識している看護師も少な

くないのではないだろうか。退院支援は患者が入院してきた時点から開始されているということを意識しておくことも，看護師の心構えとして大切なことである。家族が入院治療または看護に対して，または患者の回復の状態に対して，どのような希望や期待を抱いているのかなどの情報を聞くことが，家族が患者の状態をどの程度把握し受け入れることができているのかを知る手がかりとなる。さらに，短期的な現在の希望や期待に加え，入院中や退院直後，さらには退院後の生活も視野に入れた長期的な希望や期待を確認することで，家族が長期的な見通しをもって患者に関することに対処していく力を身につける手助けにもなるのである。また，家族から治療やケアに際して，してほしいことや気をつけてほしいことを確認するなど，ちょっとした配慮を行うことで，その後の看護において家族の協力を引き出しやすくなるのである。

### 家族教育の必要性と支援のあり方

　看護師は，家族が抱える葛藤や不安を理解し受け止め患者への理解を深めるために，必要に応じて病気や薬に関する家族教育を行い，家族が患者の病気に対し正しい知識を得られるよう支援していく必要がある。そのような患者への理解を深めるための働きかけが，家族が患者の障害を受容する第一歩となり，患者の病状と折りあいをつけながら，自宅への受け入れを現実的に検討していくことができるようになるのである。

# 第4章 Q&A

## 17 臨床経験が浅い看護師が家族ケアを行うときのポイントは？

**Q** 精神科での臨床経験がまだ少ないため，家族からいろいろな情報を聞き出したり，不安を受け止める自信がもてません。どのようにすればよいでしょうか？

**A** 看護師だからこそできることをみつけたり，家族の物語に耳を傾けるなど家族との関係をつくっていくことからはじめてみましょう。

### ■患者や家族に看護師の不安が伝わらないように

　臨床経験が浅く家族への対応に慣れていないときに，家族から必要な情報を聞き出したり，家族が抱えている不安や葛藤などのさまざまな思いを受け止めることに自信がもてず，思うように家族支援を行うことができないと感じることは，誰もが一度は経験することではないだろうか。入院時に行う情報収集では，患者に関連する客観的情報のほとんどが家族から聴取される。しかし，家族との関係構築ができていない段階で情報収集を行わなければならない。また，患者を入院させてしまったという思いから生じる家族の自責感や罪悪感，または入院に至るまで家族が強いられてきた困難や苦悩などが情緒的な反応として現れている家族から話を聞き出すこともある。このような場合，「こんな質問をしたら家族はどう思うだろうか？」「家族にこんなことを聞いてもよいのだろうか？」などと，さらに家族から情報収集を行うことをためらってしまう。しかし，患者や家族にとっては，どの看護師も同じように入院から退院まで治療や日常生活上の世話をするものとして存在している。看護師という専門職として患者や家族の支援を行う以上，「経験が少ないから自信がもてない」というような，看護師が抱く自信のなさや不安が家族にまで伝わってしまうことは避けたいところである。

### ■家族の思いを受け止めて，信頼関係を築く

　患者が精神疾患を発症して入院が必要になるような状態になったとき，家族は混乱し困惑するものである。だからこそ患者の状態の変化に気がつかないことが多く，変化のみえない状況に対し不安を抱くことが多くある。そのようなときには，どんな些細なことでもよいので，患者の回復に向けた変化を伝えていくことが家族の不安の軽減につながる。このような家族へのかかわりは，常に患者の一番近くで，患者の状態をつぶさに観察している看護師だからこそできることなのである。

　また，入院に至るまでの家族が抱えてきた苦労や困難さなどを，思う存分話してもらうことも

家族支援では重要なことである。それぞれの家族の語りに耳を傾け受け止めるというかかわりが，家族との信頼関係を構築する第一歩となる。そのような姿勢を示し続けることで，家族は「この看護師なら，信頼して話ができる」という感覚をもつ。さらには，このような家族の語りのなかにも，たくさんの情報が含まれているということを忘れてはならない。意図的に目的をもって情報収集を行うより，さらに多くの家族や患者に関する情報を得ることができる。

　そして，家族支援を行ううえでの基本的姿勢として，家族に対して「何かをしてあげる」という視点でかかわるよりも，その家族が自立的かつ自律的に患者の支援を行っていけるようになるために，家族と一緒に「何ができるのか」という視点でかかわるという姿勢が求められる。家族と同じ目線に立って患者のための支援を行っていこうという姿勢が，家族との信頼関係の構築や，その後の関係性を発展させていくためには大切である。

　罪悪感や自責感を抱いている家族，ときには怒りを表出してくる家族もいるであろう。そのような家族に対しても自分が看護師という専門職であることを意識し，誠実な態度で背伸びをせず，ありのままの自分を最大限に生かし，家族の思いを受け止めようという強い思いがあれば，自然と家族にもその思いが伝わり，家族が気もちを自由に表現できるような関係づくりができるのである。

# 18 家族に不安を表出してもらうためのかかわり方とは？

 患者の疾患や将来について不安を抱えていると思われる家族に対して，不安を表出してもらうためにどのようなかかわりをすればよいでしょうか？

 家族が相談しやすい雰囲気づくりと目的をもったかかわりが大切です。

## ■家族が思いを語れる場をつくる

　不安などの「思い」を表出してもらうのは非常に難しい作業である。そして，家族は不安や悩みを抱えているのにもかかわらず，それを表出できないといわれている。家族は実は"思いを語る場"を欲しているのに，その機会がないというのが実情のようである。

　まずは家族に，看護師に対して「相談してみようかな？」と思ってもらうことが第一歩である。そのため，普段から患者の変化を細かく伝えたり，逆に家族から見た患者の変化などについて確認してみたりして関係性を構築しておくことが重要になってくる。また，一般的に「看護師は忙しい職種」といったイメージがあるので，家族が「看護師が忙しそうだから相談しづらい」といった思いを抱くことがないように，面会の際などにゆっくり時間をとって対応し，前もって場を設けておいたり，家族が話しやすい環境(個室など)の工夫も大切である。

## ■正しい知識の提供・家族教育

　家族は，疾患の病態や特徴を正しく理解ができずに不安を抱いていることもある。わからないということが不安の原因となっている場合であれば，正しい知識の提供が必要となる。その場合は病気に対する知識や情報をていねいに提供し，病気への理解を深める必要がある。また家族の病気などの理解度を確認することも必要である。家族なりの解釈により十分な理解に至っていないこともある。そういった認識のズレをなくす意味でも，家族の理解度を確認することは重要である。また，家族教室などの心理教育プログラムへの参加を勧めることも有効であり，家族会など同じ疾患の患者をもつ家族同士で話を共有するピアサポート的な場の提供も有効である。

## ■日頃の声かけから関係構築を図っていく

　家族が面会などで来院した際に，意識的にかかわりをもち看護師との関係構築を図っていくことも重要である。面会時の声かけは，目的をもって話しかけるが，自然な会話として話しかけるほうがよい。医療者が聞きたい内容や伝えたい内容などを直接的に話しだすと，家族はせかされ

た感じになり，聞かれたことしか答えず，信頼関係の構築には至らない．また，家族からは話さないこともあるが，かかわりをもち続けることで家族も話せるようになることもある．そのためには，家族が面会にきたときに，忙しくても立ち止まり挨拶し，さらに一言声をかけてみる．面会時に家族の体調を気遣うような言葉かけをしてみてはどうだろうか．例えば「体調は大丈夫ですか？」「休めていますか？」など．それだけでも家族は話してみようかなと思うことができ，不安の表出をきっかけに，さらなる家族ケアにつながる．

　コミュニケーションにおいて，話すより聞くことのほうが相手に害を与えないということを覚えておくとよい．医療者が一方的に話すのではなく，家族が語り出したら，共感的に耳を傾けることが大切である．

第4章 Q&A

# 19 話が長くなりがちな家族への対応は？

**Q** 話を聞き始めると，毎回，話が長時間に及ぶ家族がいます。予定の時間内に終わらせるにはどうすればよいでしょうか？

**A** 家族に話を聞いてくれる場があるという安心感を与えることが重要です。

## ■ 聞くと聴く

『聞くこと』と『聴くこと』，普段私たちは，患者またはその家族とどのように接しているのだろうか？多くは，業務の多忙により前者の『聞く』が多いのではないだろうか。臨床では傾聴という看護技術が使われる。この言葉には『聴く』が使われる。つまり注意深く耳を傾け，話を聴くことが技術といわれている。場面によっても使い分けが必要だが，Questionのような場合は，『聴く』対応が望ましいのではないかと考えることができる。

## ■ 安心感を与えるために

予定の時間というのは，看護師が予定した時間だろうか？それとも面談の時間として予定されたものなのか？その場合にもよるが，どちらにもいえることは，家族の心理として「次は，いつ話ができるかどうか不安。だから今すべて聞いてもらいたい」という思いがあるのではないだろうか？

まずは，家族が話せる場があるということを伝える必要がある。そのうえで話をするテーマや内容を事前に決めておき，「今回は，○○○○について話をしましょう」と伝えるのも効果的である。しかし，話は流れによって，別の話題に移っていってしまうものである。テーマから外れてしまうようなときは，「それは次回に話をしましょう」などと，次回のテーマや話をする日にちを決定し，家族に安心感を与えることも重要になる。

## ■ 家族の不安や困りごとをアセスメントする

毎回，話が長時間に及ぶということには何かがあるはずである。入院中の患者に関する強い不安があるのか，現在の治療の内容を聞きたいのか，それとも家族の苦労を聞いてほしいのか。家族の話す内容や訴える内容をアセスメントし，どのような状況にあるのかをつかみ，アセスメントすることが重要である。私たちの家族も病気を患ったりすると，疾患について不安が出たり，困りごとがあれば看護師に確認したくなるだろう。

筆者にはこのような経験がある。毎回，患者の面会にくるたびに「〇〇看護師さんいますか？」と指名を受け，長時間に及び話を聞いていたのだ。何度かそのような状況になり，しだいに家族への理解を深め，その家族がもつ不安や困ったことが把握できるようになった。その家族は「いま患者はどのような状況で，どのようなようすなのか？」を知りたいと思い，さらには話の根底に「不安」「家族の大変さもわかってほしい」という思いがあったようである。私たち看護師は，患者の家族に対し，入院のようすや患者の現在を説明しているつもりでも，それは本当に家族の聞きたいことなのかをきちんとアセスメントする必要がある。

　私たちはQuestionのような家族に対応する場合，話が長時間に及ぶということのみを問題点として焦点をあてがちになってはいないだろうか？「毎回話が長時間に及ぶ」ことを問題や困りごとと捉えるのではなく，なぜ話が長時間に及ぶのかを考え，この事象を一連の流れで捉える必要があると考える。問題，困りごとを，点ではなく一連の線として捉えていくことが重要であるといえる。

### 参考文献
- 仲地珖明，岩切真砂子他編：精神科リハビリテーションと家族への看護ケア．精神看護 QUESTION BOX 4．中山書店，2008．
- 仲地珖明，岩切真砂子他編：薬物療法・身体合併症の理解と看護ケア．精神看護 QUESTION BOX 3．中山書店，2008．
- 坂田三允編：精神看護と家族ケア．精神看護エスクペール11．中山書店，2005．

# 20 患者の思いを看護師から家族に伝える場合の注意は？

**Q** 患者の思いを家族に伝える際には，どのような点に注意すればいいでしょうか？

**A** 患者と家族の思いを確認し，その背景をアセスメントすることが大切です。

## ■患者と家族，両方の立場で考える

　前提として，看護師が患者の思いを家族に話すことに対して，患者に了承を得ておく必要がある。これは最低限必要なことである。了承を得ずに行うことで看護師と患者の信頼関係に悪影響を与える可能性がある。

　患者の思いと家族の思いが一致している場合にはさほど困難に思うことはないが，患者と家族の意向が離れている状況であれば，看護師が一方的に患者の意向を家族に伝えると，患者と家族の対立がさらに深まったり「看護師は患者の味方ばっかりして家族の思いはくんでくれない」と，家族からの信頼を失ったりする要因にもなりかねない。そのため，患者と家族の思いが離れている場合はその要因について十分なアセスメントが必要である。その要因が患者の妄想など，症状に要因があるのであれば，治療状況や症状の軽減によって患者や家族の意向も変化する可能性が十分考えられる。

　一方，患者の入院に至る経緯や家族の苦悩などの背景，家族が受け入れ可能な状況なのかも判断材料になる。患者の思いを一方的に伝えるだけでは，家族に聞いてもらえず拒否されることもある。家族の疲弊状況の変化に応じてタイミングをみながら患者の治療に伴う肯定的な変化について伝えるなど，時間をかけて徐々にアプローチしていくことが重要である。

## ■「家族に話せない」背景をアセスメントする

　この質問は色々な背景が考えられる。患者が家族に思いを言えないのか，もしくは言わないのかによっても見方が変わる。患者が家族に対して言えないのであれば，なぜ言えないのかアセスメントして，うまく表現できなかったり，どう伝えたらいいのかわからない場合は，スキルの獲得も含めてSSTなどのプログラムを勧めてみるのもよい。まずは患者がどう考えているのか，どうなりたいのかの確認も必要である。患者が言わない場合は，言わないことにも理由があり，無理に言わせることはしないほうがよい。症状による理由も考えられ，その場合にはそのうち時期がきたら言うようになると多少ゆったり構えるくらいでよい。その間，必要なことは看護師が

代わりに対応すればよい。しかし，家族は落胆するかもしれないため，家族に対する情緒的な支援も大切である。

### ■家族の苦労や疲労からの回復にあわせる

配慮しておきたい点として，家族の心的な苦労や疲労からの回復は，患者の症状回復より遅れるといわれている。患者の症状が改善し、退院を見据えて外出や外泊などが計画されたとき，そのことを家族に伝えると，家族からは躊躇した返答が返ってくることがある。それは患者の回復より遅れて家族の回復があるためである。医療者はそのことを忘れてはいけない。そのことを意識し，家族の回復を待つ姿勢も必要である。

---

**■SST（Social Skills Training：社会生活技能訓練）プログラムとは**

SSTは認知行動療法の1つで，精神障害者の対人関係技能に着目し，それを合理的に訓練していく治療的技法で，生活のなかで必要な対人技法の獲得をめざしている。

〈SSTプログラムの流れ〉
1週1回，60分程度で対象者は診療報酬上15名まで可能。スタッフは2名（リーダーとコリーダー）必要。全員が輪になって座れる部屋とホワイトボード，ポスターを用意。
①ウォーミングアップ
②SSTの目的・きまりの確認
③前回の宿題の報告
④その日の練習課題の設定……本人から練習したい課題を出してもらう
⑤ロールプレイ……実際の場面を想定して本人がロールプレイで課題場面を実演
⑥ポジティブフィードバック……よかった点を必ずフィードバック
⑦修正のフィードバック……さらによくするにはと改善点をメンバーやスタッフから提案
⑧モデリング……メンバーやスタッフが，修正案を盛り込んだロールプレイを行う
⑨新しい行動のロールプレイ……モデリングをふまえ，修正案のロールプレイを本人が再度行う
⑩ポジティブフィードバック……再演に対しよくなった点をフィードバック
⑪宿題……本人が実際の場面でやってみる

第4章
Q&A

# 21 家族からのクレームにどのように対応する？

**Q** 家族からのクレームに対してどのように対処すればいいでしょうか？

**A** 個人で対応せずに組織での対応が求められます。
クレームに対しても，まずは「聞く」ことが重要です。対応できることとできないことを正確に伝えましょう。

## ■クレームとは？

「……さんの家族がこんなことを言ってきました」「……さんの家族がこんなクレームをつけています」と聞くことはないだろうか。一般的にクレームとは，商品・サービスに対して直接的に損害を受けた場合の請求行為といわれる。家族からのこのような言動を聞くと，なんでも「クレーム」と扱ってはいないだろうか。その発言が本当にクレームにあたるのか，改善してほしいための要求なのかを検討する必要がある。

## ■できること・できないことを伝えることが大切

クレーム対応の基本として，「聞く」ことが重要になる。それは相手が何を伝えたいのか，何を求めているのかを理解することである。そのうえで，対応可能であること，対応が不可能であることを明確に相手に提示することが必要になる。訴訟を起こされたくないという思いで，対応できないことを了承してしまうと，大きな問題に発展してしまう可能性がある。

できないこと，できることをきちんと提示することが重要である。

## ■クレーム対応の基本について

クレームをつけるということは，何らかの原因があるということである。その原因によって不快な感情が生まれ，クレームとなって表面化するということである。したがって，まず相手の不快に思ってる感情を理解（心情理解）し，"不快にさせたことに対して"お詫びする姿勢をみせることである。

このときに，早くクレーム対応から逃れようとできることだけを提示し，対応を終わらせようとすると，相手の感情を逆なでし，二次的クレームを発生させてしまうことにもなりかねない。

次に，クレーム対応の基本は「聞く」ことに徹するということである。「何が原因となっているのか」「どうしてほしいのか」という視点で聞き取りを行い，情報収集と事実確認を行うことであ

る。ここで重要になってくるのは，対応者がクレームに対する業務を正しく理解しているかということである。業務を理解できていないスタッフが対応すれば，正確な事実確認ができず，さらなる問題に発展することとなる。

　また，できることの提示の仕方が大切である。よく「早急に対応させていただきます」などと耳にすることがあるが，「いつまでに改善してくれるの？」「誰がやってくれるの？」などとさらに相手からの質問を受けることになり，対応に苦慮することとなる。

　そこで，こちらの改善策を提示する場合は「6W3H」の枠組みで提示することが重要である。Who(誰が)，whom(誰に)，when(いつ)，where(どこで)，what(何を)，why(なぜ)，how(どのように)，how many(どのくらいの数で)，how much(いくらか)で示すことである。ただ，このような対応をその場で提示することはなかなか難しいのが現状である。

　そのためには，日々，クレーム対応についてのスキルを磨くための準備をする必要がある。

## ■理不尽な要求には応じない

　近年，学校のPTAで「家の子を主役にしろ」など理不尽な要求をされたというようなことを耳にすることがある。医療では「治療費を安くしろ」「24時間付きそえ」「絶対に事故を起こすな」などの要求を耳にすることがあり，対応に苦慮することがある。

　このような場合でも，クレーム対応と同様にできることとできないことをていねいかつ明確に説明することが重要になる。また，「要求に応じない」＝「冷静な対処」ということが必要となる。理不尽な要求をする家族に対して，医療者側が感情的になってしまうと，「売り言葉に買い言葉」となり大きな問題に発展することがある。そのため，医療者は冷静に相手が「なぜ，そのような要求をしているのか」を見定めることが重要である。

　ケースによっては，要求が通らないことで強迫めいた発言をする場合もある。その場合には，相手が「どんなことを発言したか」「どのような行動をとったか」を正確にメモに残しておくことが重要である。そのうえで上司に相談し，今後の対応について組織で検討してもらうことが大切になってくる。暴力行為や破壊行為に至った場合に関しては，法的手段(警察への通報)で対応することが大切で，そのためには，事前にクレーム対応方法を組織で準備し，院内スタッフに周知しておくことが大切である。

### 参考文献
- 仲地珖明，岩切真砂子他編：精神科リハビリテーションと家族への看護ケア．精神看護 QUESTION BOX 4．中山書店，2008．
- 仲地珖明，岩切真砂子他編：薬物療法・身体合併症の理解と看護ケア．精神看護 QUESTION BOX 3．中山書店，2008．
- 坂田三允編：精神看護と家族ケア．精神看護エスクペール11．中山書店，2005．

# 22 家族支援を行う際のコツは？

**Q** 家族を否定せずに家族支援を行うために留意することは何でしょうか？

**A** 家族を支援する際に留意するポイントは，まずは家族が行ってきた対応を認め，家族と患者とのパワーバランスを考えることだと思います。

## 家族の対応をまずは認めること

臨床でこのような経験はないだろうか？「○○が全く薬を飲まないから味噌汁に入れて飲ませていました」というような，私たち医療者からすると「何でこんな対応するんだろう」と頭を抱えるようなことがある。そこで「あの家族は何をしてるんだろう」と否定的な感情を抱いてしまうこともある。

しかし，その行動（味噌汁に薬を入れること）は，その時点での家族にできる最善の方法であり，選択肢がそれ1つのみだったのではないかとも考えることができる。

そこで，まずは今まで行ってきた家族の対応を認め，「大変でしたね」と伝えることが必要である。家族の対応をねぎらい認めることで，家族は「大変さをわかってくれた」と感じることができる。

それから，「今まではその対応で大変だったでしょう。でも，今後はもっと楽な方法で対応してみませんか？一緒に学んでいきましょう」などと声をかけて，家族とともに今後どのように対応していったらよいかを検討し，ともに学んでいく姿勢を取ることが大切である。

## 患者−家族のパワーバランスを取ること

家族支援をする際には，患者も支援を受ける側であり，患者を支援する家族も支援を受ける必要性があることを理解しなければならない。家族支援というと，どうしても「家族のために」と考えてしまいがちになり，患者がいわゆる「弱者」になってしまい，家族の意見を優先してしまう傾向に陥ることも考えられる。そこで，患者と家族のパワーバランスを取っていく必要があるだろう。どちらの意見が強いか，どちらの意見を優先するかではなく，家族と患者が何を望んでいるのかを引き出し，そのニーズがお互いに合致する点を検討し，話しあう必要性がある。これが患者−家族のパワーバランスを取るということなのではないだろうか。

### 家族の心情に十分に配慮すること

　家族は，家族内に精神疾患患者がいることに多大なストレスを抱えている。私たち医療者からみれば，それはあたり前のように感じてしまうが，それを決してあたり前とせずに家族の心情を理解する必要がある。

　そのためにも，家族が今まで行ってきた家族のかかわりを否定せずに家族に対してねぎらいの言葉をかけてくことが重要になる。

### 家族がどのように疾患を理解しているかをアセスメントする

　家族支援をする際に，家族がどのように，患者の抱える疾患をどの程度理解しているかを知ることが必要である。家族のかかわりかたによって，患者の状態に大きく影響することは経験上もよく知っていることだと思う。そこで，家族のかかわりかたが非常に重要になる。

　その際に家族が疾患を理解していなかったり，また批判的であったりしても，家族を非難するような対応はするべきではない。家族の気もちを受け止め，共感し，ともに考え，ともに悩む姿勢が家族ケアの糸口となる。私たち医療者は，精神疾患についての知識があり，それらのもと患者と接している。私たちがもつ知識と，家族がもつ知識は違う。ましてや，インターネットの普及した現代では，私たち以上に精神疾患の情報を収集している家族もいる。そのことを認識してケアにあたっていくことが必要である。

#### 参考文献
- 仲地珖明，岩切真砂子他編：精神科リハビリテーションと家族への看護ケア．精神看護 QUESTION BOX 4．中山書店，2008．
- 仲地珖明，岩切真砂子他編：薬物療法・身体合併症の理解と看護ケア．精神看護 QUESTION BOX 3．中山書店，2008．
- 坂田三允編：精神看護と家族ケア．精神看護エスクペール11．中山書店，2005．

# 23 ネグレクトや虐待の問題を抱える家族への介入は？

**Q** ネグレクトや虐待が起きたことのある家族に入院前の生活状況を聞くとき，どこまで踏み込んで聞いていいのでしょうか？

**A** 情報の必要性を判断することと，家族の思いを聴くなかから得ることも必要です。

　ネグレクトとは幼児や高齢者などに対し，その保護・養育義務を果たさず放任する行為で，身体的・精神的・性的虐待とならぶ虐待の1つである。対象が子どもの場合「児童虐待防止法」(平成12年施行)，高齢者の場合「高齢者虐待防止法」(平成18年施行)，障害者の場合「障害者虐待防止法」(平成24年施行)に定義されている。

## ■ 家族に話を聞くときの注意点

　ネグレクトや虐待の当事者である家族に話を聞くのはとてもデリケートで難しさを感じることもある。そこで，看護師として虐待の発生要因や虐待する家族の病理などの理解が必要である。まず，すでに情報収集されている内容を確認することは忘れないようにしたい。これには看護師だけでなく他職種がすでに情報収集していないかを確認する必要がある。すでに確認されている内容であれば，同じことを聞くことで家族に余計な負担をかけることになる。また，患者が未成年の場合，家族以外にも児童相談所や地域の保健師，児童にかかわっている教員，場合によっては福祉課などの他機関のスタッフなどがかかわっていることが多い。そういったスタッフからの情報収集もあわせて行う必要がある。そのうえで，家族からしか聴取できない情報に関しては，その家族の特性を見極め，情報の必要性を十分に説明したうえで聴取していくことが望まれる。

## ■ 家族の気もちに寄りそいながら

　家族から情報収集するときは，家族がネグレクトや虐待にいたった経緯，または，いたらなければならなかった経緯にも思いを向ける必要がある。ここまでの家族の苦悩や苦労があったことは確かであり，まずは家族をねぎらう姿勢をもつことも重要である。そして，収集しようとする内容が必ず必要な情報なのかの判断も大切である。必要であれば，なぜその情報が必要であるのか説明する。また，質問されたときに答えられるようにしておくことが肝要である。

　情報収集されることで家族は責められていると感じる場合もある。無理に聞き出すのは逆効果である。家族の苦労などの思いを聴くなかで，得られる情報もある。ほしい情報を得ようと質問する姿勢より，家族の不安や悩みを聴く姿勢の方が，より多くの情報を得られることもある。

# 24 病状を心配している家族にどこまで説明すればいい？

**Q** 「入院してもよくなっていない」と家族が心配しており，現在の治療やその効果，今後の見通しについて質問されました。どこまで説明するべきでしょうか？

**A** 質問の背景を読み取れるよう，まずは十分に話を聴くことが大切です。

基本的にインフォームド・コンセントの視点としては，包み隠さず説明するほうがよいと考える。精神疾患の場合は「入院治療＝完治」という単純な流れではない場合がほとんどである。短期ではなく長期的な視点で患者を見守っていく必要性があることを伝えていくことが大切である。

## 主治医を含めたチームでの対応

治療に対する不安感が強い家族もいる。そのため，まずは主治医を含めたチームで，家族に対してどこまで情報提供を行っていくのかについてよく検討する必要がある。情報提供のしかたによって家族の混乱が予想される場合は，担当看護師や主治医などに窓口を限定するのも1つの方法である。また，専門的な質問にも対応できるよう多職種でのケア会議の開催も必要になる。入院時にあらかじめ予想される治療や期間，その過程で起こりうる変化などについて，十分なインフォームド・コンセントを行っておくと，こういった場面を避けることができる。

## 十分な説明で家族に安心を与える

インフォームド・コンセントが十分でなかったり，家族の理解が不十分な場合，説明の前にまず家族の話を十分聴くことが重要になる。そのうえで，どのようなところから患者がよくなっていないと思っているのか，どうなってほしいのかを確認していく。看護師は，家族の思いに配慮しながら病棟での患者のようすや入院後の変化について伝え，心配なことがあればいつでも相談するようにと伝え安心できるようにかかわっていく。また，一般的な治療の流れなどを聞かれた場合であれば，担当看護師以外でも答えられるようにしておくと，家族の不安解消につながる。見通しが立たないことへの不安が，色々な質問につながっていることも少なくない。治療や経過の見通しは個別性があることを踏まえつつ，一般的な流れを伝えるだけでも，家族は安心するものである。家族の不安が少しでも解消するだけで質問が少なくなることもよくある。そのために家族が理解できるようていねいな説明が必要である。

# 25 患者の処遇への不満や苦情に、どのように対応すればいい？

**Q** 患者からは特に訴えはないのに、患者の不満や病院への苦情を看護師に言ってくる家族に対して、どのように対応すればよいでしょうか？

**A** 受容的な態度で接し、家族のもつ力を十分発揮できるようにかかわることが大切です。

## ■ まずは十分に訴えを聴く

このような場合、看護師と患者、あるいは看護師と家族の関係性が十分に構築できていない場合が多い。まず、訴えをよく聴き受容的な態度で接する必要がある。家族からの不満や苦情の訴えに対して、解決できるような事柄については対応し、わからないことやできないことについてはあいまいな返事はせず、確認後明確になってから連絡するなどの対応がよい。

看護師に非がある場合は、素直に認め改善していく努力を示すことが大切である。しかし、看護師に非がない場合には、なぜそのような訴えにいたっているのかを考えることが大切である。患者の訴えを信じているのか、単なる勘違いなのか、何か不満の表れなのかもしれない。

また、家族が抱いている不安や緊張などを防衛機制（投影など）によって患者の訴えとして看護師に向けている場合も考えられる。

## ■ 患者の思いを理解するために

家族から聞いた内容を患者に確認する場合、急を要する内容でないときは、直接的ではなく日常会話のなかから情報を得るほうがよい。安易に「家族から言われたけど」と患者に投げかけると、家族には言えていたことも言えなくなり、患者は思いを表出する場がなくなってしまう。〈患者－看護師〉の関係構築にはいたらず「この看護師には話せない」「ここの病院は信用できない」と思われてしまうことで、よい治療効果が得られないことにもなりかねないので、注意が必要である。

看護師や医療者に言えなくても、家族には言えているのであれば、家族がもつ力を十分発揮できるように支援することも有効である。

そのためには家族への教育も必要となる。病気の特性、症状、病気と生活の関連などを家族が理解することで、患者への支援がより有効なものとなる。また、病気などを理解することで家族自身に少しでも余裕が生まれるようになれば、よいのではないだろうか。

# 26 患者の無理を聞き入れてしまう家族への指導は？

**Q** 患者が希望することに家族は逆らうことができず，大金を渡したり，外出や外泊のために頻回に迎えにきたりしています。そのため，治療プログラムにもあまり参加できない状況になっているのですが，このような家族には，どのような指導を行えばよいでしょうか？

**A** 問題の背景を考えることが大切です。場合によっては枠組みが必要になります。

## これまでの経緯と入院目的の再確認を行う

　このケースの場合は，患者の問題と家族の問題，家族間の関係性を整理して考える必要がある。精神疾患の特性上，入院に至った患者の家族は疲弊しており，患者に対して恐怖を覚え，退院後の生活に大きな不安を抱えている場合がある。患者の言いなりになり，大金を渡しているのであれば，そのようにせざるを得なくなっている家族の思いについて確認していく必要がある。それが，患者の治療や地域移行の妨げになるようであれば介入が必要である。

　また，治療プログラムに参加できないのは，患者がプログラムの軽視や必要性の理解が不十分なため，プログラムがあるにもかかわらず外出や外泊を希望していることも考えられる。その場合，患者と入院の目的をもう一度共有し，プログラム参加への動機づけを行う必要がある。同時に，家族はなぜ患者の言いなりになってしまうのか背景を探っていく必要もある。暴力が原因の場合もあれば，共依存の場合もある。患者の自立に向け，家族に何が求められているのかを長期的な視点で指導や助言する必要があるのかもしれない。

## 多職種でのカンファレンス，患者自身も含めたカンファレンス

　理解や協力が得られず質問のような行動が続き，治療上好ましくないようであれば，枠組みが必要になる。その際，主治医や多職種チームでカンファレンスを行い，十分議論を行い，家族には治療方針として主治医から伝えていくほうがよい。カンファレンスの際に気をつけたいことは「ルールを守らない家族」「家族に命令する患者」「患者に逆らえない家族」という捉え方だけではなく，その背景も十分話しあい，患者と家族の理解に努める必要がある。治療や病院への不満など隠れた思いがあるかもしれない。そのためには，医療者だけではなく患者や家族も交えた話しあいの場（ケア会議など）をもつことも必要である。

# 27 意向が一致しない家族への対処法は？

**Q** 家族間のコミュニケーションが不十分で，家族の意向が一致せず，病院への要望などもコロコロ変わる家族にどのように対処すればよいでしょうか？

**A** 家族間コミュニケーションの活性化と窓口の一本化が大切です。

### ■家族の意向が一致しない理由

　患者のために家族が不安定になることはよくある。初めての入院や入院初期の場合，早い回復を望む家族だけでなく，入院させた罪悪感をもつ家族，入院治療の必要性を理解しない家族などさまざまであり，家族間の考えがまとまらわないと，病院側も混乱に巻き込まれる恐れがある。経過が長い患者の場合，家族の負担は大きく，面会の回数も減少し患者との距離を置く家族もいる。また，家族の高齢化により患者を支える家族が代替わりし，きょうだいや子ども，いとこへと血縁が遠くなると，家族間のコミュニケーションは不十分になることも考えられる。

　家族間の意向の不一致は，そういった立場の違いによって十分に起こりうる事態であり，家族の意思決定が揺らぐのは，ある程度は仕方ないときがあるが，好ましい事態とはいえない。

### ■家族間のコミュニケーションを図るには

　家族間でのコミュニケーション不足が原因である場合は，家族間のコミュニケーションの活性化を図るため看護師が介入することもある。今後の意思決定の場に主要な家族と患者，必要な医療スタッフが一同に会し，話しあいの場をもつことが効果的である。キーパーソンとなる複数の家族が一同に会することにより，今後の治療方針などをめぐって，無用なトラブルを避けることにつながる。しかし，家族同士が批判的になり相互作用が悪化する方向にいくと予測される場合は避けたほうがよい。医療者が代弁する介入方法もあるかもしれないが，看護師は中立的な立ち位置で行動することが重要である。

　家族間のコミュニケーションが不十分な場合，家族側の窓口を決定しておくのも有効である。例えば，入院時の第一の連絡先や，医療保護入院の場合は同意した家族がいるはずなので，その家族を通すよう依頼するなどの手法があると考えられる。また医療者側も家族に対応する窓口のスタッフを決めておくと混乱が少ないと考えられる。

# 索引

## 欧文

ACT ..................................... 083
Assertive Community Treatment
 ........................................... 083
Calgary Family Assessment Model
 .................................. 024・025
Calgary Family Intervention Model
 .................................. 024・026
Camberwell Family Interview
 .................................. 031・242
CC ....................................... 031
CFAM ......................... 024・025
CFI ............................. 031・242
CFIM .......................... 024・026
critical comment ............... 031
EE ................... 031・122・242
emotional over involvement
 ........................................... 031
EOI ..................................... 031
Expressed Emotion ... 031・242
FACES III ......................... 029
Family Adaptability and Cohesion
 Evaluation Scale ............... 029
Family Environmental Scale
 ........................................... 029
family to family ............... 100
Feetham Family Functioning
 Survey ............................... 029
FES ..................................... 029
FFFS ................................... 029
H .......................................... 031
hostility ............................. 031
Meriden family programm
 ........................................... 087
MSE ................................... 213
NAMI ................................ 100
National Alliance on Mental
 Illness ............................... 100
National Institute for Health and
 Clinical Excellence .......... 097
NICE ................................. 097
positive remark ............... 031
PSW ................................... 243
Psychiatric Social Worker ... 243
Psychoeducation ............. 097
Social Skills Training ..... 273
SST ............................ 107・273
warmth ............................. 031
WHO ................................. 107

## あ

アウトリーチ ........................ 083
アクシデント ............... 241・254
アクティビティ .................... 195
亜昏迷状態 ............................ 192
アセスメント ............... 258・270
アセスメントツール ............ 024
暖かみ .................................... 031
アナムネ ................................ 040
アプガー尺度 ........................ 029
アフターフォロー ................ 115
甘えの心理的原型 ................ 049
甘え理論 ................................ 049
アルコール専門病棟 ............ 101
安全配慮義務 ........................ 255
アンビバレンツ .................... 198
怒り ........................................ 144
依存症 .................................... 039
一般システム理論 ................ 009
遺伝負因 ................................ 125
イネーブリング .................... 041
医療保護入院 ........................ 192
インシデント ........................ 254
陰性感情 ....................... 065・141
インフォームド・コンセント
 ..................................... 036・279
ウェクスラー知能検査 ........ 193
エコマップ ............................ 020
円環的因果関係 .................... 011
エンゲージメント ................ 084
エンパワメント .......... 061・076
オープンループ .................... 043
オレム－アンダーウッド理論
 ................................................ 213

## か

外在化 ................ 070・097・180
階層性 .................................... 012
過干渉 .................................... 122
隔離 ........................................ 252
家系図 .................................... 020
家族アセスメント ................ 055
家族アセスメント尺度 ........ 029
家族エンパワメントモデル ... 028
家族会 ............................ 043・075
家族環境尺度 ........................ 029
家族看護 ................................ 008
家族看護エンパワメントモデル
 ................................................ 213
家族機能評価尺度 ................ 029
家族教室 ................................ 099
家族ケア ................................ 006
家族支援 ....................... 002・276
家族システム ............... 014・140
家族システム理論 ................ 009
家族心理教育 ............... 097・150
家族生活力量モデル ............ 028
家族生態図 ............................ 020
家族の病理 ............................ 211
家族発達論 ............................ 014
カタルシス ............................ 078
家庭訪問 ................................ 095
空の巣症候群 ........................ 018

カルガリー家族アセスメントモデル ............ 024・025
カルガリー家族介入モデル ............ 024・026
干渉的 ............ 129
感情表出 ............ 031・242
監置 ............ 110
カンファレンス ............ 121・186
願望 ............ 175
キーパーソン ............ 143・169・282
キーワード ............ 207
機能不全 ............ 159
気分障害 ............ 091
虐待 ............ 109・278
キャンバーウェル家族評価尺度 ............ 242
共依存 ............ 041
共依存関係 ............ 140
境界 ............ 010
きょうだい会 ............ 080
強迫行動 ............ 191
居宅介護 ............ 104
屈折した甘え ............ 051
グリーフワーク ............ 200
グループホーム ............ 235
クローズドグループ ............ 043
ケア会議 ............ 281
ケアマネジャー ............ 167
ケアラー ............ 037
ケアラーズケア ............ 063
幻覚・妄想状態 ............ 166・174
健康的な甘え ............ 050
幻聴体験 ............ 176
高EE ............ 033・250
恒常性 ............ 012
肯定的言辞 ............ 031
行動制限 ............ 252
行動療法的家族支援 ............ 083・087
コミュニケーションパターン ............ 180

### さ

作為体験 ............ 166
サブシステム ............ 015
サプリメント ............ 136
サポート ............ 236
ジェノグラム ............ 020
思考奪取 ............ 166
自己実現 ............ 162
自己分化 ............ 164
自殺企図 ............ 166
支持的かかわり ............ 177
自助グループ ............ 042
システム ............ 134
社会資源 ............ 103
社会生活技能訓練 ............ 273
社会的障壁 ............ 109
修正型電気けいれん療法 ............ 224
集団心理教育 ............ 099
就労支援プログラム ............ 220
受容 ............ 018
ジョイニング ............ 084
障害受容 ............ 264
――のプロセス ............ 246
障害年金 ............ 193
情緒的サポート ............ 077
情緒的巻き込まれすぎ ............ 031・033
衝動コントロール ............ 056
ショートステイサービス ............ 105
自立支援医療 ............ 256
人権侵害 ............ 110
身体依存 ............ 040
身体拘束 ............ 252
侵入的な態度 ............ 122
心理教育 ............ 097・192

心理教育プログラム ............ 268
心理社会的アプローチ ............ 098
心理的サポート ............ 130
親和性 ............ 090
錐体外路症状 ............ 126
スティグマ ............ 081・097・147・199・206・207
ストレス対処 ............ 044
ストレス耐性 ............ 045
ストレッサー ............ 139
ストレングス ............ 148・161
ストレングス視点 ............ 085
ストレングスモデル ............ 058
生活のしづらさ ............ 179
精神依存 ............ 040
精神保健指定医 ............ 036
精神保健福祉士 ............ 243
精神保健福祉手帳 ............ 256
精神力動的セルフケア看護モデル ............ 213
世界保健機関 ............ 107
セルフケア ............ 178
セルフケア行動 ............ 128
セルフケア能力 ............ 216
セルフスティグマ ............ 256
セルフヘルプ ............ 075
セルフヘルプグループ ............ 042
全体性 ............ 009
操作的 ............ 129
相対化 ............ 006
躁的防衛 ............ 214
ソーシャルスキルズトレーニング ............ 107
措置入院 ............ 212

### た

怠薬 ............ 155
ダブルバインド ............ 054
ダブルバインドメッセージ ............ 215

単家族 ................ 083・098
短期入所 ................ 105
断酒会 ................ 042
治療共同体 ................ 232
治療プログラム ................ 281
低EE ................ 250
敵意 ................ 031・033
統合失調症 ................ 091
当事者研究 ................ 072

## な

内在化 ................ 070
ナラティブ・セラピー ................ 070
二次的クレーム ................ 274
二重拘束 ................ 054
認知行動療法 ................ 044
ネグレクト ................ 278
ノンバーバル ................ 055

## は

バーンアウト ................ 065
パターナリズム ................ 036
発達障害 ................ 091
パワーバランス ................ 276
ピア ................ 043
ピアサポート ................ 268
ヒーリング ................ 165
被害念慮 ................ 176
引きこもり ................ 090
否認の防衛機制 ................ 204
批判的コメント ................ 031・032
評価尺度 ................ 28
病棟カンファレンス ................ 225
非累積性 ................ 012
ファシリテート ................ 005・101
フィードバック ................ 012・151・153
複合家族 ................ 098
偏見 ................ 256

包括型地域生活支援プログラム ................ 083
訪問看護 ................ 154
訪問支援 ................ 083
暴力 ................ 254
ホームヘルプサービス ................ 104
保護者制度 ................ 260
母子関係 ................ 133
母子サブシステム ................ 016

## ま

マインドフルネス ................ 044・046
メリデン版訪問家族支援 ................ 087
メリデン・ファミリー・プログラム ................ 087
面会 ................ 236
モデリング ................ 149・273
問題の外在化 ................ 073
問題の内在化 ................ 072

## ら

ライフイベント ................ 012
ライフタスク ................ 014
ライフワーク ................ 133
乱用 ................ 039
リカバリー ................ 058・060・065・075・160・161
リストカット ................ 056・222
リハビリテーション ................ 229
レスパイト ................ 103
レスパイトケア ................ 103
ロールプレイ ................ 273

## わ

渡辺式家族アセスメントモデル ................ 026

# 監修・編集・執筆者一覧

### 監修
一般社団法人日本精神科看護協会

### 編集
岡本眞知子（おかもと・まちこ）
　医療法人治久会もみのき病院看護部長

萱間真美（かやま・まみ）
　聖路加国際大学大学院看護学研究科長・教授

### 編集協力
大熊恵子（おおくま・けいこ）
　宮城大学看護学群教授

### 執筆
池内香（いけうち・かおり） ……………………………… 第3章10
　医療法人須藤会土佐病院看護部

板橋ひろみ（いたばし・ひろみ） ………………………… 第3章6
　一般財団法人竹田健康財団竹田綜合病院看護部　精神科認定看護師

井上さや子（いのうえ・さやこ） ………………………… 第3章3
　高知県立大学看護学部助教

大橋明子（おおはし・あきこ） …………………… 第1章10，第2章1
　聖路加国際大学大学院看護学研究科博士後期課程

大熊恵子（おおくま・けいこ） ………………………… 第2章2・3
　宮城大学看護学群教授

岡本眞知子（おかもと・まちこ） ………………………… 第3章1
　医療法人治久会もみのき病院看護部長

加藤由香（かとう・ゆか） ……………………………… 第3章5
　医療法人小憩会ACT－ひふみ　精神科認定看護師

萱間真美（かやま・まみ） ……………………………………… 序章
　聖路加国際大学大学院看護学研究科長・教授

小松容子（こまつ・ようこ） …………………………… 第2章4・5，7
　宮城大学看護学群講師

今野美香（こんの・みか） ……………… 第4章2・3，6，8，10，14，16・17
　東北福祉大学せんだんホスピタル看護部　精神科認定看護師

佐藤泰啓(さとう・やすひろ)……………………………………第2章6, 8・9
　宮城大学看護学群助教

佐野理香(さの・りか)……………………………………………第3章8
　社会医療法人近森会訪問看護ステーションラポールちかもり

塩見理香(しおみ・りか)……………………………………………第3章4
　高知県立大学看護学部助教

杉村多代(すぎむら・たよ)…………………………………………第3章9
　社会医療法人近森会訪問看護ステーションラポールちかもり所長

角田秋(つのだ・あき)………………………………………第1章2・3・4
　聖路加国際大学大学院看護学研究科准教授

中嶋秀明(なかしま・ひであき)……………………………第1章6, 8
　聖路加国際大学看護学研究科助教

畠山卓也(はたけやま・たくや)……………………………………第3章11
　公益財団法人井之頭病院看護科長　精神看護専門看護師

原田奈津子(はらだ・なつこ)………………………………………第3章7
　社会福祉法人桜ヶ丘社会事業協会桜ヶ丘記念病院看護部　精神看護専門看護師

福島鏡(ふくしま・かがみ)…………………………………第1章1, 5, 7
　聖路加国際大学大学院看護学研究科助教

古谷貴司(ふるや・たかし)………………第4章9, 12, 18, 20, 23〜27
　医療法人仁愛会水海道厚生病院看護部　精神科認定看護師

松尾洋一(まつお・よういち)………第4章1, 4・5, 7, 11, 13, 15, 19, 21・22
　長崎県精神医療センター看護部　精神科認定看護師

宮下大紀(みやした・だいき)………………………………………第3章2
　社会福祉法人桜ヶ丘社会事業協会桜ヶ丘記念病院看護部　精神科認定看護師

山中俊典(やまなか・としのり)……………………………………第3章12
　社会医療法人近森会近森病院総合心療センター看護部

精神科ナースのアセスメント&プランニングbooks
## 家族ケア
2017年 9月1日　発行

| | |
|---|---|
| 監　　修 | 一般社団法人日本精神科看護協会 |
| 編　　集 | 岡本眞知子・萱間真美 |
| 発 行 者 | 荘村明彦 |
| 発 行 所 | 中央法規出版株式会社 |
| | 〒110-0016　東京都台東区台東 3-29-1 中央法規ビル |
| | 営　　業　TEL 03-3834-5817　FAX 03-3837-8037 |
| | 書店窓口　TEL 03-3834-5815　FAX 03-3837-8035 |
| | 編　　集　TEL 03-3834-5812　FAX 03-3837-8032 |
| | https://www.chuohoki.co.jp/ |

| | |
|---|---|
| 装幀・本文デザイン | 大下賢一郎 |
| 編集・制作協力 | エイド出版 |
| 本文イラスト | 有限会社イオジン |
| 印刷・製本 | 株式会社ルナテック |

ISBN 978-4-8058-5538-6
定価はカバーに表示してあります。
落丁本・乱丁本はお取り替えいたします。

本書のコピー，スキャン，デジタル化等の無断複製は，著作権法上での例外を除き禁じられています。また，本書を代行業者等の第三者に依頼してコピー，スキャン，デジタル化することは，たとえ個人や家庭内での利用であっても著作権法違反です。